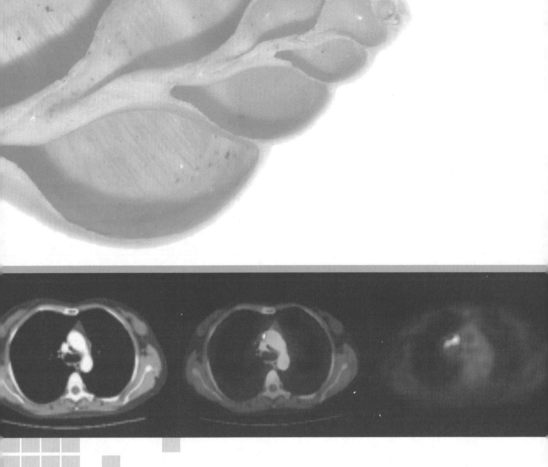

Tomografia computadorizada

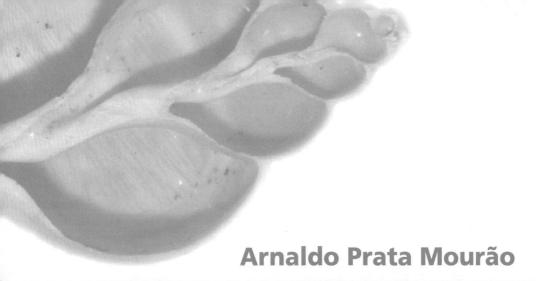

Arnaldo Prata Mourão

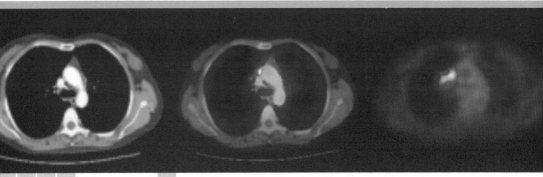

Tomografia computadorizada
tecnologias e aplicações

2ª edição
revista e atualizada

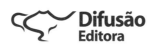

Difusão Editora

Copyright © 2015 Difusão Editora e Editora Senac Rio de Janeiro.
Todos os direitos reservados. Proibida a reprodução, mesmo que parcial,
por quaisquer meio e processo, sem a prévia autorização escrita da
Difusão Editora e da Editora Senac Rio de Janeiro.

ISBN: 978-85-7808-183-6
Código: TOMOT3E2I1

Dados Internacionais de Catalogação na Publicação (CIP)
(Câmara Brasileira do Livro, SP, Brasil)

Mourão, Arnaldo Prata
    Tomografia computadorizada : tecnologias e aplicações / Arnaldo Prata
Mourão. -- 2. ed. -- São Caetano do Sul, SP: Difusão Editora; Rio de
Janeiro: Editora Senac Rio de Janeiro, 2015.

    Bibliografia
    ISBN 978-85-7808-183-6

1. Tomografia computadorizada 2. Tomografia computadorizada - Guias I. Título.

14-10150   CDD-616.07572
                                                            NLM-WN 160

Índices para catálogo sistemático:
1. Tomografia computadorizada: Guias: Medicina 616.07572

Impresso no Brasil em julho de 2015

SISTEMA COMÉRCIO-RJ
SENAC RIO DE JANEIRO
Presidente do Conselho Regional do Senac Rio de Janeiro: Orlando Diniz
Diretor do Sistema Comércio: Orlando Diniz
Diretor Regional: Orlando Diniz
Conselho Editorial: Ana Paula Alfredo, Wilma Freitas, Manuel Vieira, Nilson Brandão e Karine Fajardo

Editora Senac Rio de Janeiro
Rua Pompeu Loureiro, 45/11º andar – Copacabana
CEP 22061-000 – Rio de Janeiro – RJ
comercial.editora@rj.senac.br | editora@rj.senac.br
www.rj.senac.br/editora

Difusão Editora
Rua José Paolone, 72 – Santa Paula
CEP 09521-370 – São Caetano do Sul – SP
difusao@difusaoeditora.com.br | www.difusaoeditora.com.br
Fone/fax: (11) 4227-9400

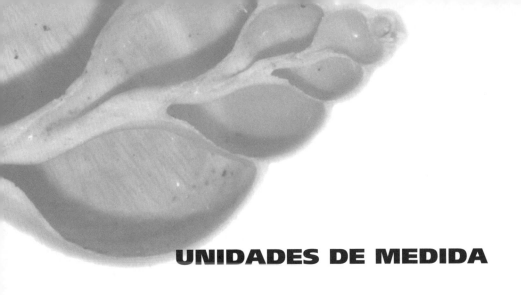

UNIDADES DE MEDIDA

bpm – batimento por minuto
cm – centímetro
d – dia
Gy – gray
h – hora
H – unidade Hounsfield
HU – *heat unit*
keV – quiloelétron-volt
kg – quilograma
kV – quilovolt
KW – quilowatt
m – metro
mA – miliampère
mAs – miliampère-segundo
min – minuto
MJ – megajoule
mm – milímetro
s – segundo
Sv – sievert

LISTA DE ABREVIATURAS E ACRÔNIMOS

3D – tridimensional
AEC – *automatic exposition control*
AVC – acidente vascular cerebral
CAT – *computerized axial tomography*
CBCT – *cone beam computed tomography*
CPR – *curved multiplanar reconstruction*
CT – *computed tomography*
CTA – *computed tomography angiography*
CTDI – *computed tomography dose index*
DICOM – *Digital Imaging and Communications in Medicine*
DLP – *dose-length product*
DPI – *dots per inch* (pontos por polegada)
EBT – *electron beam tomography*
ECG – eletrocardiógrafo
FBP – *filtered backprojection*
FDG – fluordesoxiglicose
FOV – *field of view*
FTC – fluoroscopia por tomografia computadorizada
LCR – líquido cefalorraquidiano
LPI – *lines per inch* (linhas por polegada)
MDCT – *multidetector computed tomography*
MinIP – *minimum intensity projection*

Tomografia computadorizada: tecnologias e aplicações

MIP – *maximum intensity projection*
MPR – *multiplanar reconstruction*
MSCT – *multi-slice computed tomography*
PACS – *picture archiving communication system*
PET – *positron emission tomography*
pixel – *picture element*
PPI – *pixels per inch* (pixels por polegada)
RIS – *radiology information systems*
RM – ressonância magnética
SDCT – *single detector computed tomography*
SPECT – *single photon emission computed tomography*
SPI – *samples per inch* (amostras por polegada)
SSCT – *single slice computed tomography*
SSD – *shaded surface display*
TC – tomografia computadorizada
UHR – *ultra high resolution*
VE – *virtual endoscopy*
VRT – *volume rendering technique*
voxel – *volume element*

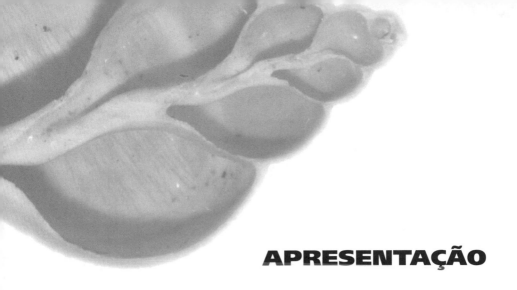

APRESENTAÇÃO

A tomografia computadorizada (TC) trouxe grande evolução ao processo diagnóstico, principalmente por possibilitar a visualização de alterações internas do organismo humano sem invadi-lo. Sua importância é tão grande que, graças à difusão dessa técnica, a demanda de geração de imagens por TC cresce ano a ano, na mesma proporção do aumento na gama de patologias potencialmente passíveis de diagnóstico e das novas aplicações criadas pela evolução tecnológica.

Os aparelhos de TC evoluem muito rapidamente. Todo ano novas arquiteturas são propostas, a eficiência dos dispositivos internos aumenta, o tempo de varredura diminui, os programas de interface com o operador são mais e mais intuitivos, os protocolos de exames estão ainda mais específicos e a qualidade da imagem é cada vez melhor. Além das imagens diagnósticas clássicas, com as de reconstrução volumétrica, vieram outras aplicações que viabilizam o planejamento cirúrgico, o acompanhamento pós-cirúrgico, o planejamento de incidência do feixe e o fracionamento de dose em teleterapia. Por fim, há as aplicações recentes como as imagens do músculo cardíaco, as angiografias por TC e as imagens *on time*, que possibilitam a fluoroscopia por TC.

Bastante segmentada, a literatura disponível geralmente se dedica a aplicações específicas de exames diagnósticos relacionadas com: patologias de determinados órgãos, *hardware* do equipamento, evolução arquitetônica e formas de aquisição de dados; ou ainda é voltada a material de divulgação de novidades recém-lançadas e novas aplicações. Por conseguinte, o desafio de preencher a lacuna que essa situação criou possibilita a integração de todas essas abordagens e, consequentemente, um entendimento das conexões entre o avanço tecnológico e as aplicações das imagens de TC.

Tomografia computadorizada: tecnologias e aplicações visa, então, reduzir a dificuldade de acesso às informações por parte dos profissionais que atuam com essa tecnologia. Isso porque o setor demanda a atuação de uma equipe multiprofis-

Tomografia computadorizada: tecnologias e aplicações

sional bem formada e articulada, capaz de utilizar todo o potencial tecnológico dos aparelhos para otimizar o processo de aquisição de imagens diagnósticas, tendo em vista sua aplicação, com eficiência, desde a demanda do exame até a elaboração do laudo diagnóstico final, garantindo a qualidade do processo.

Esta obra destaca a importância da atuação dos profissionais na supervisão da proteção radiológica no serviço de TC, considerando que as doses de radiação que esse tipo de equipamento produz são mais elevadas em relação às dos demais equipamentos de radiodiagnóstico. Assim, com a divulgação dessas informações, espera-se que os profissionais possam atuar na limitação das doses de radiação recebidas por todos os envolvidos no processo de aquisição da imagem por TC.

Arnaldo Prata Mourão

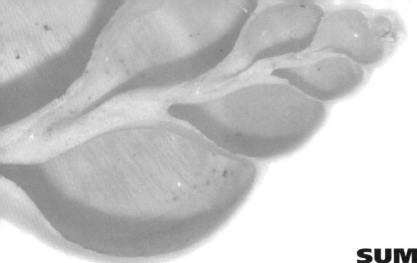

SUMÁRIO

PREFÁCIO 15

1 – CARACTERIZAÇÃO DA TOMOGRAFIA COMPUTADORIZADA 17
Histórico. 19

2 – A TOMOGRAFIA E SUA EVOLUÇÃO . . .23
Os aparelhos de tomografia convencional 23
Os aparelhos de TC. 31
A evolução tecnológica dos aparelhos de TC .33
Aparelhos helicoidais 39
Aparelhos multicorte. 41
Subsistemas dos aparelhos de TC 43
Aparelhos de quinta geração 58
Tomografia de feixe cônico 61

3 – PARÂMETROS DE CONTROLE. 65
A colimação do feixe 65
Os eixos de corte e o pitch 67
O fator mAs, a corrente e o tempo 71
A alta-tensão 74
O tempo de varredura. 75
Algoritmos de reconstrução e filtros 76
A matriz de imagem 78
A resolução 79

4 – A GERAÇÃO DAS IMAGENS 83

A geração dos dados 83
A obtenção da imagem 87
Imagens nos aparelhos convencionais de TC 100
Imagens nos aparelhos helicoidais de TC 101
Imagem nos aparelhos de TC multicorte 105
A qualidade da imagem 111
A isotropia na aquisição da imagem 112
Preparo para a aquisição das imagens 114
Artefatos e compensações em imagens de TC 115
Os meios de contraste 124
Imagens DICOM 125

5 – DOSIMETRIA NOS APARELHOS DE TOMOGRAFIA COMPUTADORIZADA . . 129

O aumento no número de exames 130
O aumento da dose nos exames 131
Caracterização da dose 133
Gerenciamento da dose em paciente 136
Ações profissionais 137
Gerenciamento de dose em aparelhos multicorte 138
Variação da dose com os parâmetros de controle 140
Controle automático de dose 142
Referências de dose em TC 144

6 – AS INSTALAÇÕES E O CONTROLE DE QUALIDADE 147

Instalações para TC 147
Controle de qualidade em TC 151
Manutenção 154

7 – APLICAÇÕES MÉDICAS 157

Indicações diagnósticas 157
Imagens diagnósticas 160
Imagens de cortes por reconstrução 168
Imagens de volume. 175
Tecnologias específicas 190

8 – PROTOCOLOS DE EXAMES 193

Varreduras de cabeça 197
Varreduras de tórax 210
Varreduras de abdome e pelve 218
Varreduras de coluna 227
Varreduras de articulações e extremidades 240
Varreduras pediátricas 241
Adaptações de protocolos. 242
Varreduras com meio de contraste 247
Ferramentas de softwares 250

9 – APARELHOS COMPOSTOS DE TOMOGRAFIA 257

Os aparelhos de SPECT 259
Os aparelhos PET 261
Os aparelhos compostos de TC 266

10 – APLICAÇÕES INDUSTRIAIS 273

Laminografia computadorizada. 275
Tomografia computadorizada 278
Aplicações 279
Equipamentos 282

REFERÊNCIAS 287

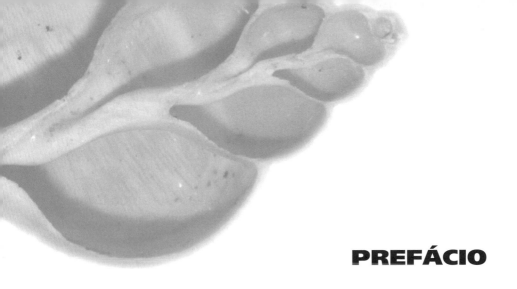

PREFÁCIO

A tomografia computadorizada (TC) surgiu no início dos anos 1970 como método de diagnóstico por imagem. Tamanho foi o alcance do advento dessa tecnologia que somente a própria descoberta dos raios X no final do século 19 supera sua importância. Ao abrir a possibilidade de diagnósticos até então difíceis ou até mesmo impossíveis de serem realizados, a TC inaugura uma nova etapa na radiologia e na própria medicina e marca em definitivo o início da era da radiologia digital, na qual as imagens passaram a ser obtidas e tratadas por sistemas computadorizados.

As principais aplicações desse método estão voltadas para estudos que envolvem os sistemas nervosos central e periférico, o sistema digestório e o sistema musculoesquelético. Nos equipamentos de geração mais recente, chamados de multidetectores (*multi-slice*), novas aplicações passaram a integrar essa tecnologia, possibilitando estudos funcionais por técnicas de perfusão, estudos vasculares, estudos morfológicos e funcionais do coração e de suas artérias, entre outros.

Dos atuais métodos de diagnóstico por imagem, a tomografia é, sem dúvida, o de maior evolução. Para entender como essa tecnologia chegou aos dias atuais e por quais caminhos deverá seguir, torna-se indispensável a leitura deste livro.

Destaco ainda nesta obra o tratamento que o autor dirige à dosimetria empregada nos aparelhos de TC. A tomografia utiliza os raios X como fonte de energia; portanto, os níveis de radiação utilizados nos exames por esse método devem ser objeto de preocupação, e limites têm de ser estabelecidos em sua aplicação e seu uso.

Tomografia computadorizada: tecnologias e aplicações é uma obra que preenche um enorme vazio na literatura tecnológica nessa área. Por sua organização e abrangência e, principalmente, pela sensibilidade e pelo didatismo com que o autor discorre sobre o assunto, não tenho dúvida de que este texto será de grande valia não apenas para os profissionais que hoje lidam com essa tecnologia mas também para os que virão a ela se dedicar.

Tomografia computadorizada: tecnologias e aplicações

Cumprimento aqui o amigo e professor Arnaldo Prata Mourão pelo brilhantismo com que conseguiu compilar tão importantes informações. Seu livro é moderno e inovador e ajuda a desmistificar os mistérios que cercam a tecnologia empregada nos atuais métodos de diagnósticos por imagem.

Almir Inacio da Nobrega

Biólogo, técnico em Radiologia, especialista em Fisiologia Humana, mestre em Engenharia Biomédica, coordenador do curso superior de Tecnologia em Radiologia da Faculdade Método de São Paulo (Famesp), professor de Tomografia Computadorizada e Ressonância Magnética no Centro Universitário São Camilo – SP, coordenador técnico no Centro de Diagnóstico por Imagens do Hospital Santa Catarina – SP e diretor da Associação de Tecnologia em Radiologia do Estado de São Paulo.

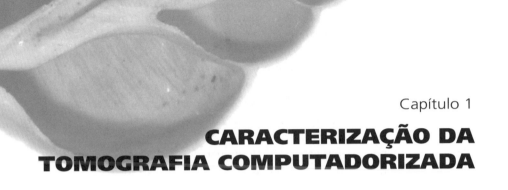

Capítulo 1
CARACTERIZAÇÃO DA TOMOGRAFIA COMPUTADORIZADA

A tomografia computadorizada (TC) é um método diagnóstico por imagem cada dia mais utilizado na prática clínica. Assim como na radiologia convencional, na TC o contraste que permite gerar as imagens é resultante da diferença na absorção do feixe de raios X em razão das características dos tecidos. Quanto maior a absorção do feixe pelo tecido, mais claro este aparecerá na imagem, uma vez que haverá grande absorção, e pouca radiação ultrapassará o objeto; e quanto menor a absorção do feixe pelo tecido, mais escuro este se apresentará na imagem.

A utilização do aparelho diagnóstico de TC permite observar as estruturas internas do corpo humano por meio de imagens de cortes anatômicos, as quais possibilitam o estudo de alterações nos tecidos visando ao diagnóstico. Assim, quando há suspeita de alteração em dado órgão, a aquisição de uma série sucessiva de imagens de corte desse órgão permite observar todo o seu volume e encontrar a alteração, se ela existir e puder ser diagnosticada por imagens de TC. Esse processo de aquisição de imagens de cortes anatômicos denomina-se varredura.

A primeira utilização diagnóstica ocorreu no ano de 1971 para visualizar um tumor cerebral em uma mulher de 41 anos. A geração de imagens de corte do cérebro foi o grande interesse inicial no desenvolvimento dos aparelhos de TC. Como o tecido cerebral apresenta uma atenuação pequena do feixe de raios X, se comparada com a atenuação promovida pelo osso cortical do crânio que envolve o cérebro, imagens diagnósticas de sua estrutura até o surgimento da TC eram impossíveis, visto que a calota craniana impedia a geração de imagens com detalhes significativos de possíveis alterações. A TC é hoje aplicada em quase todas as especialidades clínicas, sendo uma ferramenta de trabalho de uso cotidiano em clínicas e hospitais e para aplicações em pesquisas científicas.

Seus avanços têm possibilitado a criação de uma série de aparatos cada vez mais complexos. A arquitetura dessa aparelhagem tem evoluído, viabilizando a otimização do processo diagnóstico por meio da melhoria na qualidade da imagem, das técnicas de obtenção de planos de corte a serem retratados, das condições de operação do equipamento etc. O avanço da informática tem contribuído principalmente para diminuir o tempo de exame, melhorar a qualidade da imagem e proporcionar mais comodidade durante a aquisição da imagem.

Apesar de todo o processo da tomografia estar hoje associado ao computador, sua operação é muito mais complexa que se pode, à primeira vista, imaginar. A cada dia mais aplicações diagnósticas são propostas, o que requer mais e mais estudos tanto do profissional clínico como do profissional conhecedor da tecnologia do equipamento. Além disso, é necessário que eles se atualizem continuamente, pois apenas assim estarão preparados para resolver as múltiplas demandas que podem surgir em seu dia a dia.

A TC começou a ser utilizada como método diagnóstico no início da década de 1970, mas sua difusão só ocorreu dez anos depois. Desde seu aparecimento até os dias de hoje sofreu muitas evoluções, o que muito contribuiu para a redução do tamanho dos aparelhos e do tempo de aquisição das imagens, a melhoria da qualidade da imagem, o surgimento de novas aplicações e maior flexibilidade no trato dos dados.

Assim como as radiografias geradas no aparelho convencional de raios X, a TC utiliza a atenuação diferenciada do feixe de raios X pela matéria, mas a imagem resultante representa um corte anatômico, e não um volume no plano. Além disso, em TC a imagem não é gerada diretamente sobre o filme radiográfico, mas, sim, construída em computador, de modo digital, e sua impressão em suporte físico é feita posteriormente a sua aquisição e possíveis ajustes, tais como contraste, brilho, intensidade, reconstruções etc. O tratamento das imagens dos cortes permite gerar imagens de volume e subtrair estruturas, flexibilizando ainda mais a utilização dessa tecnologia.

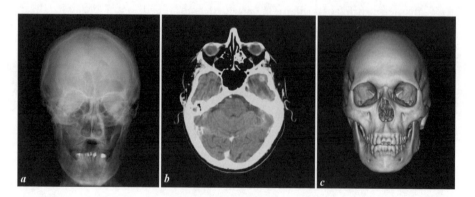

FIGURA 1.1 – Imagens radiológicas da cabeça. (*a*) Radiografia frontal; (*b*) corte axial; e (*c*) vista frontal

Capítulo 1 – Caracterização da tomografia computadorizada

A Figura 1.1 apresenta três imagens diagnósticas da cabeça, uma gerada em um aparelho de raios X, e duas em aparelhos de TC. A imagem (*a*) apresenta uma radiografia frontal, gerada no aparelho convencional de raios X. Nesse tipo de imagem, as estruturas que apresentam maior absorção do feixe de raios X se sobressaem em relação às demais, independentemente do plano de corte em que se encontrem, impossibilitando a visualização e o detalhamento, principalmente dos tecidos moles (nessa região, o cérebro, globos oculares, mucosas e pele). A imagem (*b*) apresenta um corte axial do crânio. Nessa imagem as estruturas internas encontram-se com os contornos bem definidos e sem sobreposição, sendo possível visualizar estruturas ósseas e diferenciar os tecidos moles contidos no corte (tecido cerebral, globos oculares, cartilagem auricular etc., além do ar contido nos seios da face e cavidade nasal). A imagem (*c*) apresenta uma vista frontal do crânio obtida por meio de uma reconstrução volumétrica, com a subtração de tecidos moles. Nesse caso, a imagem apresenta a superfície frontal opaca do crânio, não havendo interferências das estruturas posteriores.

Histórico

O desenvolvimento dos aparelhos de TC somente foi possível graças aos avanços ocorridos no desenvolvimento dos equipamentos convencionais de raios X desde sua descoberta por Roentgen em 1895. O tubo de Coolidge, desenvolvido em 1913, e os colimadores são exemplos de desenvolvimento tecnológico que permitem o bom funcionamento dos aparelhos de TC.

Em 1971, Godfrey Hounsfield, por meio da empresa fonográfica EMI, inventa o aparelho de TC por raios X e apresenta a TC como método diagnóstico no ano seguinte, no encontro da Radiological Society of North America (RSNA). Em meados da década de 1970, começa a produção industrial, com a consequente comercialização dos aparelhos de TC.

No final da década de 1970, as vendas de aparelhos de TC no mercado norte-americano começam a crescer, passando de 200 para 800 unidades em 1983. O prêmio Nobel de Medicina em 1979 é concedido a dois precursores da pesquisa de aparelhos de TC: Allan M. Cormack, nascido na África do Sul e naturalizado norte-americano por seu trabalho na Universidade de Medford, em Massachussets; e Godfrey N. Hounsfield, cidadão do Reino Unido, pelo trabalho que desenvolveu na EMI.

Pesquisas apresentadas em 1980 demonstram os avanços clínicos obtidos pelo uso da TC e sua eficiência na detecção do câncer de pulmão, e a unidade

Tomografia computadorizada: tecnologias e aplicações

de TC de número 5.000 é implantada nos Estados Unidos. A TC passa a ser utilizada no diagnóstico de surtos de esquizofrenia, evidenciando atrofias de determinadas áreas cerebrais.

Na primeira metade dos anos 1980, o desenvolvimento tecnológico possibilita uma diminuição no tempo de aquisição de dados, passando de 5 min para cerca de 20 s. A indústria americana prevê a saturação do mercado de aparelhos de TC e começa o desenvolvimento de técnicas de reconstrução volumétrica.

Ameaçada pelo aparecimento da imagem diagnóstica por ressonância magnética (IRM) na segunda metade da década de 1980, a TC permanece no mercado graças às suas aplicações nos estudos de ossos corticais e fraturas e ao incremento de alto contraste e resolução espacial para o alto abdome.

Em 1989, aparecem os primeiros aparelhos de TC helicoidal. A TC mantém a primazia nas imagens de patologias abdominais, partes principais do corpo e imagens de pulmão. Em meados da década de 1990, surgem as aplicações em imagens tridimensionais, e a tecnologia da TC helicoidal evolui.

Em 1992, começa a comercialização de equipamentos de TC de corte duplo, capaz de gerar a imagem de dois cortes anatômicos por volta completa do tubo de raios X. Deles se originam os aparelhos de TC com varredura multicorte utilizando os arcos multidetectores, tecnologia MDCT. Naquele ano, começam as aplicações da TC para diagnósticos angiográficos. No ano de 1994, são lançados os primeiros aparelhos de TC do tipo subsegundo. Nesses aparelhos o período exigido para uma volta completa do tubo de raios X, necessário para a aquisição da imagem de um corte anatômico, ocorria em um período menor que 1 s. O conceito multicorte persiste até 1998, quando os grandes fabricantes lançam versões de aparelhos de TC helicoidais multicorte, com aquisição de imagem de quatro cortes anatômicos simultaneamente, tecnologia MDCT. O tempo de rotação completa do tubo de raios X em torno de paciente, necessário para a aquisição das imagens dos cortes, passou a ser menor que 1 s.

No ano 2000, as unidades de TC multicorte oferecem aumento na velocidade de varredura de volumes. A aquisição de dados de um estudo completo pode ser feita em menos de 10 s. No ano de 2001, os radiologistas promovem um crescimento considerável nas aplicações clínicas dos aparelhos de TC multicorte, sendo que os processos de estudos angiográficos por TC aparecem como a área mais beneficiada por essa evolução. Ainda em 2001, são lançados os primeiros aparelhos de TC com sistemas de otimização de aquisição das imagens de corte com a minimização da dose em paciente. Em 2002, são lançados os aparelhos de TC helicoidal multicorte capazes de gerar 8 e 16 cortes simultâneos por rotação completa do tubo de raios X. No ano de 2004, surgem os aparelhos de TC helicoidal multicorte de 32 e 64 cortes simultâneos por volta completa do tubo de raios X.

Capítulo 1 – Caracterização da tomografia computadorizada

EXERCÍCIOS PROPOSTOS

1. Explique por que as imagens de TC foram inicialmente destinadas ao diagnóstico do cérebro.

2. Quando surgiram as imagens diagnósticas geradas por TC?

3. Por que as imagens de TC são tão importantes?

4. Por que a aquisição de imagens por TC é chamada de varredura?

5. Cite as principais características que diferenciam as imagens de TC das radiografias convencionais.

6. O que é a tecnologia MDCT?

7. Qual é o princípio físico utilizado para a geração de imagens por TC?

8. Quais foram os precursores na pesquisa dos aparelhos de TC?

9. Utilize a Figura 1.1 para caracterizar a imagem de corte axial e ressaltar suas diferenças em relação à imagem por radiografia.

10. Caracterize a imagem 3D e diferencie-a da imagem de corte.

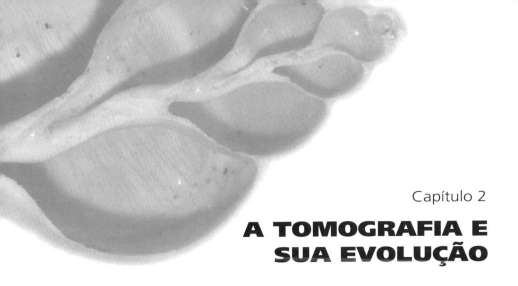

Capítulo 2

A TOMOGRAFIA E SUA EVOLUÇÃO

A palavra tomografia significa imagem em tomos, ou em planos, sendo essa a definição para as imagens de qualquer aparelho diagnóstico que propicie a geração de imagem de um plano de corte, possibilitando o estudo de estruturas localizadas no interior do corpo. Essas imagens podem pertencer a planos de corte diversos – axial, frontal, lateral ou inclinado – e não apresentam superposição das estruturas representadas.

São vários os aparelhos de imagens diagnósticas que possibilitam a geração de imagem de planos de corte, portanto, em cortes tomográficos, como o ultrassom, a ressonância magnética, a PET etc. Apesar dessas possibilidades, o aparelho que gera imagem tomográfica pela atenuação diferenciada do feixe de raios X é que passou a ser denominado aparelho de TC. A TC foi inicialmente denominada CAT Scan *(computerized axial tomography)*, posteriormente, X-ray CT *(X-ray computed tomography)* e, finalmente, CT *(computed tomography)* ou TC (tomografia computadorizada). Os aparelhos de TC disponíveis no mercado tiveram sua origem em um processo de aquisição tomográfica denominado tomografia linear. Incluída entre as tomografias convencionais, a tomografia linear engloba os processos tomográficos que não utilizam computador para gerar imagens de corte anatômico.

Os aparelhos de tomografia convencional

A tomografia linear, também conhecida como planigrafia, foi a primeira radiografia convencional a possibilitar a geração de imagem de corte anatômico e o desenvolvimento dos aparelhos de tomografia convencional e, mais tarde,

Tomografia computadorizada: tecnologias e aplicações

dos aparelhos de TC. A tomografia convencional é uma técnica realizada por um aparelho de raios X cujo tubo emite o feixe de raios X enquanto se desloca em determinado eixo. Simultaneamente, o filme de registro de imagem move-se em sentido contrário e de forma sincronizada, em um mesmo eixo, e entre o filme e a ampola geradora do feixe de raios X encontra-se estático o objeto em estudo. Como a fonte de radiação e o chassi se movimentam, a imagem surge desfocada. O plano de corte escolhido no objeto é a única região que na imagem aparece mais nítida, uma vez que, durante a exposição, esse plano específico permanece sem movimento em relação aos raios originados da fonte emissora de raios X e à película receptora da imagem. A Figura 2.1 apresenta um esquema do funcionamento de um aparelho de tomografia convencional com deslocamento linear do feixe de raios X, no qual é possível observar o posicionamento inicial do tubo de raios X à esquerda e seu movimento para a direita; o chassi, inicialmente à direita, movimenta-se em sincronismo com o tubo de raios X para a esquerda.

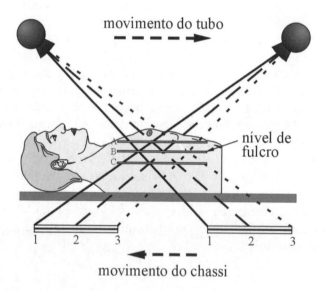

FIGURA 2.1 – Aquisição da imagem em tomografia convencional com deslocamento linear do feixe de raios X

No feixe emitido pelo tubo estão marcadas três trajetórias de propagação de raios: uma em linha contínua, outra em linha tracejada e a terceira em linha

Capítulo 2 – A tomografia e sua evolução

pontilhada. Os raios que se propagam pela trajetória contínua e que não forem absorvidos pelo objeto atingirão o ponto 1 do chassi; os que se propagam pela trajetória tracejada, o ponto 2; e os que se propagam pela trajetória pontilhada, o ponto 3 do início ao fim do processo de aquisição da imagem. Dessa forma, a parcela do feixe que passa pela trajetória contínua marcará sobre o ponto 1 do filme todas as informações correspondentes às atenuações promovidas pelas estruturas pelas quais passa essa trajetória durante o processo de aquisição da imagem. A mesma afirmação é válida para a trajetória tracejada em relação ao ponto 2 e para a trajetória pontilhada em relação ao ponto 3.

Como as trajetórias demarcadas passam por estruturas diferentes a cada instante, os raios que ultrapassam o objeto registram informações diferentes sobre toda a superfície do filme. No entanto, com relação aos planos A, B e C demarcados no objeto, é possível observar que, do princípio ao final do processo, as estruturas contidas no plano B estarão sendo registradas nos mesmos lugares do filme, uma vez que as trajetórias passam sempre sobre o mesmo ponto do plano B e registram a informação em um mesmo lugar no filme. Essa característica de registrar as informações das estruturas que fazem parte do plano B sempre na mesma região do filme fará com que essas informações sejam ressaltadas na imagem em relação à de outros planos após a revelação do filme, pelo fato de sua imagem ser repetidamente registrada em uma mesma posição, de modo diferente do que ocorre com as imagens dos demais planos.

Os demais planos contidos no volume irradiado também promoverão registros sobre o filme, mas estes ocorrem de maneira difusa, por ficarem em posições diferentes do filme a cada intervalo de tempo do processo de aquisição. Por esse motivo, os demais planos do volume promoverão o registro de uma camada difusa de cinza que proporciona à imagem final uma baixa qualidade. Esses registros de outros planos do objeto que aparecem na imagem final podem se confundir com a imagem do corte que se deseja observar e devem ser considerados no momento da interpretação da imagem.

O plano objetivo que será ressaltado na imagem, no caso, o plano B, fica no nível do fulcro, que é o nível de apoio (eixo) por meio do qual o tubo de raios X e o chassi se movem. Portanto, as estruturas que se encontram no plano de corte ao nível do fulcro serão as que surgirão com mais nitidez na imagem final. De modo inverso, as estruturas localizadas fora do plano objetivo que está no nível do fulcro, tanto acima como abaixo, serão registradas em pontos diversos do filme e não poderão ser reconhecidas em decorrência do borramento que causam na imagem.

O nível do fulcro determina o corte anatômico de interesse a ser registrado no filme. Em um sistema que apresente o nível do fulcro fixo, o posicionamento

Tomografia computadorizada: tecnologias e aplicações

do paciente deve ser feito com o auxílio de um sistema de ajuste de nível do fulcro pela variação da altura da mesa, viabilizando imagens de cortes mais superiores ou mais inferiores em relação ao volume do objeto. Alguns sistemas utilizam o nível do fulcro móvel, e seu ajuste não é feito pela variação da altura da mesa, que, nesses equipamentos, é fixa. De acordo com a posição do plano de corte do qual se deseja gerar a imagem, além do ajuste do nível do fulcro, deve-se posicionar adequadamente o objeto.

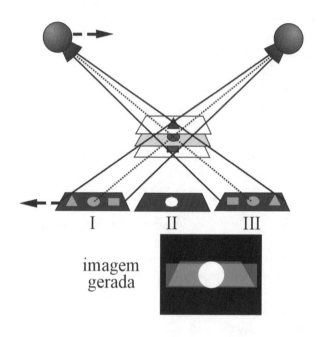

FIGURA 2.2 – Geração de imagem por planigrafia

A Figura 2.2 apresenta uma imagem radiográfica gerada por aparelho de tomografia convencional com deslocamento linear do feixe de raios X. Na aquisição da imagem foram utilizados um triângulo, um círculo e um quadrado, em planos distintos. No instante inicial, o filme se encontra na posição III. A imagem do quadrado é registrada à esquerda; a do círculo, na região central; e a do triângulo, à direita. Quando o filme se encontra na posição II, o feixe se propaga de cima para baixo e as três imagens são registradas superpostas na região central. No final da exposição o filme se encontra na posição I: a imagem do quadrado é registrada à direita; a do círculo, na região central; e a imagem do triângulo, à esquerda. Como o círculo se encontra no nível do fulcro, sua imagem é sempre registrada no mesmo local, na região central do filme, e, por isso, é ressaltada em relação às demais. No entanto, o triângulo e o quadrado são responsáveis por registros difusos na imagem, que, por esse motivo, também apresenta esses registros, que surgem como um ruído típico desse tipo de exposição, prejudicando a qualidade da imagem.

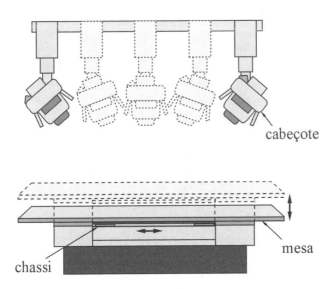

FIGURA 2.3 – Aparelho de tomografia linear

A Figura 2.3 apresenta um aparelho de tomografia linear com a mesa de posicionamento do paciente e a movimentação da fonte geradora do feixe de raios X, do chassi contendo o filme imediatamente sob a mesa e a regulagem da mesa na sua altura. A geração da imagem do plano de corte escolhido dependerá do ajuste da altura da mesa e do posicionamento correto do paciente em relação à aparelhagem; esse tipo de imagem permite o estudo de uma alteração em corte longitudinal, oblíquo etc. Como em toda imagem gerada em aparelhos de raios X, é preciso contraste entre as estruturas próximas que se encontram na região a ser observada. Por isso, a técnica é usada na geração da imagem diagnóstica para a observação de tecidos que apresentam maior atenuação do feixe de raios X, como os tecidos ósseos. No caso de cavidades do sistema digestório, a

Tomografia computadorizada: tecnologias e aplicações

técnica também pode ser utilizada com o auxílio de meio de contraste para que essas cavidades possam ser observadas.

Os artefatos promovidos por estruturas que apresentam grande absorção do feixe de raios X e que se encontram fora do nível do fulcro podem trazer problemas na interpretação de algumas imagens. Um caso comum é o artefato causado pela coluna vertebral para o paciente posicionado em decúbito dorsal no aparelho mostrado na Figura 2.3. Como as vértebras que compõem a coluna apresentam grande atenuação do feixe e a coluna vertebral está disposta no mesmo eixo longitudinal de deslocamento do tubo de raios X e do chassi, apesar de a estrutura de cada vértebra ser registrada em regiões diferentes do filme a cada instante, o fato de as vértebras estarem sucessivamente posicionadas no eixo longitudinal promoverá o aparecimento de um artefato longitudinal na região central do filme, prejudicando a observação das estruturas pertencentes ao plano objetivo que também se encontram ali registradas.

Com o objetivo de diminuir a influência de artefatos que impediam a observação de algumas estruturas e melhorar a qualidade da imagem gerada, outros tipos de aparelhos de tomografia convencional foram desenvolvidos com base em movimentações diferentes da fonte de radiação e do filme receptor da imagem. As movimentações mais comuns são: circular, elíptica, espiral e hipocicloidal. Cada uma dessas movimentações dos aparelhos de tomografia convencional apresentava algumas vantagens e desvantagens em relação aos demais, de acordo com o formato e a localização da estrutura da qual se desejava gerar a imagem de corte.

Uma estrutura linear seria bem retratada por uma tomografia convencional linear cujo movimento de deslocamento do tubo e do chassi fosse linear. No entanto, outras estruturas lineares presentes no volume observado poderiam criar artefatos significativos capazes de atrapalhar o diagnóstico. O movimento circular, por exemplo, possibilitaria a geração da imagem de uma seção sem deformações nas extremidades da imagem, como ocorria na tomografia linear; no entanto, apresenta um tempo de exame muito maior como também maior exposição do paciente e sofreria influência de artefatos gerados por estruturas cilíndricas ou esféricas. A movimentação elíptica busca associar as vantagens das tomografias de movimentos linear e circular.

Com o objetivo de ressaltar a imagem do corte e diminuir a influência dos artefatos em razão dos borramentos desse processo de geração de imagem diagnóstica, foram desenvolvidos aparelhos de tomografia convencional com movimentos mais complexos, como o espiral e o hipocicloidal. A Figura 2.4 mostra os movimentos típicos dos aparelhos de tomografia convencional. Apesar de os resultados serem melhores na imagem final, as movimentações mais complexas apresentavam dificuldades na mecânica que possibilitavam esse tipo de trajetória

Capítulo 2 – A tomografia e sua evolução

do feixe, no que tange à sincronia dos movimentos entre a fonte emissora de radiação X e o chassi, além de maior dose de radiação no paciente.

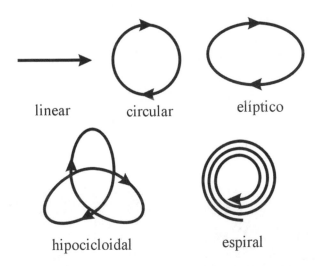

FIGURA 2.4 – Movimentações típicas dos aparelhos de tomografia convencional

O aparelho com movimento hipocicloidal é o responsável pelo melhor resultado na qualidade da imagem, na qual os ruídos produzidos pelas estruturas fora do plano objeto resultam em menor interferência. Todos esses modelos de aparelhos de tomografia convencional fazem o registro diretamente sobre o filme radiográfico. A tomografia convencional por raios X foi sendo rapidamente substituída pela TC graças às vantagens proporcionadas por esta em relação à qualidade de imagem e recursos para a obtenção de informações. No entanto, aparelhos de tomografia convencional ainda são utilizados em algumas aplicações diagnósticas odontológicas. Como as imagens tomográficas convencionais podem satisfazer uma necessidade diagnóstica muito específica e são geradas em aparelhos menores e mais baratos que os de TC, ainda encontram espaço no mercado diagnóstico principalmente por seu menor custo.

A Figura 2.5 apresenta imagens da articulação temporomandibular direita. Na imagem (*a*) um detalhe da estrutura óssea do crânio, na região da articulação, na qual pode ser identificado o orifício da orelha externa, a extremidade direita da mandíbula encaixada na fossa do osso temporal direito. A radiografia apresentada na imagem (*b*) foi gerada em um aparelho de tomografia convencional com deslocamento linear do feixe de raios X, e na imagem (*c*) uma radiografia gerada em um aparelho de tomografia convencional com o deslocamento espiral do feixe. Na comparação entre as duas radiografias é possível verificar a melhor qualidade da imagem (*c*) em relação à (*b*). A radiografia da imagem (*b*) apresenta muitos artefatos em linhas horizontais na região inferior gerados por seções do osso da mandíbula que se encontram fora do nível do fulcro. Esses artefatos têm o mesmo sentido de deslocamento do feixe de raios X. Na região superior, o orifício externo da orelha e a cavidade craniana apresentam esse mesmo tipo de artefato, gerados por seções fora do nível do fulcro do osso temporal. Na imagem (*c*), tanto o orifício externo da orelha como a cavidade craniana estão mais bem definidos, uma vez que o deslocamento espiral do feixe gera menos artefatos na imagem tomográfica.

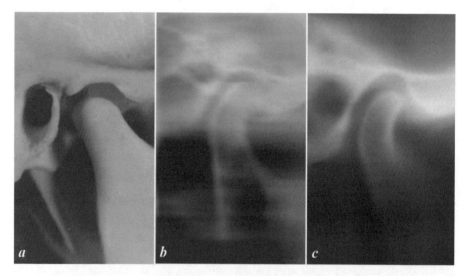

FIGURA 2.5 – Imagens da articulação temporomandibular direita.
(a) Estrutura óssea; (b) radiografia por tomografia convencional com deslocamento linear do feixe; e (c) radiografia por tomografia convencional com deslocamento espiral do feixe

Ressalte-se ainda que o posicionamento da mandíbula em relação ao osso temporal encontra-se em ângulos distintos, ao se comparar a imagem (*a*) com as radiografias das imagens (*b*) e (*c*), pois na (*a*) a angulação decorreu da posição da mandíbula próxima ao maxilar (boca fechada), e as radiografias foram realizadas com a mandíbula distanciada do maxilar (boca aberta). Ainda hoje a tomografia convencional é muito útil para o diagnóstico odontológico, possibilitando imagens de corte da articulação temporomandibular, da mandíbula, dos maxilares e dos dentes.

Os aparelhos de TC

O aparelho de TC viabiliza a aquisição da imagem de um corte anatômico axial com o auxílio de um computador. Diferentemente da tomografia convencional, o método utiliza um tubo gerador de raios X que emite radiação enquanto se move em círculo, ou semicírculo, em torno do objeto do qual se deseja gerar a imagem. Em vez de gerar a imagem diretamente sobre o filme radiográfico, a radiação que atravessa o objeto é captada por detectores posicionados em oposição à fonte de radiação, após o objeto, como apresenta o esquema da Figura 2.6.

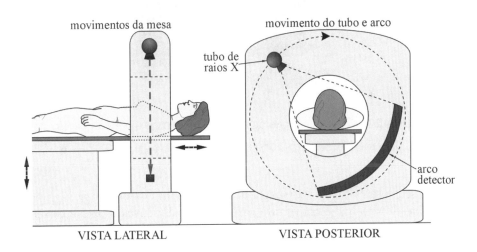

FIGURA 2.6 – Posicionamento de paciente em aparelho de TC, vista lateral com deslocamentos da mesa e vista posterior com movimento giratório do tubo de raios X em torno do paciente

Tomografia computadorizada: tecnologias e aplicações

As imagens tomográficas são reconstruídas por um grande número de medições em diversas posições do sistema tubo-detector em relação ao objeto. Os dados coletados pelos detectores são convertidos em um sinal digital e enviados ao computador. Como se utiliza um feixe delgado para irradiar o volume, apenas uma fatia delgada do volume é irradiada por vez. Conforme se observa na Figura 2.7, a fatia irradiada é dividida em pequenas unidades de volume denominadas voxels. Quando uma parcela do feixe de raios X atravessa uma fileira de voxels, esse feixe é atenuado em razão da interação com a matéria pela qual se propaga. O valor da intensidade do feixe de entrada (I_o) é conhecido, e a parcela do feixe que consegue atravessar a fileira de voxels é captada pelo detector. De posse do valor da intensidade do feixe de entrada e do feixe da saída captado pelo detector, pode-se determinar a parcela do feixe absorvida pela fileira de voxels.

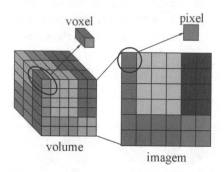

FIGURA 2.7 – Transformação de uma fatia de volume para a geração de imagem digital por TC

Os detectores captam a parcela do feixe que atravessou o objeto, gerando um sinal elétrico que é convertido em sinal digital e enviado para o computador. Após a aquisição de um grande número de medições, o computador fará o tratamento dessas informações para determinar a parcela do feixe absorvida por todos os voxels que compõem a fatia irradiada, que está associado ao valor do coeficiente de atenuação linear (μ) do tecido que compõe cada voxel.

Determinado o valor da atenuação promovido pelo voxel individualmente, o próximo passo consiste na construção da imagem digital que representará a fatia irradiada. Cada elemento componente da imagem digital é denominado pixel, e cada pixel representará na imagem, por meio de um tom de cinza, um voxel ou um conjunto de voxels. O tom de cinza do pixel dependerá do valor da

Capítulo 2 – A tomografia e sua evolução

atenuação promovida pelos voxels que representa. Assim, os voxels que apresentarem coeficiente de atenuação linear maior absorverão uma parcela maior do feixe de radiação e serão representados em tons mais claros na imagem; os que apresentarem menor valor de coeficiente de atenuação linear absorverão uma menor parcela do feixe e aparecerão mais escuros.

Por conseguinte, os valores numéricos de cada voxel determinados com o auxílio do computador, com base nas medições do feixe transmitido, e utilizando algoritmos para a resolução das equações matemáticas, permitem determinar a atenuação do feixe promovida pelos voxels e converter esses dados em uma imagem em tons de cinza que variam do branco ao preto. A imagem tomográfica resultante é um mapa em escala de cinza que está diretamente relacionada com os coeficientes de atenuação linear de cada tecido atravessado pela radiação.

A teoria relativa à obtenção da imagem de um plano axial é de que o feixe que atravessa o corpo humano contém informações de toda a matéria atravessada por ele; porém, parte dessa informação não é registrada na radiografia convencional. A qualidade dessa imagem gerada na TC depende de vários parâmetros, tais como: a natureza dos raios X (qualidade), o tipo de detectores de raios X, o número de detectores, a velocidade das medições, os algoritmos utilizados para a determinação das atenuações individuais, para a reconstrução da imagem etc.

Para que o processo funcione adequadamente, é necessário que o objeto permaneça imóvel durante todo o período de medições da atenuação do feixe pelos detectores nas diversas posições do conjunto tubo-detector em relação ao objeto, uma vez que é necessária a coleta de muitos dados para que os algoritmos computacionais possam obter os valores de atenuação promovida pelos voxels.

Os avanços tecnológicos têm permitido a melhoria constante dos aparelhos de TC desde que esse método diagnóstico começou a ser empregado. Esses avanços possibilitaram a criação de novas gerações de aparelhos que apresentam, cada vez mais, imagens mais detalhadas e de melhor qualidade. A maior evolução no que refere à qualidade dos aparelhos veio com a evolução dos tubos de raios X e dos detectores de radiação, que permitiram reduzir consideravelmente o tempo de aquisição de um corte e, consequentemente, o tempo total de varredura.

A evolução tecnológica dos aparelhos de TC

Com base nos sistemas que foram sendo desenvolvidos e que marcaram evolução considerável no processo de aquisição de dados para geração da imagem

Tomografia computadorizada: tecnologias e aplicações

digital do corte anatômico e na melhoria dos aparelhos de TC, pode-se fazer uma classificação desses modelos. Inicialmente, a geração de uma única imagem de corte demorava alguns minutos, e hoje a aquisição de um conjunto completo de imagens para um exame em um aparelho de TC pode ser feita em questão de segundos. Veja a seguir uma descrição do modelo padrão que representa cada geração que marcou a evolução dos aparelhos de TC.

Aparelhos de primeira geração

O funcionamento do primeiro modelo descrito de um aparelho de TC baseia-se em um tubo de raios X e um único detector de radiação. O feixe gerado pelo tubo é muito bem colimado, do tipo *pencil beam*, para atingir unicamente a área do detector. O objeto é posicionado entre o tubo de raios X e o detector, que são colocados na posição inicial, fazendo a coleta das informações de quanto o feixe foi atenuado nessa posição. O conjunto tubo-detector é, então, deslocado de aproximadamente 1° para cada nova aquisição, e todo o processo é repetido. Ao final de muitos posicionamentos do sistema tubo-detector, são varridos 180° em torno do objeto. A Figura 2.8 apresenta um esquema do funcionamento de um aparelho de TC de primeira geração.

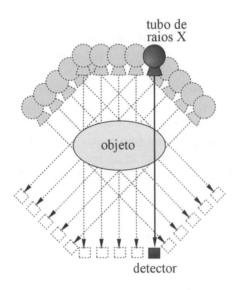

FIGURA 2.8 – Esquema de aparelho de TC de primeira geração

Capítulo 2 – A tomografia e sua evolução

Pelo fato de usar uma geometria que possibilita a emissão de um feixe paralelo, fica muito fácil entender o princípio de geração de imagem por TC. Como o feixe de raios X é bem colimado, a produção de radiação espalhada no objeto era muito pequena, diminuindo os ruídos desse tipo de interferência. No entanto, as características principais desse modelo são a demora no processo de aquisição, pois para obter a imagem de um corte eram necessários muitos posicionamentos para a coleta de dados. Assim, esse aparelho tem tempos de varredura muito longos, entre 4 e 5 min, para a obtenção da imagem de um único plano de corte. Durante todo esse período de varredura o objeto deveria permanecer imóvel. Como o processo de geração das imagens exige uma sequência de cortes, pois a região onde se encontra a alteração não é conhecida, realizar uma sequência de cortes completa poderia demorar horas, e a qualidade da imagem gerada era muito ruim.

Esse modelo inicial trouxe como grande novidade a possibilidade de observar a anatomia interna dos tecidos cerebrais de forma não invasiva. Pelo fato de o cérebro estar posicionado no interior do crânio e este apresentar uma grande absorção do feixe de raios X, a observação de alterações internas à calota craniana era muito restrita quando se utilizava a radiografia convencional. Como as estruturas cerebrais praticamente não se movimentam em relação ao crânio, a restrição de movimento da cabeça do paciente possibilitava a aquisição das imagens tomográficas mesmo para os tempos de aquisição considerados longos, que essa geração de aparelhos de TC solicitava. Dado o tempo relativamente longo, para a aquisição de um único corte, as aplicações para a geração de imagens de tórax e abdome eram inviáveis, em razão dos movimentos respiratórios e peristálticos, respectivamente.

A qualidade da imagem era muito ruim, não só pelo número restrito de pixels que compunha a matriz da imagem como também pela qualidade dos programas de reconstrução que eram limitados e com poucas ferramentas de compensação para artefatos. Esse tipo de tecnologia foi utilizado por Hounsfield em seus experimentos originais, mas já não é empregada nos aparelhos atuais.

Aparelhos de segunda geração

A segunda geração dos aparelhos de TC era composta por um tubo de raios X que emitia um feixe delgado em forma de leque e que atingia um conjunto de aproximadamente 30 detectores alinhados em uma reta. O conjunto arco detector era deslocado, variando sua posição em três eixos de incidência distintos em relação ao objeto. O aumento do número de detectores possibilitou uma redução considerável para o número de posicionamentos, dos 180 necessários nos aparelhos de primeira geração para apenas seis, reduzindo-se o tempo de varredura e, consequentemente, o de exame. O feixe em forma de leque gerou a necessidade de algoritmos de reconstrução da imagem bem mais complexos que os utilizados nos aparelhos de primeira geração.

O tempo gasto para a produção da imagem de cada plano de corte era da ordem de 20 s a 60 s. No entanto, a demora no processamento da informação era grande por causa dos novos algoritmos de reconstrução que, diferentemente dos aparelhos de primeira geração, deveriam levar em conta a inclinação do feixe em relação aos detectores mais externos em razão de sua característica divergente e da qualidade da imagem, que ainda era muito ruim. A Figura 2.9 apresenta um esquema de um aparelho de TC de segunda geração.

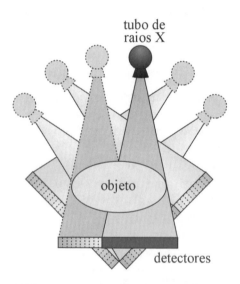

FIGURA 2.9 – Esquema de aparelho de TC de segunda geração

Aparelhos de terceira geração

A arquitetura dos aparelhos de TC de terceira geração foi disponibilizada no final da década de 1970, e o que diferencia essa geração da anterior é o aparecimento de um conjunto de detectores que formam um arco móvel posicionado após o objeto, mecanicamente conectado ao tubo de raios X. O conjunto formado

Capítulo 2 – A tomografia e sua evolução

pelo tubo e pelo arco detector descreve um giro de 360° em torno do paciente para a aquisição dos dados necessários à reconstrução da imagem de um corte anatômico, o que elimina os reposicionamentos do conjunto tubo-arco detector utilizados na geração anterior.

Esse sistema reduz o tempo de aquisição da imagem de um plano de corte para uma faixa entre 3 e 10 s, e essa redução no tempo de aquisição foi fundamental para permitir a geração de imagens de estruturas móveis por conta da respiração e dos movimentos peristálticos. Nesse sistema o arco detector era composto por mais de cem detectores independentes, e a utilização lâminas de tungstênio entre os detectores e alinhadas com o foco da fonte de raios X diminuiu a quantidade de radiação espalhada que atingia os detectores. Além da diminuição no tempo de aquisição de dados para a geração da imagem, esses aparelhos trouxeram uma melhoria considerável na qualidade da imagem gerada. Os aparelhos de TC hoje instalados no Brasil devem ser, no mínimo, de terceira geração. A Figura 2.10 apresenta um esquema do aparelho de TC de terceira geração.

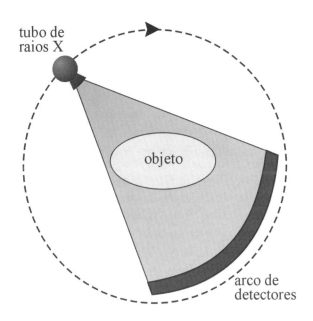

FIGURA 2.10 – Esquema de aparelho de TC de terceira geração

Tomografia computadorizada: tecnologias e aplicações

Aparelhos de quarta geração

Nesta geração surge um anel de detectores fixo que cobre os 360° ao redor do paciente e somente o tubo de raios X gira 360° em torno do paciente, emitindo um feixe delgado em forma de leque. Como os detectores estão fixos, há uma melhoria significativa em seus ajustes, diminuindo consideravelmente a possibilidade de geração de artefatos causados por desajustes mecânicos entre a fonte emissora de raios X e o conjunto de detectores que ocorriam com facilidade na geração anterior. O tempo para obter um corte é menor que o dos aparelhos de terceira geração. No entanto, demanda uma quantidade de detectores de radiação muito maior. Enquanto os aparelhos de terceira geração utilizam de 300 a 900 detectores, os de quarta utilizam de 1.200 a 4.800 detectores distribuídos pela circunferência do gantry. A Figura 2.11 apresenta um esquema de um aparelho de TC de quarta geração.

Apesar da evolução trazida pelos aparelhos de quarta geração, posteriormente a seu aparecimento, a evolução ocorrida na mecânica de precisão possibilitou melhorar a qualidade do processo de coleta de dados dos aparelhos de terceira geração, e, como os detectores de raios X representam um custo considerável, a arquitetura de terceira geração passou a ser economicamente mais viável. Por essa razão, após o aparecimento dos aparelhos de quarta geração, surgiram aparelhos mais evoluídos e com arquitetura de terceira geração que acabaram por suprimir a arquitetura dos aparelhos de quarta geração nos aparelhos atualmente comercializados.

Os primeiros aparelhos que utilizavam a arquitetura de primeira à quarta geração eram aparelhos convencionais de TC nos quais a mesa de acomodação do paciente permanecia estática enquanto era feita a aquisição dos dados para gerar a imagem de um corte anatômico. Por isso, fazia-se uma varredura completa de determinado órgão em uma série de ciclos repetidos. O paciente era posicionado na mesa, que se deslocava e estacionava; o tubo de raios X dá uma volta completa em torno do paciente para a aquisição dos dados do primeiro corte. A seguir, a mesa se desloca e para; o tubo dá outra volta ao redor do paciente, e este ciclo se repete o número de vezes correspondente ao número de imagens de corte que se deseja obter.

Capítulo 2 – A tomografia e sua evolução

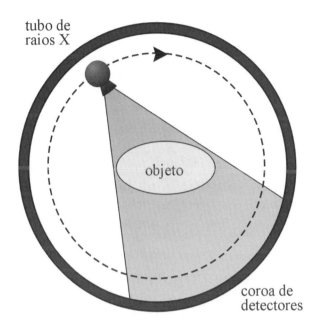

FIGURA 2.11 – Esquema de aparelho de TC de quarta geração

Aparelhos helicoidais

Os aparelhos convencionais de TC até a quarta geração geravam a imagem de cada plano de corte em um procedimento distinto. Assim, o processo de varredura de um órgão era dividido em etapas de aquisição de dados para cada corte, de maneira independente. A necessidade de menores tempos de varredura, de geração de imagens volumétricas de boa qualidade e de rápida construção promoveu o surgimento dos aparelhos helicoidais de TC. Esses aparelhos são também chamados aparelhos espirais de TC e, em algumas referências, são erroneamente denominados aparelhos de quinta geração. Os aparelhos helicoidais contam com um sistema de aquisição de dados para a geração da imagem idêntico ao dos aparelhos de terceira ou quarta geração.

No caso do aparelho de TC helicoidal, há uma varredura do volume que está sendo examinado em um único ciclo, e após a aquisição dos dados do volume produzem-se os cortes axiais individuais. À medida que o tubo de raios X vai girando continuamente em torno do paciente, a mesa movimenta-se

Tomografia computadorizada: tecnologias e aplicações

longitudinalmente no sentido do eixo Z, mudando automaticamente o ponto de incidência do feixe de raios X em relação ao eixo longitudinal do objeto, sem a necessidade de paradas da mesa para a coleta de dados de cada corte axial separadamente. Dada a simultaneidade dos movimentos do tubo de raios X em torno do paciente e do deslocamento contínuo da mesa, do princípio ao final do volume a ser representado, o feixe de raios X descreve uma trajetória helicoidal em relação ao paciente, conforme o esquema apresentado pela Figura 2.12.

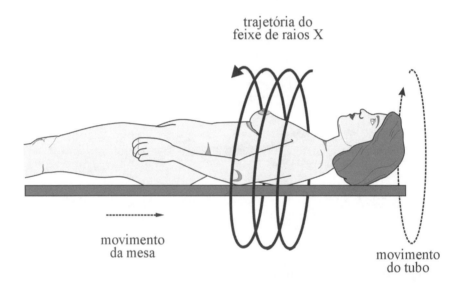

FIGURA 2.12 – Trajetória do feixe de raios X no aparelho de TC helicoidal – resultante do giro contínuo da fonte de raios X e do deslocamento longitudinal simultâneo da mesa

Em razão da movimentação da mesa no eixo Z durante a aquisição de dados, essa modalidade de varredura provoca no conjunto de informações coletado inconsistências que podem causar o aparecimento de artefatos na geração das imagens de corte axial. No entanto, princípios de reconstrução espacial que se baseiam em interpolação de dados possibilitam reconstruir a imagem de corte axial sem gerar artefatos originados da forma de varredura utilizada. Os aparelhos helicoidais, tanto os com arquitetura de terceira geração como os de quarta geração, utilizam a tecnologia de anel deslizante autolubrificado, que permite a transferência de energia e sinais elétricos para as partes móveis sem utilizar

Capítulo 2 – A tomografia e sua evolução

cabos de conexão. Antes de se utilizar anel deslizante, os cabos de alimentação do tubo de raios X, por exemplo, impediam que o tubo girasse continuamente em um mesmo sentido. Por esse motivo, o tubo deveria girar ora em um sentido, ora em outro, para evitar a ruptura do cabo de alimentação. O mesmo problema ocorria com relação aos cabos que transmitiam o sinal dos detectores para o computador que permitiam apenas o giro de 360° do tubo e depois deveriam retornar os 360°. O sistema de conexão por cabos não permitiria o funcionamento dos aparelhos helicoidais e, por essa razão, a introdução do anel deslizante autolubrificado foi fundamental para o surgimento da TC helicoidal, pois possibilitou que o conjunto tubo-arco detector circulasse continuamente em torno do paciente em um mesmo sentido de deslocamento.

Em imagens de tórax e abdome esse aparelho de TC exige que durante o processo de aquisição de dados o paciente permaneça sem respirar de forma a não distorcer as imagens e causar artefatos. A vantagem dos aparelhos helicoidais é que eles são muito rápidos, uma vez que em um único ciclo de trabalho podem ser obtidos os dados para gerar todos os planos de corte desejados. O tempo de aquisição dos dados para gerar todas as imagens necessárias ao exame é menor que 30 segundos. Esse tipo de tecnologia trouxe grande vantagem para os processos diagnósticos que utilizavam a observação de meio de contraste no sistema vascular.

O acompanhamento do bólus de meio de contraste pelas artérias e veias ficava prejudicado pelo deslocamento do bólus que ocorria durante a mudança de posicionamento da mesa nos aparelhos convencionais de TC. Já nos aparelhos helicoidais, como não há intervalo entre as aquisições das imagens, esse problema foi praticamente eliminado. Os aparelhos helicoidais de TC atualmente têm a arquitetura de terceira geração para a aquisição dos dados.

Aparelhos multicorte

Os aparelhos de TC multicorte têm no arco mais de uma fileira de detectores e um feixe em leque menos delgado. Assim, para cada volta completa do tubo de raios X em torno do paciente, é feita a aquisição de dados de mais de um corte simultaneamente. O número de cortes possíveis depende da quantidade de fileiras de detectores disponíveis no aparelho e de sua associação.

O primeiro aparelho foi lançado no início da década de 1990 e possibilitava a aquisição da imagem de dois cortes simultâneos por volta completa do tubo de raios X em torno do paciente. A Figura 2.13 apresenta um esquema de aquisição

41

Tomografia computadorizada: tecnologias e aplicações

com um conjunto tubo-arco detector de corte único e com um conjunto tubo-arco detector multicorte. A tecnologia do arco-detector com somente uma fileira de detectores é denominada SDCT e faz a aquisição de dados de apenas um corte por volta completa do tubo de raios X em torno do paciente. A tecnologia do arco detector com mais de uma fileira de detectores é denominada MDCT e faz a aquisição de dados de mais de um corte simultaneamente por volta completa do tubo de raios X em torno do paciente. No exemplo da figura a seguir o sistema multidetector permite a aquisição de quatro cortes por volta completa do tubo de raios X em torno do paciente.

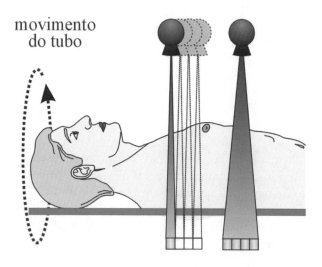

FIGURA 2.13 – Sistema de aquisição de dados de corte único e multicorte

Dado o menor número de paradas que a mesa deverá fazer para concluir a varredura completa de um órgão, o processo de aquisição é muito mais rápido quando se utiliza a tecnologia MDCT. Os primeiros aparelhos helicoidais concorriam com os aparelhos MDCT, visto que a tecnologia empregada nos aparelhos MDCT era a mesma utilizada nos aparelhos convencionais de TC. Já os aparelhos helicoidais demandaram uma série de adaptações e o desenvolvimento de algoritmos especiais capazes de gerar imagens de corte anatômico com base em uma aquisição volumétrica. Atualmente, os aparelhos disponíveis no mercado utilizam as duas tecnologias simultaneamente; são aparelhos de TC

Capítulo 2 – A tomografia e sua evolução

helicoidais multicorte e, por isso, muito rápidos no processo de aquisição dos dados para a geração da imagem.

Subsistemas dos aparelhos de TC

Um aparelho de TC pode ser subdividido em quatro subsistemas principais: o eletroeletrônico, o mecânico, o gerador de raios X e o de informática. O subsistema eletroeletrônico é composto pelo bloco de alimentação do aparelho e dispositivos de controle de movimentações, como os motores da mesa, do gantry, do arco detector, e os detectores, as fontes de alimentação etc. O subsistema mecânico é formado pela estrutura externa do aparelho, os dispositivos pneumáticos, as engrenagens de movimentações, os dispositivos de troca de calor etc. O subsistema gerador de raios X é responsável pela geração do feixe em leque, com tubo de raios X específico de alta potência, com sistema de refrigeração específico e o subsistema de informática responsável pelo controle automático do processo, a aquisição dos dados, a geração e armazenamento e impressão das imagens. Esses subsistemas estão distribuídos nas diversas partes que compõem o aparelho e são instalados em três módulos separados, a saber: o gantry, a mesa de acomodação do paciente e o painel de comando.

O gantry

O gantry é o maior componente da instalação de um aparelho de TC. É um dispositivo em formato de uma enorme rosca, em cujo interior encontram-se instalados o tubo gerador do feixe de raios X, os detectores, colimadores de feixe, conversor analógico digital, fontes e componentes mecânicos necessários para as movimentações de varredura que possibilitam a aquisição de dados, além de parte do sistema eletrônico utilizado no controle desses elementos. Nesse módulo está o sistema de aquisição de dados e de transmissão para o computador, além de um sistema de recepção que definirá os parâmetros de controle para a varredura.

O gantry tem uma abertura circular com um diâmetro que varia de 60 cm a 70 cm na qual o paciente, após estar devidamente acomodado na mesa, é introduzido e posicionado em relação à linha de passagem do feixe de raios X emitido pelo tubo, com o auxílio de lâmpadas de posicionamento. Após o

Tomografia computadorizada: tecnologias e aplicações

posicionamento do paciente e o início do processo de aquisição de dados, o tubo realiza uma série de movimentações predeterminadas que dependerá do modelo do equipamento e da programação previamente estabelecida. Dentro do gantry se encontram também o sistema de refrigeração do tubo de raios X e os motores para a angulação do conjunto.

A Figura 2.14 apresenta o posicionamento de uma paciente em um gantry típico, com inclinação. Normalmente o gantry que possibilita inclinação permite uma variação entre +30° e -30° em relação ao eixo vertical. Na parte frontal do gantry costuma ter um painel de comandos manuais que possibilita alguns controles, como a movimentação da mesa, a angulação do gantry, a ativação dos eixos de centralização, o deslocamento da mesa para o interior do gantry, a regulagem da altura da mesa, a escolha do nível de início do estudo e o botão para desconexão de emergência.

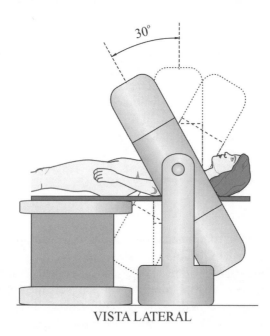

FIGURA 2.14 – Detalhe da inclinação do gantry

Além dos botões de comando, há os marcadores digitais capazes de informar a angulação do gantry em graus e, desde o ponto zero, a posição em que se encontra a mesa com o paciente, medida em milímetros. O posicionamento

Capítulo 2 – A tomografia e sua evolução

do paciente em relação ao gantry é realizado com o auxílio de eixos luminosos, vertical e horizontal, com os quais se pode situar o paciente de acordo com a exploração desejada. Existe um sistema de megafonia que permite ao operador da aquisição de imagens instruir o paciente durante o exame e ou comunicar-se com ele, se necessário.

A mesa

A mesa do aparelho de TC forma um conjunto único com o gantry, estando ambos na sala de exames, e é onde o paciente deve ser posicionado para que se faça a aquisição dos dados geradores das imagens. Ela é regulável em altura e profundidade em relação ao gantry para facilitar a colocação e a centralização do paciente no gantry. A coordenação entre os movimentos da mesa e o gantry deve ser perfeita, uma vez que cada aquisição de dados para gerar a imagem de um corte é feita após um pequeno deslocamento da mesa. O sentido de deslocamento da mesa será prefixado de acordo com a programação dos planos de corte definidos para o estudo desejado.

A mesa permite utilizar acessórios para melhor acomodação do paciente de acordo com a região em estudo, de maneira que fique o mais estática e confortável possível durante a aquisição dos dados para a geração da imagem. A mesa deve ser fabricada com material resistente para suportar o peso do paciente e rígido o suficiente para não flexionar à medida que se desloca para dentro da abertura do gantry. O material de confecção da mesa deve apresentar pouca atenuação do feixe de raios X para não interferir na reconstrução da imagem nem causar o aparecimento de artefatos. As mesas dos aparelhos de TC apresentam um limite de carga, o qual deve ser respeitado. Em aparelhos mais modernos, o limite de carga da mesa está na faixa de 200 kg, mas existem aparelhos com limites de carga maiores ou ligeiramente menores. Por isso, pessoas com massa corporal maior que o limite de carga estabelecido pelo fabricante ficam impossibilitadas de se submeter a esse tipo de exame. O comprimento máximo de varredura de um aparelho de TC está entre 140 cm e 170 cm, mas o limite máximo de varredura também depende do tempo de funcionamento contínuo do tubo de raios X, que nem sempre possibilita a varredura de toda a extensão possível da mesa. Por esse motivo, o paciente deve ser posicionado na mesa de acordo com a região que se deseja fazer a varredura. Para as regiões superiores do corpo, o paciente deve ser posicionado com a cabeça voltada para o gantry, e, para os membros inferiores, faz-se o processo inverso de acomodação.

Tomografia computadorizada: tecnologias e aplicações

TABELA 2.1 – Características das mesas dos aparelhos de TC

Mesa	Material	Comprimento (cm)	Largura (cm)	Deslocamento horizontal (cm)	Altura mínima (cm)		Altura máxima (cm)	Carga máxima (kg)
					Fora do gantry	Dentro do gantry		
I	fibra de carbono	239	62	170	51	88	107	180
II	fibra de carbono	243	67,5	200	48	86	100,8	200
III	madeira laminada	243	40	200	48	86	102	200
IV	fibra de carbono	200	47	182	30	73	87	205

Fonte: elaborada pelo autor.

A Tabela 2.1 apresenta algumas características de mesas para acomodação de paciente pertencentes a quatro aparelhos distintos. O material de fabricação das mesas é basicamente fibra de carbono; em poucos casos utiliza-se a madeira laminada para o acabamento, juntamente com a fibra de carbono. Outras características apresentadas são as dimensões das mesas e o deslocamento horizontal máximo da mesa, que é ligeiramente superior ao comprimento máximo de varredura.

Para o deslocamento vertical, os limites são dados pela altura mínima em que a mesa pode ficar antes de ser deslocada para dentro do gantry, a altura mínima que permite sua introdução na abertura do gantry e a sua altura máxima. A carga máxima indica o peso-limite do paciente que pode ser submetido à varredura por TC.

O gerador de raios X

Como qualquer outro aparelho de raios X, os aparelhos de TC contam com um tubo de Coolidge para a geração do feixe de raios X. O tubo utilizado em aparelhos de TC tem princípio de funcionamento similar aos utilizados nos aparelhos convencionais de raios X. No entanto, deve-se observar que, diferentemente dos demais aparelhos de raios X nos quais o tubo permanece estático durante a geração do feixe, nos aparelhos de TC o tubo está em movimento

Capítulo 2 – A tomografia e sua evolução

circular no interior do gantry durante seu funcionamento. Além disso, seu tempo de funcionamento contínuo é muito maior, e, por essa razão, necessitam de um encapsulamento mais resistente que promove uma maior filtração inerente do feixe gerado.

Os tubos de raios X dos aparelhos de TC trabalham alimentados com valores de alta-tensão (kV) em corrente contínua e corrente catodo-anodo (mA) semelhantes aos dos aparelhos de raios X convencionais, e também utilizam alvo de tungstênio. A alimentação da alta-tensão em corrente contínua emprega sistemas retificadores de alta frequência, de maneira a gerar alta-tensão praticamente contínua com fator de *ripple* próximo de zero, garantindo a estabilidade no valor do fluxo de fótons do feixe durante todo o processo de irradiação. A transformação da tensão da rede em alta-tensão tanto pode ocorrer por um sistema estacionário, que necessitará de um anel deslizante para a transferência da alta-tensão para o tubo, quanto por um sistema móvel que ficará posicionado na parte giratória do gantry. Neste segundo caso, o anel deslizante transfere a tensão em um valor mais baixo de até 480 V para ser elevado no gerador de alta-tensão giratório.

Por trabalharem continuamente durante um tempo muito maior, os tubos de raios X dos aparelhos de TC geram e acumulam muito mais calor, necessitando de um sistema de refrigeração bem desenvolvido que utiliza líquido refrigerante com circulação forçada, além de um sistema de radiador para a transferência do calor retirado pelo líquido refrigerante do tubo para o meio externo. Os tubos de raios X para TC apresentam anodos giratórios com rotações acima de 10.000 rpm para auxiliar na dissipação de calor. A área do foco físico sobre a pista-alvo do anodo varia entre 0,5 mm × 0,7 mm e 1,7 mm × 1,6 mm para a maioria dos tubos. O feixe gerado é policromático (com fótons de energia variável), sendo que os fótons são gerados em sua maioria por *bremsstrahlung*, em uma faixa de energia que varia de 30 keV a 140 keV. A Figura 2.15 apresenta a estrutura de um gerador de raios X típico, utilizado em aparelhos de TC.

Dado o aumento da velocidade de circulação do tubo no interior do gantry, visando diminuir o tempo de aquisição de dados, houve a necessidade de se aumentar a intensidade do feixe de raios X, tendo como consequência um aumento na potência dos tubos. Esse aumento de potência implica uma geração de maior número de fótons X por unidade de tempo, ou seja, um aumento no fluxo de fótons, e, para que isso ocorresse, foi preciso aumentar a quantidade de elétrons que atinge o anodo giratório em um mesmo período. O aumento da potência implica, enfim, maior geração de calor no prato do anodo, tornando-se necessário um sistema de troca de calor mais eficiente para refrigerar o tubo. O sistema de refrigeração é realizado pela circulação

Tomografia computadorizada: tecnologias e aplicações

forçada de líquido refrigerante ao redor da cápsula do tubo, que, ao passar por um radiador, transfere o calor retirado do tubo para o ambiente externo. Os tubos atuais apresentam uma capacidade de acúmulo de calor acima de 4,3 MJ (6 MHU), com uma taxa de dissipação de calor superior a 8 kW (700 kHU/min).

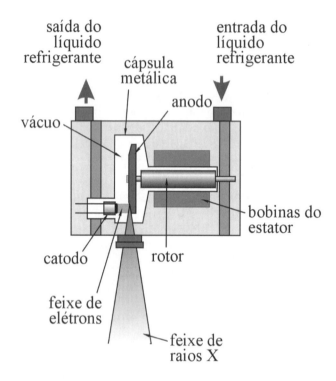

FIGURA 2.15 – Sistema gerador de feixe de raios X – tubo convencional

O aumento da velocidade do tubo e do arco de detectores no interior do gantry promove um aumento na força centrífuga sobre o tubo e o arco, que termina por implicar maior desenvolvimento tecnológico do sistema mecânico desses dispositivos. Todos esses fatores da evolução dos tubos de raios X implicam investir em desenvolvimento tecnológico e terminam por onerar consideravelmente o custo desses tubos muito especializados.

Alguns tubos de raios X mais recentes utilizam um feixe de elétrons com direção de propagação controlada por um campo magnético produzido por

Capítulo 2 – A tomografia e sua evolução

bobinas, conforme apresentado na Figura 2.16. Nesses tubos o feixe de elétrons que sai do catodo não se encontra alinhado com o alvo no prato do anodo e, por isso, para atingi-lo, necessita ser redirecionado. Quando isso ocorre, ele sofre um desvio com ângulo determinado que possibilita atingir a região desejada do anodo giratório. A razão dessa nova arquitetura do tubo se deve à necessidade de posicionamento do catodo na região central de uma parede da cápsula de vácuo para que o feixe saia sempre do mesmo lugar e da fixação do prato do anodo na parede oposta. Assim, para que o anodo gire é necessário que toda a cápsula de vácuo gire. Dessa forma, o calor gerado no prato do anodo é transferido ao líquido refrigerante por condução pela parede metálica da cápsula de vácuo. Esse modo de transferir o calor, por condução, aumenta a eficiência do sistema de refrigeração do tubo de raios X, pois o líquido refrigerante em circulação pela parte externa do tubo rotativo transfere mais rapidamente uma maior quantidade de calor para o meio externo ao aparelho.

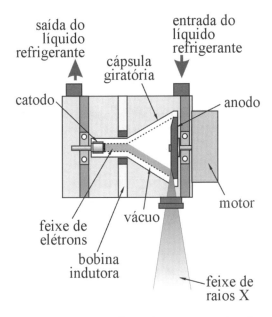

FIGURA 2.16 – Sistema gerador de feixe de raios X – tubo de cápsula giratória

A título de exemplo da energia acumulada no prato do anodo de um tubo de raios X, uma aquisição de quarenta imagens de cortes axiais do tórax em um tubo de raios X alimentado com 120 kV e 300 mA, com um tempo de aquisição

Tomografia computadorizada: tecnologias e aplicações

de 1 s por corte, consumirá uma energia de 1,44 MJ, que será praticamente toda convertida em calor no prato do anodo de tungstênio.

Por causa da característica de propagação difusa do feixe de raios X e da necessidade de utilizar um feixe de espessura muito delgada é que existem dois sistemas de colimação do feixe. O pré-colimador define a espessura do feixe emitido pelo tubo de raios X, e o feixe é filtrado para retirar a maioria dos fótons de baixa energia que não são desejados por não contribuírem significativamente para a geração da imagem e por aumentarem a dose de radiação recebida pelo paciente. O pós-colimador cumpre a função de restringir a radiação que atinge o arco detector. Permite que a parcela do feixe primário que ultrapassa o paciente atinja o arco detector, evitando que a maior parte da radiação secundária espalhada atinja os detectores e gere ruídos que prejudicam a qualidade da imagem. A Figura 2.17 apresenta o posicionamento dos colimadores responsáveis pelo controle da parcela do feixe que atinge o arco detector.

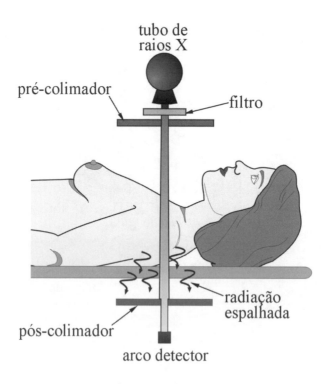

FIGURA 2.17 – Filtração e colimação do feixe de raios X

Capítulo 2 – A tomografia e sua evolução

O tamanho da abertura do gantry influencia significativamente as características do tubo de raios X. Conforme pode ser observado na Figura 2.18, quanto maior a abertura do gantry, maior a distância entre o foco do feixe de raios X e o arco de detectores (dfa). Como a quantidade de radiação que deve chegar aos detectores, para ser convertida em informação, deve ser a mesma, independentemente da distância entre o foco do feixe e o arco de detectores, e como a densidade de fótons do feixe diminui com a distância do foco de forma quadrática, os feixes para gantries com maiores aberturas devem ter uma intensidade inicial maior. Portanto, gantry com maiores aberturas requerem a geração de feixes de raios X mais intensos.

Um feixe que apresente maior intensidade implica um tubo gerador de raios X que demanda maior potência elétrica da rede de alimentação. Consequentemente, esse tubo gera uma maior quantidade de calor no prato do anodo durante o processo de geração do feixe de raios X. Essa maior quantidade de calor implicará a utilização de um sistema de refrigeração mais eficiente para que o processo ocorra sem superaquecimento. Esses fatores promovem um aumento dos custos dos gantries com aberturas maiores. A vantagem desse tipo de gantry está no fato de comportar pessoas com maior massa corporal que não podem ser diagnosticadas em aparelhos com aberturas menores. Outro fator importante é que, se o feixe de raios X inicial é mais intenso, depositará maior quantidade de energia no paciente. Portanto, pacientes com massa corporal menor receberão doses de radiação mais altas nos aparelhos que têm gantries com abertura maior.

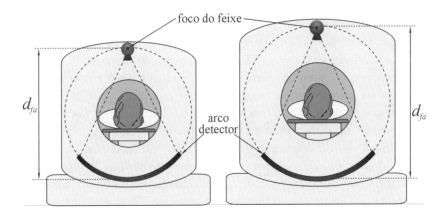

FIGURA 2.18 – Variação da abertura do gantry

Tomografia computadorizada: tecnologias e aplicações

TABELA 2.2 – Características de tubos de raios X

Tubo	Tempo de rotação (s)	Potência (kW)	Capacidade térmica (MHU)	Abertura do gantry (cm)
I	1,5	24	2	65
II	1	30	3,5	67
III	0,8	40	3	70
IV	0,75	48	3,5	70
V	0,7	53	6,3	70
VI	0,42	60	6,5	72

Fonte: elaborada pelo autor.

Como a faixa de alta-tensão de trabalho dos tubos de raios X está entre 80 kV e 140 kV e por esse parâmetro é realizado o controle da característica de penetração do feixe, o aumento da intensidade do feixe do tubo de raios X, e, consequentemente, da potência demandada pelo tubo, estará diretamente associado a um aumento do valor da corrente catodo-anodo (mA). Outro fator que promove o aumento da potência do tubo é o aumento da velocidade de rotação em torno do paciente. Do mesmo modo, como a quantidade de fótons X que atingirá os detectores deve permanecer, um aumento da velocidade de rotação do tubo em torno do paciente implicará um aumento na intensidade do feixe. No entanto, neste caso, não ocorre aumento da dose no paciente.

Na Tabela 2.2 são apresentados parâmetros de alguns tubos de raios X associados às características dos aparelhos de TC que os utiliza e que acabam por definir sua condição de trabalho. O tempo de rotação corresponde ao período necessário para que o tubo de raios X complete uma volta em torno do paciente na condição de maior velocidade de funcionamento que o aparelho possibilita. A potência corresponde à potência elétrica demandada para a condição de maior kV e maior mA de alimentação do tubo. A capacidade térmica corresponde à quantidade máxima de calor que o prato do anodo pode acumular sem apresentar danos. A esse parâmetro está associado o tempo máximo de funcionamento ininterrupto do tubo. Esse tempo de funcionamento não deve permitir um acúmulo de calor maior que o valor máximo definido. Portanto, quanto maiores os valores de kV e de mA, menores os períodos de funcionamento contínuo do tubo. A abertura do gantry não é um parâmetro do tubo de raios X, mas influencia as características técnicas do tubo, pois a abertura do gantry determina a distância entre o foco do feixe de raios X e o arco de detectores.

Capítulo 2 – A tomografia e sua evolução

Os detectores

Os detectores de radiação são responsáveis pela captação da radiação que ultrapassa o objeto, transformando essa informação em um sinal elétrico que, após digitalizado, pode ser reconhecido pelo computador. Uma vez definido o valor da alta-tensão (kV) aplicada ao tubo de raios X e da corrente catodo-anodo (mA), a intensidade do feixe (I) que sai do tubo de raios X em direção ao objeto está determinada. Os detectores permitem determinar a quantidade de radiação que conseguiu atravessar o objeto sem interagir e, desta forma, o computador obtém a parcela do feixe absorvida no trajeto por ele percorrido. A quantidade de detectores existentes varia de acordo com a arquitetura do aparelho, o fabricante e o modelo do equipamento de TC. Cada célula detectora colocada em um arco é denominada canal detector, e os arcos detectores utilizados nos aparelhos atuais têm de 600 a 900 canais. O número de detectores existentes em um aparelho influencia diretamente a qualidade da imagem gerada.

Os detectores utilizados nos aparelhos de TC devem apresentar uma alta eficiência na transformação do sinal de radiação em sinal elétrico para permitir a diminuição da dose no paciente. Deve permanecer estável durante a vida útil do equipamento e ser pouco sensível à variação de temperatura que naturalmente ocorre no interior do gantry. Três fatores são preponderantes na eficiência do detector: sua eficiência geométrica, sua eficiência quântica e sua eficiência de conversão do sinal.

A eficiência geométrica está associada à área do detector sensível à radiação em relação à área total do detector que fica exposta ao feixe. Os espaçamentos entre as células detectoras utilizados para reduzir o ruído originado de radiação secundária, ou regiões do detector não sensíveis, promovem a degradação desse fator. A eficiência quântica refere-se à parcela do feixe de raios X incidente sobre o detector que é absorvida por ele e que contribui para a medição do sinal. A eficiência de conversão está associada à capacidade de converter o sinal de radiação absorvida em um sinal elétrico. A eficiência total do detector é a resultante do produto dessas três eficiências e encontra-se em uma faixa de 0,45 a 0,85. Essa faixa de eficiência menor que um implica aumento na intensidade do feixe incidente que resulta em uma maior dose no paciente.

Os aparelhos de TC podem utilizar dois tipos de detectores de radiação: os detectores de câmara de ionização e os detectores de estado sólido. Os detectores de câmara de ionização utilizam gás inerte pressurizado, como o xenônio. Neste caso, a radiação que atinge o gás gera sua ionização, e esta proporciona o aparecimento de um pulso de corrente. O valor do pulso de corrente gerado é proporcional à quantidade de átomos ionizados. Assim, quanto maior o

Tomografia computadorizada: tecnologias e aplicações

número de fótons que atinge a câmara de ionização, maior o número de íons gerados, maior o valor da corrente elétrica circulante e vice-versa. A alta pressão colocada nas câmaras de ionização, cerca de 25 atm, tem por objetivo elevar o número de átomos contidos no pequeno volume do detector, aumentando, assim, a probabilidade de interação dos fótons X com os átomos do gás. No entanto, a eficiência de detecção das câmaras, dada pela relação entre os fótons capturados em relação aos fótons incidentes, é de apenas 45%. Apesar da baixa eficiência, os detectores do tipo câmaras de ionização são mais baratos e apresentam boa estabilidade.

Construídos em um conjunto cintilador-detector, os detectores de estado sólido são fabricados com materiais semicondutores dopados, conforme apresentado na Figura 2.19. Esses detectores semicondutores, fotodiodos, são capazes de permitir a circulação de corrente elétrica quando estimulados por fótons luminosos. A intensidade da corrente circulante é proporcional ao número de fótons que os atinge. Esse sinal elétrico é enviado ao computador e utilizado como fonte de dados para a obtenção da imagem final. Para a transformação dos fótons X em fótons luminosos são utilizados conversores, os cintiladores. A eficiência de um detector semicondutor pode chegar a 99%, mas as condições relativas ao tamanho e à proximidade dos detectores no arco dos aparelhos de TC fazem com que a eficiência desse tipo de detector esteja na mesma faixa daqueles detectores por câmara de ionização. Com novas tecnologias de compactação dos detectores de estado sólido, espera-se uma melhoria considerável na eficiência dos arcos detectores.

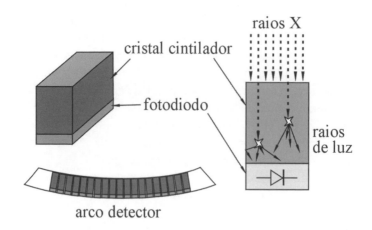

FIGURA 2.19 – Detector de estado sólido

Os cintiladores utilizados em TC são feitos de ligas cerâmicas compostas de enxofre, oxigênio, gadolínio e ítrio (Gd_2O_2S, Y_2O_3 e Gd_2O_3), dopadas com praseodímio, európio, ou cério e utilizados para a conversão dos raios X em fótons luminosos. Os cintiladores cumprem uma função semelhante à das telas intensificadoras utilizadas nos aparelhos convencionais de raios X. Diferentemente das telas intensificadoras, os cintiladores necessitam de um tempo muito pequeno para a conversão de fótons X em fótons luminosos, uma vez que, durante uma volta completa do arco detector, centenas de informações são enviadas ao computador pelos canais detectores.

O sistema computacional

O sistema computacional é responsável pela geração das imagens tomográficas com base no processamento dos sinais enviados pelos detectores de radiação. Para isso conta com software específico com algoritmos especiais capazes de obter a imagem digitalizada apresentada no vídeo por meio dos sinais enviados pelos detectores. Essa imagem é armazenada no computador, o que possibilita sua manipulação de acordo com a necessidade do operador.

O computador é também responsável por toda a programação do equipamento que permite inclusive testes de calibração para o eficiente funcionamento do sistema. A programação permite definir os parâmetros de alimentação do tubo, posições de planos de corte, distância entre eixos de cortes etc., ou seja, é por meio do computador que se faz todo o controle do sistema, da geração de imagens e da programação dos exames. A quantidade de dados a ser trabalhada para obter as imagens é muito grande e, por isso, o sistema computacional deve ter alta velocidade de processamento. E, como as imagens médicas se apresentam em grandes pacotes, o sistema deve contar com elevada capacidade de memória para processamento e armazenagem.

O painel de controle

O painel de controle viabiliza o comando do aparelho de TC, que é feito no console de seu computador, com o auxílio de um teclado pelo qual se faz a introdução de dados, e um monitor que permite visualizar a programação da aquisição de dados que será feita e também as imagens obtidas. Conta ainda com um mouse que facilita o trabalho com as imagens. De acordo com o

Tomografia computadorizada: tecnologias e aplicações

modelo do aparelho, esse console apresenta funções mais ou menos sofisticadas. Alguns aparelhos têm estações de trabalho independentes para visualização das imagens e um terminal de vídeo para programação do exame, outros utilizam um vídeo único de alta definição. O vídeo de alta definição é necessário, dadas as características das imagens médicas geradas com um nível de detalhamento muito alto.

A imagem física

O sistema para geração de imagem física é um acessório dos aparelhos de TC de fundamental importância, pois possibilita a documentação física do exame e muitas vezes essa é a imagem utilizada para elaborar o laudo diagnóstico. Após a seleção das imagens a serem registradas em suporte físico, essas imagens são organizadas de acordo com uma disposição predefinida para preencher um filme. Existem basicamente dois sistemas de geração de imagens físicas, o convencional e a impressão a laser. No sistema convencional as imagens selecionadas são registradas em um filme radiográfico próprio que, após sensibilizado, deve ser colocado em uma processadora para que seja revelado de maneira semelhante aos sistemas convencionais de diagnósticos por raios X. Esses filmes utilizados para este fim requerem o mesmo cuidado dos demais filmes radiográficos, exigindo câmara escura para não serem indevidamente velados.

No sistema de impressão a laser, as imagens selecionadas e organizadas no terminal de vídeo podem ser enviadas diretamente para a impressora, que as imprimirá sobre o suporte físico desejado (filme ou papel). Esse sistema é mais rápido e menos trabalhoso, mas seu custo é superior ao do sistema convencional.

A tendência, para o futuro próximo, é eliminar as imagens físicas a fim de reduzir custos e a quantidade de resíduos gerada. Assim, as imagens obtidas podem ser armazenadas em suportes magnéticos, como disquetes ou CDs, para acompanhar o laudo clínico. No entanto, esse tipo de tendência está longe de se concretizar como padrão, considerando as dificuldades de acesso a essas imagens em formato digital fora dos centros de imagem diagnóstica. A Figura 2.20 apresenta um diagrama de blocos com os principais sistemas de um aparelho de TC e sua distribuição nos ambientes de instalação.

Capítulo 2 – A tomografia e sua evolução

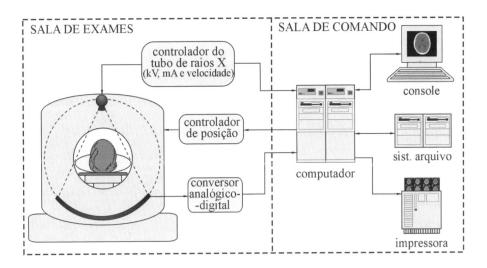

FIGURA 2.20 – Diagrama em blocos de um aparelho de TC

A Tabela 2.3 apresenta a evolução de alguns parâmetros dos aparelhos de TC desde o início de sua comercialização no começo da década de 1970. O tempo para a aquisição de um corte axial começou com 300 s nos aparelhos de primeira geração e caiu drasticamente com o deslocamento contínuo do tubo ao redor do paciente na década de 1980. O aumento da velocidade de deslocamento do tubo de raios X em torno do paciente permitiu a diminuição do tempo de aquisição por corte nas décadas seguintes, chegando a valores menores que 0,5 s nos aparelhos atuais.

A evolução da capacidade de dados adquiridos por corte nos aparelhos anteriores aos de terceira geração e por volta completa do tubo de raios X em torno do paciente com o auxílio de aparelhos de terceira geração cresce rapidamente, primeiro por causa da diminuição do tamanho do voxel e depois por causa do aumento do número de fatias irradiadas nos aparelhos multicorte. A tecnologia que possibilitou a diminuição do tamanho do voxel no processo de aquisição de dados também promoveu o aumento da resolução da imagem com o aumento do número de pixels da matriz de imagem. Os aparelhos atuais geram imagens de alta resolução em matrizes de 1.024 por 1.024 pixels.

Tomografia computadorizada: tecnologias e aplicações

TABELA 2.3 – Evolução dos parâmetros dos aparelhos de TC

Ano	Tempo de aquisição por corte (s)	Dados adquiridos por corte ou 360° (MB)	Matriz de imagem (pixel)	Potência do gerador de raios X (kW)	Espessura do corte (mm)
1972	300	0,058	80 × 0	2	13
1980	5 a 10	1	256 × 256	10	2 a 10
1990	1 a 2	2	512 × 512	40	1 a 10
2000	0,5 a 1	42	512 × 512	60	0,5 a 5

Fonte: elaborada pelo autor.

O aumento da potência do sistema gerador de raios X está diretamente associado à elevação da intensidade do feixe de raios X. A intensidade do feixe aumentou por causa da redução do tempo de aquisição de dados (deslocamento do tubo em torno do paciente) e do aumento da espessura do feixe nos aparelhos multicorte.

A espessura do feixe para um corte diminuiu com o avanço da tecnologia e a possibilidade de aquisições isotrópicas, as quais hoje possibilitam a aquisição de voxels cúbicos com 0,5 mm que permitem que as imagens possam ser geradas sem distorções nas reconstruções multiplanares (cortes sagitais, coronais ou curvos) ou volumétricas.

Aparelhos de quinta geração

Os aparelhos de TC de quinta geração surgiram recentemente e apresentam uma arquitetura muito diferenciada da dos aparelhos construídos anteriormente e que ocupam a quase totalidade do mercado atual de aparelhos de TC. Esse aparelho é também conhecido como tomografia por feixe de elétrons (EBT) em razão do processo utilizado para a geração do feixe de raios X, que está integrado à própria arquitetura do sistema. O princípio de geração da imagem é igual ao dos demais aparelhos de TC. A Figura 2.21 apresenta uma imagem de um aparelho de TC de quinta geração que tem como característica principal a alta velocidade de aquisição da imagem de corte axial.

A grande vantagem apresentada nesse tipo de aparelho está no fato de não utilizar um tubo gerador de raios X tipo Coolidge, que se movimenta ao redor

Capítulo 2 – A tomografia e sua evolução

do objeto para a obtenção dos dados que permitirão a geração da imagem digital. Todo o processo de geração do feixe de raios X é estacionário e está incorporado à arquitetura do aparelho. O fato de contar com um sistema de geração do feixe de raios X estático facilita, sobremaneira, o processo de refrigeração do alvo e aumenta em muito a velocidade de aquisição das imagens dos cortes axiais.

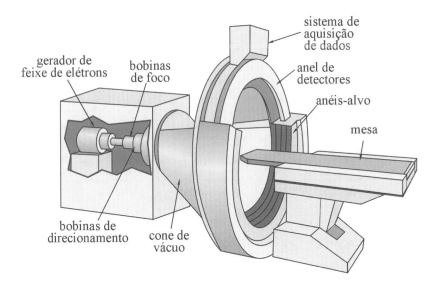

FIGURA 2.21 – Esquema de aparelho de TC de quinta geração

A geração do feixe de raios X é feita do mesmo modo que nos tubos de Coolidge utilizados nos aparelhos de gerações anteriores. Um feixe de elétrons acelerado colide em um alvo de tungstênio, gerando calor e fótons X. Nesse caso, existe um sistema para disponibilizar os elétrons que são acelerados em direção ao alvo. Como a fonte que disponibiliza o feixe de elétrons não está alinhada com o alvo, o feixe de elétrons é direcionado por meio de um campo magnético para desviá-lo, fazendo com que atinja regiões diferentes dos anéis-alvo, por meio das bobinas de direcionamento. As bobinas de foco são posicionadas entre o sistema gerador de elétrons e as bobinas de direcionamento, e geram campos magnéticos com o objetivo de manter os elétrons coesos, visto que, dadas as forças coulombianas de repulsão, os elétrons tendem a se dispersar.

Como os anéis-alvo são semicirculares, o foco do feixe de raios X é modificado com o auxílio da bobina de direcionamento do feixe de elétrons, que faz com que o feixe atinja pontos diferentes dos anéis de alvos de tungstênio a cada instante. Essa mudança sucessiva do foco do feixe de raios X possibilita a geração de informações de atenuação do feixe de raios X em diferentes ângulos de incidências. A Figura 2.22 apresenta a trajetória do feixe de elétrons dentro do equipamento de tomografia por feixe de elétrons, na vista lateral, e do feixe de raios X, na vista frontal.

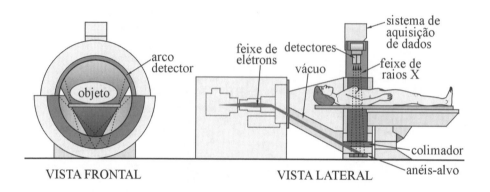

FIGURA 2.22 – Esquema de aparelho de TC de quinta geração em vista frontal e lateral

Para que o feixe de elétrons possa alcançar toda a superfície semicircular dos anéis-alvo de tungstênio, a trajetória do feixe de elétrons deve ser feita no vácuo, impedindo que os elétrons interajam com a matéria antes de atingir o alvo. Por esse motivo, uma câmara em formato de cone mantém uma região de vácuo para a passagem do feixe de elétrons até que atinja os anéis de tungstênio instalados na região inferior do gantry. A geração da imagem é feita do mesmo modo que nos sistemas convencionais de TC para imagens de cortes axiais, com auxílio de um sistema de aquisição de dados que vai enviar os dados de atenuação para serem tratados pelo sistema computacional.

A grande vantagem desse tipo de sistema é a área de alvo (anodo), que é infinitamente superior àquela apresentada pelos anodos giratórios dos tubos de raios X. Essa maior área de anodo facilita muito a dissipação do calor acumulado para a geração do feixe de raios X, além do fato de os anéis-alvo serem estáticos. Como o foco do feixe de raios X é alterado por meio de um controle elétrico, por uma bobina que varia um campo magnético e redireciona o feixe de elétrons, seu reposicionamento ocorre em período muito menor que o tempo

Capítulo 2 – A tomografia e sua evolução

necessário para o deslocamento mecânico do tubo de raios X em torno do paciente utilizado nos sistemas anteriores.

O tempo de aquisição dos dados para a geração das imagens é muito menor que nos sistemas que utilizam tubo de raios X, sendo inferior a 50 ms. Esse tempo tão curto de aquisição de dados para a geração da imagem de um corte anatômico propicia a aquisição de imagens de regiões que apresentam grande movimentação em pequeno intervalo de tempo, tornando esse equipamento ideal para a obtenção de imagens do coração sem a interferência de artefatos de movimento causados pelo batimento cardíaco. O uso de mais de um anel-alvo e de mais de um arco de detectores possibilita a geração de imagem de mais de um corte anatômico do objeto em cada ciclo de circulação do foco do feixe de raios X pela semicircunferência dos anéis-alvo (anodo). O sistema de colimação do feixe possibilita a criação de feixes de raios X em leque muito delgados.

Tomografia de feixe cônico

A tomografia de feixe cônico ou CBCT (*cone beam computed tomography*) é uma tecnologia recente que tem sua aplicação voltada para a produção de imagens tridimensionais e de corte anatômico para a região maxilofacial. Apesar de a TC, que utiliza feixe em leque, permitir a geração de imagens desta região, a CBCT apresenta vantagens em relação à TC quando se considera o custo do exame, o custo do equipamento e as doses de radiação depositadas no paciente.

A geração da imagem na tomografia de feixe cônico utiliza uma placa detectora e um feixe de raios X dispostos em oposição e que giram em torno do paciente, fazendo a aquisição sucessiva de imagens de projeção da região maxilar. O feixe de raios X produzido em um tubo de raios X tem uma propagação divergente desde o foco. Assim, o feixe de raios X utilizado é um feixe cônico, limitado para atingir toda a superfície da placa detectora que fica em oposição ao tubo de raios X, conforme ilustra a Figura 2.23.

Tomografia computadorizada: tecnologias e aplicações

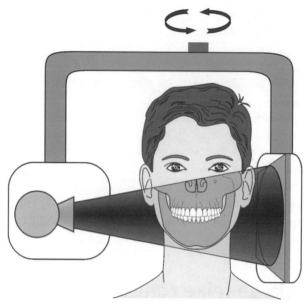

FIGURA 2.23 – Processo de aquisição de imagens de projeção de um equipamento de tomografia de feixe cônico

Ao girar em torno do paciente, todo o volume a ser observado é irradiado. As imagens de projeção são geradas enquanto o tubo e a placa detectora se deslocam em torno do paciente, que deve permanecer estático. Com as imagens de projeção adquiridas torna-se possível reconstruir imagens de corte e imagens da superfície óssea utilizando um software de reconstrução.

A tomografia de feixe cônico é uma boa alternativa para algumas aplicações da TC, e somente se tornou viável a partir do momento que foi possível obter uma placa com detectores de pequenas dimensões, capazes de detectar raios X em pequenos intervalos de tempo, na faixa dos milissegundos, de modo a permitir a aquisição de todas as imagens de projeção do objeto irradiado em um curto período.

Dada a característica das imagens de projeção de apresentarem as estruturas amplificadas em relação ao objeto, o processo de reconstrução da imagem deve utilizar um método matemático que busque a correção dessa amplificação com algoritmos específicos para esse fim. Para a redução da dose no paciente, é possível utilizar um feixe de raios X pulsátil, que só é acionado durante os pontos em que se deve capturar uma imagem de projeção.

O número de imagens de projeção adquiridas pode variar de 100 a 600 aquisições durante a varredura. Quanto mais projeções forem feitas, melhor será

Capítulo 2 – A tomografia e sua evolução

a qualidade da imagem reconstruída. No entanto, o número de projeções deve ser limitado ao mínimo necessário para que se tenha uma imagem de boa qualidade diagnóstica. Para reconstrução de imagens volumétricas torna-se necessário uma maior quantidade de imagens de projeção.

Como as estruturas ósseas apresentam uma absorção muito maior do feixe de raios X que os tecidos moles, a tomografia de feixe cônico tornou-se mais viável para essas estruturas e por isso sua aplicação para o diagnóstico da região mandibular é tão importante. Apesar de gerar mais radiação espalhada, porque irradia todo o volume de uma vez, esse tipo de artefato pode ser minimizado por software. No entanto, suas imagens são mais ruidosas que as geradas em um aparelho de TC.

Nas aplicações odontológicas as principais vantagens da tomografia de feixe cônico estão no custo do equipamento e dos exames, na alta qualidade das imagens de estruturas ósseas da região craniofacial, na rapidez de aquisição das imagens que são feitas em um deslocamento único do tubo de raios X e na menor dose de radiação no paciente.

EXERCÍCIOS PROPOSTOS

1. O que caracteriza um aparelho de tomografia?

2. Defina nível de fulcro para os aparelhos de tomografia convencional.

3. Cite os tipos de deslocamento do feixe de raios X dos aparelhos de tomografia convencional.

4. Utilizando a Figura 2.4, justifique a vantagem da imagem gerada na tomografia espiral em relação à linear.

5. Diferencie os aparelhos de tomografia convencional dos aparelhos de TC.

6. Defina voxel e pixel.

7. Caracterize o aparelho de TC de primeira geração.

8. Caracterize a evolução dos aparelhos de TC de terceira geração em relação aos de segunda.

Tomografia computadorizada: tecnologias e aplicações

9. Qual foi a evolução trazida pelo aparelho de TC de quarta geração?

10. Por que após o aparecimento dos aparelhos de quarta geração a arquitetura de terceira geração voltou a ser utilizada?

11. Diferencie os aparelhos convencionais de TC dos aparelhos de TC helicoidais.

12. Caracterize os aparelhos de TC multicorte.

13. Caracterize o gantry.

14. Caracterize a mesa dos aparelhos de TC.

15. Diferencie os tubos de raios X utilizados nos aparelhos de TC em relação aos utilizados em aparelhos convencionais de raios X.

16. Caracterize os colimadores dos aparelhos de TC.

17. Explique por que o gantry com abertura maior demanda um tubo de raios X de maior potência.

18. Explique por que tubos com tempos de rotação menores demandam maior potência elétrica.

19. Descreva a função dos detectores.

20. Quais são os tipos de detectores utilizados em TC?

21. Diferencie os aparelhos de TC de quinta geração daqueles de geração anterior.

22. Por que os aparelhos de quinta geração são também denominados EBT?

23. As imagens geradas nos aparelhos de quinta geração privilegiam o diagnóstico de qual órgão?

24. Quais são as vantagens apresentadas pela tomografia de feixe cônico?

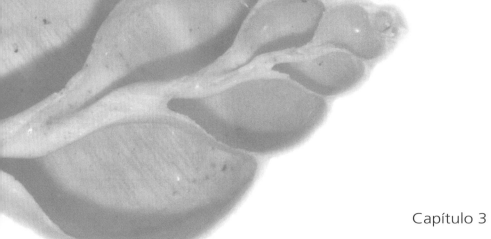

Capítulo 3
PARÂMETROS DE CONTROLE

Assim como nos aparelhos convencionais de raios X, os aparelhos de TC permitem uma série de controles, entre os quais controles de colimação do feixe de radiação, controle de corrente de alimentação do tubo e da alta-tensão de alimentação catodo-anodo; esses parâmetros são controlados por computador. Além desses, outros parâmetros, como o tempo de rotação do tubo, a resolução da imagem, os algoritmos utilizados no processamento dos dados, o tamanho da matriz da imagem e os processos de filtragem, também são utilizados como possibilidades de controles.

A colimação do feixe

A colimação do feixe está diretamente relacionada com a espessura da fatia que será irradiada. Assim, uma colimação de 5 mm implica a irradiação pelo feixe primário de uma fatia de tecido com 5 mm de espessura, uma colimação de 10 mm implica a irradiação de uma fatia de 10 mm espessura, e assim sucessivamente. A escolha da colimação do feixe, também conhecida como espessura do corte, é um dos primeiros parâmetros a serem definidos no processo de programação da varredura que será feita de determinado órgão, e a sensibilidade do exame está associada a essa espessura. A escolha de uma espessura de feixe maior pode fazer com que pequenas alterações no tecido não sejam percebidas na imagem gerada, e espessuras muito pequenas exigem um maior número de imagens para a varredura de um mesmo volume.

Os aparelhos de TC mais modernos permitem uma colimação do feixe de até 0,5 mm, sendo comuns espessuras de 1 mm, 2 mm, 5 mm e 10 mm. Como a escolha de uma espessura de feixe muito pequena resulta em um número maior de cortes, isso implicará um aumento no número de imagens geradas e no tempo de exame. Normalmente, de acordo com a região de exame há espessuras ideais predefinidas que consideram as patologias associadas a essas regiões e passíveis de serem diagnosticadas pelas imagens de TC. Na reconstrução de imagens tridimensionais o uso de pequenas espessuras de feixe é fundamental para que se tenha uma boa qualidade da imagem volumétrica final. É bom lembrar que a imagem gerada do corte anatômico corresponde à atenuação média de cada voxel que compõe a fatia irradiada e que, quanto maior a espessura do feixe, maior o volume desses voxels.

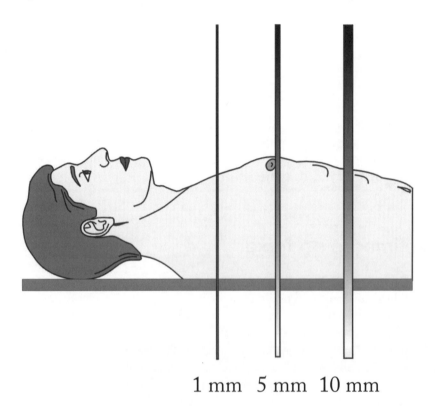

FIGURA 3.1 – Feixes com diferentes colimações

A escolha de uma fatia mais fina, ou mais grossa, dependerá do propósito de se obter uma imagem com maior resolução espacial ou com maior detecção de contraste. Quando houver um contraste grande entre as estruturas a serem

Capítulo 3 – Parâmetros de controle

observadas (alta resolução espacial), como entre tecidos moles e meio de contraste, a opção é por cortes menos espessos. No caso contrário, contraste entre tecidos moles, por exemplo, é mais recomendado o uso de espessuras maiores. A segunda condição pode ser facilmente entendida porque um feixe mais espesso implica um voxel de maior volume. Como a atenuação da radiação pelo voxel é proporcional ao seu volume, os voxels de maior volume absorvem uma quantidade maior de fótons, resultando em maior diferença de atenuação entre os tecidos que apresentam radioabsorção próxima. Havendo maior diferença entre as absorções dos voxels que apresentam coeficientes de atenuação linear próximos, a reconstrução da imagem apresentará menos ruídos. A Figura 3.1 apresenta três espessuras de feixe distintas. Quanto menor a espessura do feixe, maior a acuidade da informação obtida. Dependendo da região que está sendo examinada e do tamanho das estruturas que se deseja ressaltar, é feita a escolha da colimação ideal do feixe.

A utilização de feixes mais colimados, que irradiam fatia mais fina, traz como principais vantagens um aumento na resolução espacial, melhor reconstrução de cortes coronais, sagitais e oblíquos, melhor reconstrução volumétrica e menor influência de artefatos gerados por estruturas muito radioabsorventes. No entanto, a opção da utilização de feixes mais colimados pode aumentar o ruído quântico da imagem, diminuindo a resolução de contraste, e elevar o tempo de varredura e o número de imagens de cortes axiais gerados, o que promoverá um aumento no tempo de reconstrução de outras imagens.

Os eixos de corte e o pitch

Os eixos de corte são as marcações para referência da passagem do raio central do feixe, e as distâncias entre os cortes são definidas por esses eixos que devem ser determinados na programação da varredura. As distâncias dos eixos de corte são definidas em valores discretos de acordo com o objetivo do exame e podem variar de 0,5 mm a 10 mm. Como os cortes de um volume são numerados sequencialmente e a distância do início da varredura a determinado corte está registrada no computador, após a obtenção das imagens de uma sequência de cortes, é possível marcar cortes adicionais dentro do volume que foi irradiado na varredura programada. O uso de cortes adicionais é comum para registrar estruturas importantes que se encontram entre eixos de cortes, principalmente quando a distância entre os eixos de corte selecionada for maior. A Figura 3.2 apresenta um corte axial de crânio com a marcação do eixo do corte 7 na imagem

Tomografia computadorizada: tecnologias e aplicações

lateral de crânio em detalhe na parte inferior direita da imagem, na qual está marcada a posição do corte 1, que é a referência do início da varredura.

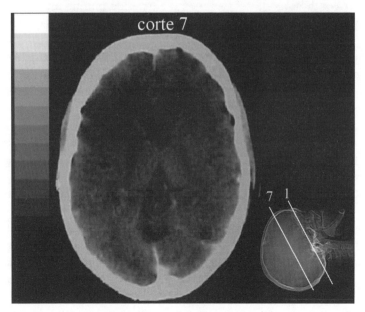

FIGURA 3.2 – Imagem de corte axial de crânio com marcação de localização do corte no topograma lateral em detalhe

A escolha das distâncias entre os eixos de corte e da espessura do feixe está relacionada com um fator denominado pitch, que é definido como a distância entre os eixos de corte de uma sequência dividida pela espessura de colimação do feixe, o que equivale a dizer que é dado pelo deslocamento da mesa no eixo Z a cada volta do tubo de raios X dividido pela colimação do feixe, conforme apresenta a Equação 3.1.

Equação 3.1

$$pitch = \frac{deslocamento\ da\ mesa\ por\ volta\ do\ tubo}{espessura\ do\ feixe}$$

Capítulo 3 – Parâmetros de controle

Normalmente, recomenda-se que uma sequência de cortes apresente um valor de pitch maior que 1. Nesse caso, a distância entre os eixos de corte é maior que a espessura do feixe. Assim, evita-se que parte dos tecidos que se encontram entre os eixos de corte sejam irradiados mais de uma vez e que o paciente receba uma dose maior que a mínima necessária. No entanto, se o valor do pitch for muito maior que 1 significa que as áreas entre os eixos de corte não estão sendo irradiadas e, então, alterações ocorridas nessas áreas não poderão ser apresentadas nas imagens. A Figura 3.3 apresenta a relação entre espessura do feixe e distâncias entre eixos de corte.

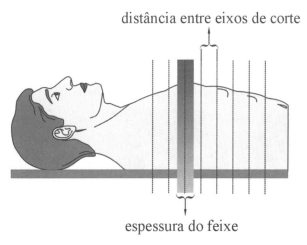

FIGURA 3.3 – Definição de espessura do feixe e distância entre eixos de corte

Para se obter uma imagem tridimensional dos pulmões, por exemplo, a varredura deverá percorrer uma região com 30 cm de comprimento. Para uma espessura de corte de 1,0 mm com pitch igual a 1, para realizar uma varredura completa de todo o volume dos pulmões, seria necessária uma geração de 300 cortes distanciados de 1,0 mm. Para uma velocidade de rotação do tubo de 1 s, o tempo total para a execução dessa varredura seria de 300 s (5 min). A escolha de espessuras de feixe maiores e de valores de pitch maiores possibilita a diminuição do número de cortes e, consequentemente, do tempo de aquisição, mas existe um aumento da radiação secundária gerada, uma vez que o volume do voxel é maior e existe um maior número de interações Compton e, consequentemente, um aumento do ruído resultante dessa radiação na imagem.

Tomografia computadorizada: tecnologias e aplicações

O pitch é um fator cujo valor é obtido pela divisão do deslocamento da mesa no eixo Z por volta completa do tubo de raios X em torno do paciente pela colimação do feixe de raios X. No entanto, para os aparelhos helicoidais multicorte há duas definições adotadas diferentemente pelos fabricantes. A primeira utiliza a mesma definição da Equação 3.1, que é a adotada pela International Commission on Radiological Protection (ICRP). Alguns fabricantes utilizam outra definição para o pitch, a qual, para diferenciar, denomina-se pitch*. Nesta, o pitch* é obtido pela Equação 3.2.

Equação 3.2

$$pitch^* = \frac{deslocamento\ da\ mesa\ por\ volta\ do\ tubo}{espessura\ do\ corte}$$

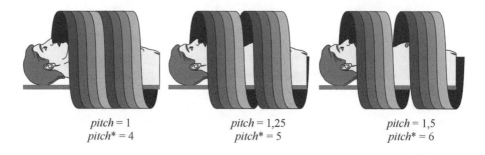

FIGURA 3.4 – Variação de valores de pitch para aquisição helicoidal-multicorte de quatro cortes

A adoção desses dois padrões diferentes pelos fabricantes de aparelhos de tomografia pode trazer alguma complicação. Veja o exemplo de uma aquisição helicoidal multicorte de quatro cortes, com espessura de 2,5 mm, e um deslocamento da mesa de 10 mm por volta completa do tubo de raios X em torno do paciente. Para essa condição, o valor do pitch, de acordo com a Equação 3.1, é igual a 1, e o valor do pitch*, de acordo com a Equação 3.2, é igual a 4. A Figura 3.4 ilustra variações de pitch para condições diferentes de aquisição helicoidal de quatro cortes simultâneos de 2,5 mm para as duas definições de pitch adotadas pelo mercado de TC.

Nos aparelhos helicoidais o aumento do pitch promove uma diminuição na qualidade da imagem gerada. No entanto, para valores entre 1 e 2, a qualidade da

Capítulo 3 – Parâmetros de controle

imagem apresenta pouca degradação. A diminuição da espessura do feixe promove um aumento da dose no paciente decorrente principalmente da radiação espalhada em direção ao paciente no pós-colimador existente junto aos detectores. O pós-colimador gera espalhamento da radiação por interação Compton, e parte dessa radiação retorna para o paciente. Assim, a escolha da espessura do feixe deve levar em conta todas essas características e buscar a melhor condição para cada tipo de varredura.

O fator mAs, a corrente e o tempo

O fator mAs está associado à corrente de catodo-anodo do tubo de raios X e ao tempo de varredura. O tempo de varredura pequeno é desejável para a aquisição de imagens em regiões onde existem movimentos involuntários capazes de gerar artefatos de imagem. Como o tempo de irradiação de uma fatia para a geração da imagem de um corte está definido pela velocidade de rotação do tubo em torno do paciente, que é uma característica do aparelho, com base na definição do tempo de rotação do tubo em torno do paciente, o controle do mAs só poderá ser feito por meio do controle da corrente do tubo de raios X. Correntes maiores implicam maior quantidade de fótons no feixe, ou seja, feixes mais intensos. Assim, valores de mAs maiores implicam um maior número de fótons gerados e, consequentemente, um aumento da radiação secundária e do ruído na imagem gerada. Como o aumento da corrente catodo-anodo implica um maior número de elétrons colidindo com o anodo, existe uma produção maior de calor e, consequentemente, maior necessidade de refrigeração do tubo de raios X. O aumento do mAs promove um aumento no contraste da imagem, mas implica uma dose maior de radiação no paciente e maior carga no tubo de raios X, promovendo, como consequência, maior desgaste do tubo.

O controle do fator mAs é fundamental para que o sinal que atinge o arco detector seja suficiente para ser captado e transformado em informação. Com a diminuição do tempo de rotação do tubo de raios X em torno do paciente, houve necessidade de aumentar o valor máximo da corrente catodo-anodo dos tubos de raios X, o que teve como consequência direta o aumento da potência elétrica consumida por esses tubos. Assim, a corrente máxima de catodo-anodo (mA) dos tubos de raios X utilizados em TC varia de 100 a 500 mA, dependendo do modelo. Portanto, para se fazer a aquisição de um corte utilizando 200 mAs, em um aparelho com tempo de rotação do tubo em torno do paciente de 2 s, a corrente catodo-anodo seria de 100 mA. Já em um aparelho com tempo de rotação do tubo em torno do paciente de 0,5 s, a corrente catodo-anodo seria de 400 mA.

A maioria dos aparelhos de TC mantém o valor da corrente catodo-anodo constante durante toda a varredura de dada região, independentemente da variação de absorção do feixe que possa haver entre as regiões onde ocorre o corte. Isso significa que o valor da corrente deve estar definido para a pior região do volume de varredura, a fatia mais radioabsorvente. Se para essa fatia chega radiação suficiente ao arco detector para fornecer informação, para as demais fatias a quantidade de radiação que chega ao arco detector é maior e, consequentemente, mais do que suficiente para gerar a informação a ser enviada ao computador. No entanto, a radiação maior que a mínima necessária implica uma dose maior que a mínima necessária.

Além disso, durante a irradiação da fatia, o valor do mA é mantido constante durante toda a rotação do tubo de raios X para a aquisição dos dados de um corte, independentemente da variação da espessura do objeto. Veja o exemplo mostrado na Figura 3.5. O tórax, quando o objeto é posicionado no aparelho, apresenta uma largura l muito maior que a altura h, portanto, quando o feixe incide lateralmente, há uma maior absorção pelo objeto, sendo esta a condição para definir a maior intensidade do feixe gerado.

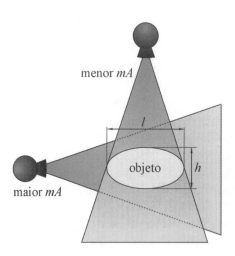

FIGURA 3.5 – Variação da corrente com a espessura do objeto

No entanto, o uso desse mesmo valor de mA quando o feixe está incidindo no eixo vertical onde a espessura do objeto é menor faz com que o sinal que

Capítulo 3 – Parâmetros de controle

chega ao arco detector seja muito maior que o mínimo necessário para gerar a informação. Nesse caso, o paciente recebe uma dose muito superior à mínima necessária. Portanto, um controle automático do valor de mA de acordo com a característica de absorção do trajeto do feixe pode diminuir consideravelmente a dose no paciente, sem perda na qualidade da imagem gerada, além de reduzir o desgaste do tubo de raios X.

Esse controle setorial do valor de mA é um avanço tecnológico muito importante, mas a maioria dos aparelhos não dispõe sequer de modificações no valor do mA entre as regiões de corte, e usa o mesmo valor para todos os cortes de uma mesma região, independentemente da variação da absorção que apresentam em decorrência dos posicionamentos das estruturas internas do objeto. Nesses aparelhos, pacientes adultos que apresentam massa corporal menor, como uma mulher de 50 kg, recebem um feixe com o mesmo valor de mA utilizado para pacientes de massa corporal maior, como um homem de 90 kg. Nesse caso, como o paciente de menor massa corporal absorve uma menor parcela do feixe, poderia ser utilizado um valor de mA mais baixo, e, como isso não ocorre, a dose de radiação que recebe é desnecessariamente maior. Diferentemente do controle de espessura e da distância entre os eixos de corte, o controle do mA não é facilmente acessado nos aparelhos pelo operador da varredura. Normalmente, quando o operador escolhe um protocolo de exame definido pelo fabricante, automaticamente o protocolo define o valor de mA. A utilização de valores de mA mais baixos para pacientes com menor massa corporal somente se torna possível com a criação de novos protocolos de exame e, para isso, o operador do sistema deverá estar a par da forma de criação de novos padrões de exames.

Para diminuir esse efeito, os fabricantes disponibilizam programas diferenciados para crianças e adultos e, em alguns casos, também para adultos obesos, pois essas três categorias de pacientes apresentam níveis de absorção de radiação muito diferentes que dependem da massa corporal e das densidades das estruturas mais radioabsorventes, principalmente dos ossos. A utilização de um sistema de controle automático não apenas por massa corporal, mas por região de corte, por característica de absorção por pessoa e por trajetória de incidência do feixe é uma demanda urgente a que os fabricantes estão buscando atender com os novos aparelhos que estão sendo disponibilizados no mercado.

Resumindo, pode-se dizer que a vantagem no aumento do mA está na diminuição do ruído quântico da imagem e no aumento da resolução de contraste, e sua grande desvantagem está no aumento da dose de radiação absorvida pelo paciente e no aumento do acúmulo de calor no prato do anodo, que provoca maior desgaste do tubo de raios X.

Tomografia computadorizada: tecnologias e aplicações

A alta-tensão

A alta-tensão (kV) de alimentação do tubo de raios X, aplicada entre o catodo e o anodo, é responsável pela aceleração dos elétrons que colidem com o anodo. Assim, quanto maior o valor de kV, mais os elétrons serão acelerados, produzindo fótons X mais energéticos. O feixe resultante será mais penetrante, fazendo com que chegue a um maior número de fótons aos detectores. Maiores valores de altas-tensões promovem um menor ruído na imagem gerada; no entanto, diminuem a resolução do contraste entre estruturas de tecidos moles. A elevação da alta-tensão (kV) promove também um aumento do aquecimento do tubo de raios X e, consequentemente, de seu desgaste e da dose de radiação no paciente.

Para a geração de imagens de regiões que apresentam grande absorção de radiação decorrente da presença de estruturas ósseas densas como o crânio, ombros, coluna lombar, coluna torácica, pelve, ou em pacientes de grande diâmetro, é justificável a utilização de valores mais altos de kV. A escolha de valores mais altos de kV faz com que o feixe fique mais "duro", fazendo com que esse feixe penetre mais facilmente em estruturas anatômicas mais densas. Um bom efeito da escolha de valor alto de kV é a menor parcela de fótons de baixa energia que compõem o feixe. Esses fótons não contribuem para a formação da imagem e são mais facilmente absorvidos pelo paciente, aumentando a dose recebida. Para outras aplicações, como geração de imagens pediátricas ou acompanhamento de bólus de contraste, o uso de valores menores de kV é o mais recomendado.

Assim como o controle da corrente mA, na maioria dos aparelhos, o controle automático do kV não é feito, independentemente da variação das características de absorção individuais, das regiões de corte de uma mesma varredura e dos setores do círculo varrido pelo feixe durante a rotação completa do tubo. Do mesmo modo que o controle da corrente (mA) promove a redução da dose em pacientes, o controle automático do kV promoverá redução considerável da dose e menor desgaste do tubo de raios X sem a perda na qualidade da imagem.

Diferentemente do aparelho de raios X convencional, no qual há grande variação nos valores da alta-tensão de alimentação do tubo de raios X definidos em razão das características do objeto a ser irradiado, em TC os valores de alta-tensão aplicados ao tubo apresentam uma faixa de variação mais restrita. Essa faixa de variação da alta-tensão de alimentação está na região superior da faixa dos aparelhos convencionais de raios X, entre 80 e 140 kV, com variações discretas que podem ser de 10 a 20 kV. Assim como a alteração do valor da corrente mA, a alteração dos valores da alta-tensão de alimentação kV não é tão simples de ser feita quanto a escolha da espessura de corte, por exemplo.

Capítulo 3 – Parâmetros de controle

Em resumo, um aumento do valor da alta-tensão kV traz como vantagens a diminuição do ruído quântico presente na imagem e um aumento na penetração do feixe de raios X, e tem como principais desvantagens o aumento da dose de radiação absorvida pelo paciente e a redução do contraste entre tecidos, principalmente dos tecidos menos radiopacos (tecidos moles).

O tempo de varredura

O tempo de rotação do tubo de raios X é o tempo necessário para que o tubo dê uma volta completa em torno do paciente, percorrendo os 360º. Em aparelhos convencionais de TC, esse tempo pode ser de até 4 s. A vantagem de tempos maiores de rotação do tubo é a diminuição da corrente catodo-anodo mA, pois permite manter o mesmo mAs e a qualidade da imagem, utilizando tubos de raios X que demandam menos potência elétrica. Assim, há uma diminuição no calor acumulado no tubo de raios X, mas o tempo de varredura é maior.

O aumento no tempo de varredura pode promover o aparecimento de artefatos em decorrência da movimentação do paciente. Os aparelhos de TC helicoidal multicorte mais modernos apresentam tempos de rotação menores que 0,5 s. Para tempos de rotação tão pequenos, é necessário um grande desenvolvimento da estrutura mecânica rotatória onde ficam posicionados o tubo de raios X e o arco de detectores. A força de deslocamento produzida nesses dispositivos durante a rotação é superior a 13 G, ou seja, 13 vezes a força gravitacional da Terra. Essa força é maior que a necessária para se colocar um foguete espacial em órbita, cerca de 9 G.

Tempos de varredura pequenos ampliam as aplicações do diagnóstico por TC para as regiões onde os movimentos involuntários não possam ser controlados e provocam degradação ou perda de qualidade da imagem. Assim, varreduras do abdome, resultantes dos movimentos peristálticos; varreduras dos pulmões, resultantes dos movimentos respiratórios; e varreduras do mediastino, resultantes dos movimentos de pulsação, podem ser inviabilizadas, dependendo dos tempos de varredura que o aparelho de TC permita utilizar. Evidentemente, varreduras de extremidades serão também beneficiadas com os tempos de varreduras menores, pois a probabilidade de ocorrer artefatos por movimentos voluntários do paciente diminui consideravelmente.

Há situações em que a opção por tempo de varredura maior pode ser necessária. Os casos de aquisição de maior número de amostras em razão do volume longo, ou para a reconstrução volumétrica de qualidade, são exemplos típicos

Tomografia computadorizada: tecnologias e aplicações

em que o tempo de varredura não pode ser diminuído. O uso consciente da tecnologia pelo operador é fundamental para que se façam escolhas que visem atingir os objetivos da varredura. O primeiro e mais importante são as imagens de boa qualidade diagnóstica, uma vez que o processo radiológico foi justificado pela demanda do exame. Em segundo lugar, a minimização de dose no paciente e, em terceiro lugar, a minimização de desgaste dos recursos, principalmente do tubo de raios X. Portanto, a utilização de técnica que implique menor período de funcionamento contínuo, menores valores de kV e menores valores de mA permite aumentar a vida útil do tubo de raios X.

Algoritmos de reconstrução e filtros

Após a aquisição de enorme quantidade de dados pelos detectores durante os deslocamentos de 360° do tubo de raios X em torno do paciente, essas informações são trabalhadas por algoritmos matemáticos capazes de reconstruir as imagens. É grande a quantidade de algoritmos utilizados para diversos fins, desde os mais básicos empregados na construção da imagem de corte axial, até os mais sofisticados usados na reconstrução volumétrica multiplanar, aquisição volumétrica etc. Algoritmos especiais para a adequação da construção ao feixe divergente de raios X são muito importantes para a reconstrução das imagens. Esses algoritmos de reconstrução serão abordados com mais detalhes nos tópicos sobre a geração da imagem.

Os filtros de imagem são algoritmos especiais utilizados para ressaltar algumas estruturas e facilitar o diagnóstico com o auxílio de imagens destinadas à melhoria da região de maior interesse. Esses algoritmos são otimizados para diferentes partes do corpo e diferentes tipos de tecidos. A qualidade de imagem dos tecidos moles pode ser melhorada se houver um algoritmo adequado que valoriza os dados para esses tecidos, menos radiopacos, ao passo que, para tecidos mais radiopacos, há a necessidade de algoritmos dedicados para valorizar essa informação. O uso de algoritmos específicos permite melhorar a qualidade de detalhes da imagem de acordo com o tipo de tecido, otimizar o tempo de reconstrução e diminuir o tamanho dos arquivos de armazenagem de dados da imagem e o tempo de transmissão para as estações de trabalho. O aumento do número de filtros, no entanto, promove um incremento no tempo total de reconstrução das imagens.

Capítulo 3 – Parâmetros de controle

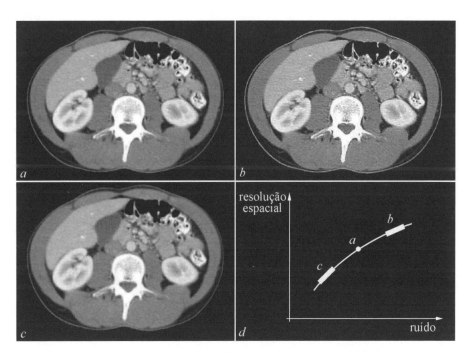

FIGURA 3.6 – Utilização de filtros nas imagens de corte axial. (a) Imagem padrão; (b) filtro para ressaltar bordas; (c) filtro de suavização; e (d) gráfico de relação da imagem com o ruído e a resolução espacial

A Figura 3.6 mostra três imagens de corte axial do abdome, sendo que a (*a*) apresenta um corte padrão, ou *standard*; a (*b*), a utilização de um filtro para ressaltar as bordas, muito útil na observação dos tecidos ósseos; e a (*c*), a aplicação de um filtro de suavização da imagem recomendado para a observação dos tecidos moles. A utilização de um filtro para a observação dos tecidos ósseos, por exemplo, imagem (*b*), melhora consideravelmente a resolução espacial, permitindo visualizar pequenos detalhes, mas aumenta o ruído presente na imagem. A utilização do filtro de suavização melhora consideravelmente a imagem pela diminuição do ruído, mas ao mesmo tempo promove uma perda da resolução espacial que prejudica a observação de pequenos detalhes, sendo bom para a visualização de tecidos moles.

A imagem (*d*) apresenta um gráfico da relação entre a resolução espacial e o ruído da imagem com uma curva sobre a qual se encontram demarcados a posição das imagens apresentadas em (*a*), (*b*) e (*c*), correspondendo à imagem padrão, com filtro para ressaltar bordas (*sharp*) e com filtro de suavização (*smooth*),

Tomografia computadorizada: tecnologias e aplicações

respectivamente. A escolha do melhor filtro para ser aplicado com o algoritmo de reconstrução dependerá do objetivo clínico que demandou a geração da imagem. A aplicação desses filtros pode ser feita antes ou após o processo de aquisição. A definição do filtro antes da aquisição fará com que todas as imagens adquiridas já sejam reconstruídas com a filtragem. A alteração posterior, retirada ou substituição de filtros, deverá ser realizada imagem por imagem, tornando o processo mais lento e mais trabalhoso.

A matriz de imagem

A matriz define o número de pixels que formam a grade sobre a qual será construída a imagem de acordo com a atenuação dos voxels que os pixels; representam. Os aparelhos de TC apresentam matrizes padronizadas em diversos tamanhos: 340×340, 512×512, 768×768 ou 1.024×1.024 pixels; considerando um campo de observação (FOV) constante, um aumento no tamanho da matriz implica um pixel menor e uma imagem mais rica em detalhes.

No entanto, um aumento no tamanho da matriz promove um aumento no número total de pixels e, consequentemente, na quantidade de dados que precisa ser processada. O aumento de uma matriz de 512×512 para 1.024×1.024 provoca um aumento de quatro vezes no número de pixels, de 262.144 para 1.048.576. Quando se considera a quantidade de imagens que precisam ser processadas durante uma varredura, pode-se ter noção da necessidade de melhora no tempo de processamento dos dados e na capacidade de armazenagem, para manter a velocidade da varredura.

A dificuldade está em determinar o tamanho de pixel ideal para a imagem a ser gerada. Se a opção for por um pixel de tamanho grande, pode-se perder em detalhe; se for por um pixel pequeno, aumenta-se muito a quantidade de dados a serem processados e armazenados. Os aparelhos atuais utilizam mais comumente a matriz de 512 pixels × 512 pixels. O cálculo do tamanho do pixel é definido pelo tamanho do FOV e em razão do tamanho da matriz, conforme a Equação 3.3. Uma imagem de 50 cm × 50 cm que utilize uma matriz de 512×512 terá um pixel de 0,98 mm × 0,98 mm. Essa mesma imagem em uma matriz de 1.024×1.024 terá um pixel de 0,49 mm × 0,49 mm.

Capítulo 3 – Parâmetros de controle

Equação 3.3

$$tamanho\ do\ pixel = \frac{FOV\ (mm)}{matriz}$$

Se for utilizado um *zoom* para ampliar uma área da imagem, o tamanho do pixel pode variar de acordo com a Equação 3.4. Para uma ampliação que dobre o tamanho de uma imagem, uma imagem de 50 cm × 50 cm, na realidade, estará apresentando uma estrutura de 25 cm × 25 cm. Nesse caso o tamanho do pixel é dado pelo tamanho da imagem reconstruída dividida pelo tamanho da matriz. Para o exemplo citado, o FOV é de 50 cm × 50 cm, mas o FOV reconstruído é de 25 cm × 25 cm, com um *zoom* igual a 2. Se for utilizada uma matriz de 512 × 512, o pixel representará um tamanho de tecido de 0,49 mm.

Equação 3.4

$$tamanho\ do\ pixel = \frac{FOV\ (mm)}{matriz\ .\ zoom}$$

Para um controle adequado do tamanho da matriz necessário para representar determinada estrutura, alguns padrões já foram estabelecidos, e a matriz da imagem será definida de acordo com esses padrões.

A resolução

A resolução é uma medida da qualidade de produção de uma imagem, podendo ser referida quanto a amostras, pixels, pontos, ou linhas por polegada, ou por centímetro. A resolução espacial da imagem gerada nos aparelhos de TC está associada ao número de pixels necessários para a construção da matriz da imagem para o nível de resolução considerado padrão. O tamanho de tecido que cada pixel representa na imagem vai definir a resolução desta.

Tomografia computadorizada: tecnologias e aplicações

A resolução é classificada como padrão, alta e ultra-alta, e, quanto mais alta a resolução, mais detalhes poderão ser observados na imagem e, consequentemente, cada pixel representa um tamanho menor de tecido. Para uma resolução padrão, cada pixel representa aproximadamente 1 × 1 mm de área de tecido. Essa mesma área será representada por 4 pixels na alta resolução e por 9 pixels na ultra-alta resolução.

Assim, quanto maior a resolução da imagem, maior o número de pixels que vai formá-la, e maior definição a imagem terá. O uso da alta resolução é recomendado para tecidos moles, e a ultra-alta resolução para tecidos que apresentam estruturas muito pequenas. É sempre bom lembrar que, quanto maior a matriz, maior o tempo de processamento da imagem.

A resolução espacial pode ser medida de diversas maneiras, dependendo do meio no qual a imagem será apresentada. A terminologia varia de acordo com o dispositivo que será usado para a apresentação da imagem: PPI (pixels por polegada) é muito utilizado para resolução em vídeos, DPI (pontos por polegada) se refere à resolução de impressão de imagem, SPI (amostras por polegada) se refere ao esquadrinhamento de uma imagem em um *scanner*, e LPI (linhas por polegada) refere-se à resolução de autotipia.

Equação 3.5

$$resolução = \frac{10}{2 \cdot pares\ de\ linhas}$$

Quando a resolução é medida em pares de linhas por centímetro, a resolução espacial dada em milímetros pode ser calculada pela Equação 3.5. Por exemplo, para gerar uma imagem dos pulmões de alta resolução a fim de caracterizar patologias típicas desses órgãos necessita-se de um FOV de 430 mm que possibilite a visualização simultânea dos dois pulmões, e o operador opta por um aumento da imagem de 30% (*zoom* de 1,3). Pela escolha da alta resolução e do filtro de reconstrução apropriado, pode-se optar por uma resolução de 12 pares de linhas por centímetro no plano transverso. Portanto, cada linha equivale a 0,417 mm, que é a resolução. Com esse dado, pode-se definir o pixel como 0,417 mm e, dessa forma, pode ser obtido o tamanho da matriz necessária para representar essa imagem.

Para esse caso, o FOV é de 430 mm, o tamanho do pixel, 0,417 mm, e o *zoom*, 1,3, gerando uma matriz de 793. Portanto, deve-se optar por uma matriz de

Capítulo 3 – Parâmetros de controle

768 × 768, ou de 1.024 × 1.024, que são as matrizes padronizadas mais próximas. A escolha da primeira implica perdas nos detalhes da imagem, uma vez que cada pixel representará uma área maior que a estipulada, e a escolha da segunda gerará uma quantidade muito maior de dados a serem processados e, consequentemente, um maior tempo de processamento, mas apresentará uma melhor resolução. A resolução das imagens geradas em aparelhos de TC está em uma faixa que varia de 10 a 20 pares de linha por centímetro. Essa resolução corresponde a um tamanho mínimo capaz de ser distinto na faixa de 0,5 mm a 0,25 mm, que é uma resolução menor que a apresentada pelos filmes radiográficos.

EXERCÍCIOS PROPOSTOS

1. Qual é a função do colimador do feixe de raios X nos aparelhos de TC?

2. Por que feixes mais espessos podem não visualizar pequenas alterações?

3. Para que servem os eixos de corte?

4. O que é o pitch?

5. Quais são as duas definições de pitch para aparelhos helicoidais multicorte?

6. Uma varredura em aparelho de TC multicorte de 16 cortes simultâneos foi feita com a irradiação de fatias de 2 mm de espessura e deslocamento da mesa de 32 mm por volta completa do tubo em torno do paciente. Calcule o valor do pitch segundo as duas definições existentes.

7. Por que a utilização de um mesmo protocolo para varredura de pulmão em pacientes com massas diferentes promoverá uma dose maior em pessoas com menor massa?

Tomografia computadorizada: tecnologias e aplicações

8. Uma varredura de órgão abdominal foi realizada utilizando alimentação do tubo de 120 kV e 140 mAs. Calcule o valor da corrente do tubo de raios X para os aparelhos A, B e C que apresentam tempos de rotação do tubo de 0,5 s, 0,8 s e 2 s, respectivamente. Qual dos três aparelhos tem o tubo que demanda maior potência elétrica?

9. Qual é a faixa de alta-tensão utilizada nos aparelhos de TC?

10. Por que em exames pediátricos é possível utilizar valores menores de kV?

11. Cite as vantagens da redução do tempo de rotação do tubo e do tempo de varredura.

12. Para que servem os algoritmos?

13. Qual é a vantagem da utilização do filtro de suavização, e quando esse deve ser aplicado?

14. Caracterize as alterações promovidas pela aplicação do filtro para ressaltar bordas.

15. Cite dois exemplos de varredura utilizando uma aquisição de 8 cortes de 1 mm.

16. Quais são os parâmetros utilizados como unidades de resolução de imagem?

17. O que é o FOV e como é utilizado?

18. Qual é a diferença entre a resolução padrão e a alta resolução?

19. Calcule o tamanho do pixel de uma imagem de TC que apresenta uma resolução de 16 pares de linha por centímetro.

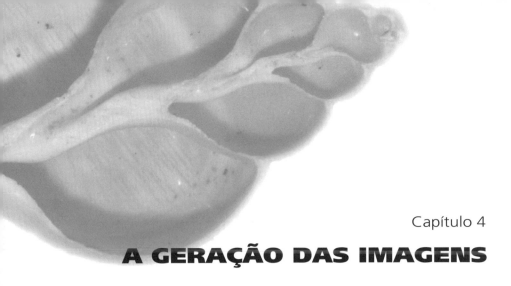

Capítulo 4
A GERAÇÃO DAS IMAGENS

Todos os aparelhos de TC contam com um sistema de geração de dados, um sistema para o processamento desses dados, um sistema de reconstrução da imagem e um sistema de visualização e armazenagem.

A geração dos dados

Um feixe de raios X, ao atravessar um objeto, sofre alteração em sua composição, dada a interação de alguns de seus fótons com a matéria. A parcela de fótons que interage está associada às características da estrutura e à energia do fóton, definida pelo coeficiente de atenuação linear (μ). No caso do feixe de raios X utilizado em TC, esse coeficiente leva em conta as interações por efeito fotoelétrico e Compton. Outro fator que influencia as interações é o comprimento do trajeto que o feixe percorre na matéria objeto (x). Assim, para determinado número de fótons N_0 de entrada, o número de fótons N_t transmitido é obtido pela Equação 4.1.

Equação 4.1

$$N_t = N_0 \cdot e^{-\mu.x}$$

O feixe de raios X, ao atravessar um objeto, sofre alteração de intensidade, dada a absorção de uma parcela de seus fótons. A parcela de fótons absorvida está associada às características da estrutura, definida pelo coeficiente de atenuação

Tomografia computadorizada: tecnologias e aplicações

linear (μ) e ao comprimento do trajeto que o feixe percorreu no objeto. O parâmetro utilizado para observar as alterações de um feixe que interage com um objeto é a intensidade do feixe.

A intensidade do feixe (I) é um parâmetro que relaciona a taxa de fótons do feixe e a energia desses fótons. Esse parâmetro é utilizado para observar as alterações de um feixe quando interage com um objeto. Para um objeto composto de um único material, a intensidade do feixe transmitido é definida pela Equação 4.2.

Equação 4.2

$$I_t = I_0 \cdot e^{-\mu.x}$$

Em que I_t é a intensidade do feixe transmitido, ou atenuado; e I_0 é a intensidade do feixe incidente. Em TC, a medição do feixe de raios X é a fonte que viabiliza a geração dos dados que darão origem à imagem. O feixe gerado é devidamente colimado e direcionado para a região do plano de corte desejado. As estruturas atravessadas por esse feixe absorvem determinada quantidade de fótons primários proporcional a seu coeficiente de atenuação de linear médio. Dada a grande variação das características de absorção dos tecidos, a intensidade do feixe transmitido é definida pela Equação 4.3.

Equação 4.3

$$I_t = I_0 \cdot e^{-\int_0^L \mu.(x).dx}$$

Em que L é o comprimento total do caminho percorrido pelo feixe de raios X e $\mu(x)$ é o coeficiente de atenuação linear, que varia de acordo com o tipo de tecido, e é função da distância x de tecido percorrida pelo feixe que se encontra no paciente.

A Figura 4.1 ilustra as atenuações do feixe, que podem ser calculadas pelas equações 4.2 e 4.3 para as condições de material único e de multimateriais, respectivamente. Na ilustração é possível visualizar os principais parâmetros relacionados nessas equações. A integral do coeficiente de atenuação é obtida pela Equação 4.4.

Equação 4.4

$$\int_0^L \mu(x).dx = -\frac{1}{L} \ln\left(\frac{I_t}{I_0}\right)$$

O feixe transmitido, também conhecido como radiação atenuada, é definido pela intensidade inicial do feixe menos a parcela do feixe que foi absorvida pelo objeto. A atenuação depende das características do tecido, sua espessura, composição etc. A intensidade inicial do feixe (I_0) é determinada pela calibração do sistema (valor de kV e mA). Os valores das atenuações promovidas pelo objeto são obtidos pelas medições da intensidade do feixe transmitido (I_t). Para a reconstrução da imagem são necessárias muitas medições do feixe transmitido, passando por muitos caminhos diferentes.

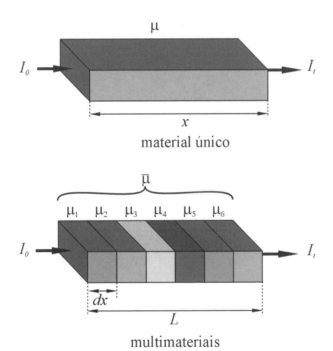

FIGURA 4.1 – Interação do feixe de raios X com material único e com multimateriais

Tomografia computadorizada: tecnologias e aplicações

De acordo com a Equação 4.4, a obtenção da atenuação promovida é proporcional ao $ln(I/I_o)$, uma vez que a parcela referente ao comprimento do caminho percorrido $(1/L)$ é constante. A radiação atenuada atinge os detectores de radiação capazes de reconhecer esse sinal. São vários os tipos de detectores, desde câmaras de ionização com gás pressurizado até detectores sólidos de luz, associados a cintiladores de vários materiais, como os de permanganato de bismuto, iodeto de césio etc.

Qualquer que seja a natureza do detector, sua resposta está diretamente associada à quantidade e à qualidade de fótons X que o atingem. O sinal detectado é transformado eletronicamente, passando por um amplificador. Após sua amplificação, o sinal é digitalizado em padrões conhecidos pelo computador para serem tratados por algoritmos especiais e possibilitarem a reconstrução da imagem. A Figura 4.2 apresenta a aquisição de um sinal que contém a informação da atenuação promovida pelo objeto em determinado instante. Durante a rotação do tubo de raios X em torno do objeto, esse sinal é captado sucessivamente em posições de incidências do feixe predeterminada ao longo da circunferência de trajetória do conjunto tubo-arco detector. Quanto mais vezes o sinal for captado e enviado durante os 360° de rotação do tubo, uma volta completa, melhor o resultado da imagem gerada com essa informação.

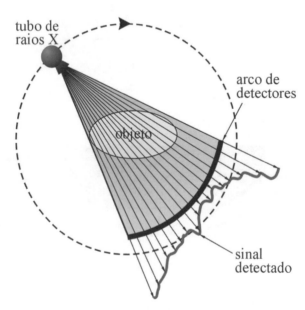

FIGURA 4.2 – Geração de sinal com a atenuação do feixe promovida pelo objeto

Capítulo 4 – A geração das imagens

A obtenção da imagem

A obtenção da imagem digitalizada na TC é feita após o processamento do dado captado pelos detectores informando a atenuação do feixe promovida pelas fileiras dos voxels que atravessou. Os dados coletados pelos detectores são processados por um programa que determina a atenuação promovida pelos voxels que compõem a fatia do objeto que foi irradiada. Esse programa que define a atenuação de cada voxel baseia-se em um processo de reconstrução de imagem que utiliza um método designado de projeção inversa filtrada.

Métodos de reconstrução da imagem

A projeção inversa foi um método de reconstrução de imagem axial estudado por Kuhl e Edwards no início dos anos 1960. Nesse método, era utilizado um aparelho com a arquitetura semelhante à dos primeiros aparelhos de TC. Segundo essa proposta, a projeção das sobras originadas pelo objeto em diversos ângulos de incidência da luz proporcionaria a imagem de corte axial deste objeto. No caso, com a utilização de um feixe luminoso paralelo, as incidências eram realizadas em ângulos distintos em torno do objeto, e, com base no registro sucessivo de sua sombra, era possível reconstruir a imagem de um corte axial desse objeto. A qualidade da imagem gerada varia de acordo com o número de incidências; quanto maior o número de incidências, melhor a qualidade da imagem do corte axial.

A Figura 4.3 ilustra o funcionamento da geração da imagem de corte axial de um cilindro elíptico utilizando o método de projeção inversa. Na imagem (*a*), está apresentado um corte axial do objeto; na (*b*), consta o registro da sombra do objeto com a incidência do feixe luminoso em um ângulo de 0°. Na imagem (*c*), o registro correspondente às sombras do objeto com as incidências do feixe luminoso em 0° e 90°. Na (*d*), o registro correspondente às sombras do objeto com as incidências do feixe luminoso em 0°, 45°, 90° e 135°. Na imagem (*e*), o registro correspondente às sombras do objeto com as incidências do feixe luminoso em 0°; 22,5°; 45°; 67,5°; 90°; 112,5°; 135°; e 157,5°. Na (*f*), o registro de 16 incidências do feixe defasadas de 11,25°, variando de 0° a 168,25°. Quanto maior o número de incidências, melhor a qualidade da imagem. O resultado da reconstrução por projeção inversa oferece uma boa resolução da forma, mas uma baixa resolução em contraste. Assim, a reconstrução por projeção inversa, somente, não apresenta os resultados desejados na geração de imagem em TC.

87

Tomografia computadorizada: tecnologias e aplicações

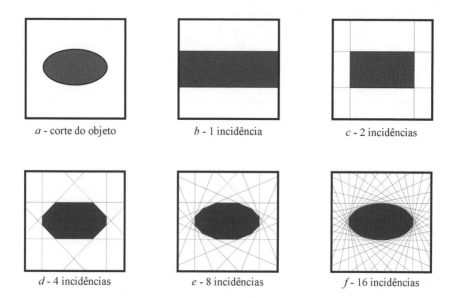

FIGURA 4.3 – Reconstrução por projeção inversa. (a) Objeto; (b) incidência a 0°; (c) incidências a 0° e 90°; (d) incidências a 0°, 45°, 90° e 135°; (e) incidências de 0° a 157,5°, a cada 22,5°; e (f) incidências de 0° a 168,75°, a cada 11,25°

O método utilizado para a geração de imagens nos aparelhos de TC de primeira geração se baseia no processo de projeção inversa filtrada (FBP). Nesse processo, o feixe paralelo de raios X é atenuado pelos objetos, gerando um sinal que é dependente da atenuação promovida pelas estruturas do objeto. A Figura 4.4 apresenta o processo de geração do sinal por meio da irradiação de dois objetos por um feixe paralelo de raios X: o objeto A com coeficiente de atenuação linear igual a 1 cm^{-1} e um diâmetro de 10 cm, e o objeto B com coeficiente de atenuação linear igual a 0,6 cm^{-1} e um diâmetro de 5 cm. A parcela do sinal que é absorvida pelos objetos está representada no gráfico da direita. O sinal coletado pelos detectores é o sinal de entrada I_o menos a parcela do sinal absorvida pelos objetos, ou seja, $I_o.e^{-\mu.x}$. A condição de maior absorção ocorrerá na região de maior espessura, e o valor de μ.x corresponde a 10 para o objeto A e a 3 para o objeto B na região mais espessa dos objetos.

Capítulo 4 – A geração das imagens

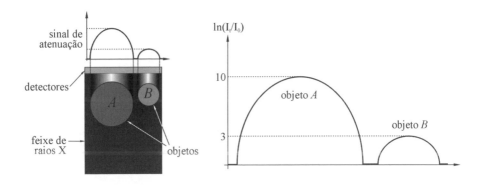

FIGURA 4.4 – Atenuação do feixe paralelo de raios X por dois objetos e gráfico do sinal de atenuação

O processo de projeção inversa filtrada permite a reconstrução do corte axial com a captação do sinal em várias posições de incidência do feixe de raios X em torno do objeto. Nesse caso, o corte reconstruído, além de apresentar boa qualidade em relação à forma, apresenta também boa resolução em contraste resultante da diferença entre os coeficientes de atenuação linear dos objetos. Assim como no processo de reconstrução por projeção inversa, a reconstrução por projeção inversa filtrada terá uma qualidade tão melhor quanto maior for o número de incidências do feixe paralelo de raios X em torno do objeto. Para o feixe paralelo de raios X, a parcela de absorção do feixe em incidências defasadas de 180º é igual, ou seja, para o exemplo da Figura 4.4, o sinal de atenuação será o mesmo, tanto para a incidência de cima para baixo quanto na incidência em sentido contrário. Por esse motivo, um ciclo de incidências de 180º em torno do objeto é suficiente para a reconstrução do corte axial desse objeto.

No entanto, para a utilização do feixe de raios X em leque, as incidências em oposição de 180º do feixe promovem diferenças no gráfico de atenuação do feixe. Isso ocorre porque o feixe em leque promove uma ampliação do sinal do objeto à medida que se distancia do foco, e, por isso, o algoritmo de reconstrução da imagem de corte axial por projeção inversa filtrada deve conter rotinas que façam as correções que permitam inibir a deformação da informação coletada pelos detectores. A deformação ocorre dada a característica de divergência da propagação do feixe de raios X em leque e da curvatura do arco de detectores utilizado nos aparelhos atuais. A Figura 4.5 apresenta a geração de sinal para a reconstrução da imagem de corte axial do objeto por projeção inversa filtrada, com correção da informação para o feixe em leque e arco detector curvo.

89

Tomografia computadorizada: tecnologias e aplicações

A sequência apresentada mostra a parcela do sinal absorvido que promoverá a variação do sinal captado pelo arco detector para ângulos de incidência do feixe de 0°, 45°, 90° e 135°.

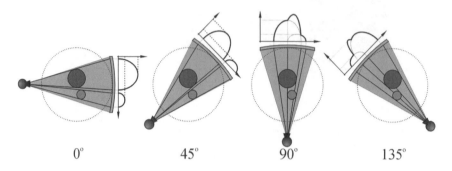

FIGURA 4.5 – Geração do sinal por incidência do feixe de raios X em leque em ângulos de 0°, 45°, 90° e 135°

O uso de métodos matemáticos para a correção das informações coletadas pelos detectores, como a transformada de Fourier e a transformada inversa de Fourier, viabilizam uma reconstrução mais detalhada da imagem de corte axial em TC. Assim, para a obtenção do corte axial utilizam-se algoritmos com o processo de projeção inversa filtrada associado às correções matemáticas da incidência do feixe divergente de raios X e da curvatura do arco de detectores. Esses algoritmos permitem determinar a parcela de atenuação do feixe promovida pelos voxels da fatia do objeto irradiada.

A construção da imagem

A construção da imagem digital em aparelhos de TC é feita após o processamento da informação captada pelos detectores com o objetivo de definir a atenuação gerada por uma a uma das fileiras de voxels. Após a radiação primária atravessar o objeto em estudo, ela é captada por todos os detectores; como os valores dos parâmetros de alimentação do tubo de raios X (kV e mA) são conhecidos, a intensidade do feixe que sai do tubo é conhecida. De posse do valor que foi captado pelo detector, o computador determina a parcela do feixe atenuada pelo tecido que foi atravessado por ele, ou seja, a atenuação gerada pela fileira de

Capítulo 4 – A geração das imagens

voxels atravessada. A tonalidade de cinza que colorirá cada pixel correspondente à atenuação promovida por todos os voxels atravessados dependerá dos coeficientes de atenuação linear (da fileira de voxels) dos tecidos.

De posse dos dados coletados sequencialmente pelos diversos canais de detectores durante a rotação completa do tubo em torno do objeto, o sistema computacional processará essas informações definindo a atenuação promovida pelos voxels que compõem a fatia irradiada. Esses valores de atenuação são, então, normatizados em um padrão que tem a água como referência de 0 (zero) e o ar como referência de -1.000, em uma escala que varia de -1.000 a +1.000 para as aplicações em organismos humanos. Assim, o limite mínimo da escala é o ar (-1.000), e o máximo é dado pela maior absorção do feixe que dependerá do objeto que está sendo irradiado. Essa escala de representação numérica da absorção promovida pelos voxels é denominada escala Hounsfield. A normatização dos valores de atenuação para os valores da escala Hounsfield é obtida pela Equação 4.5. O valor máximo da escala Hounsfield não tem limite, mas para os tecidos humanos pode ser limitado em +1.000.

Equação 4.5

$$H_x = 1.000 \cdot \frac{\mu_x - \mu_{(H_2O)}}{\mu_{(H_2O)}}$$

Em que H_x é o valor de atenuação na escala Hounsfield do voxel x; μx, o coeficiente de atenuação linear do voxel x; e $\mu(H_2O)$, o coeficiente de atenuação linear da água.

No entanto, há estruturas externas ao corpo humano que apresentam um coeficiente de atenuação linear muito maior, e, neste caso, o valor de atenuação promovido será maior que +1.000 H. O meio de contraste diluído, por exemplo, apresenta valores entre +2.000 H e +3.000 H, dependendo da diluição. No entanto, quando injetado, mistura-se ao sangue, aumentando o valor do coeficiente de atenuação linear do sangue e, consequentemente, os valores Hounsfield para uma faixa entre +200 H e +600 H.

Objetos metálicos, por apresentarem coeficiente de atenuação linear superiores aos dos meios de contrastes, apresentam valores Hounsfield ainda maiores, mas na observação de estruturas metálicas são necessários aparelhos específicos para a área industrial.

A Figura 4.6 apresenta uma imagem de corte axial de tórax com a marcação das divisões que representam os pixels em que se divide e que possibilitam a distribuição da escala de cinza sobre a escala numérica Hounsfield. Na imagem são destacados os valores Hounsfield de dois pontos distintos, um na região pulmonar, que apresenta um valor negativo (-920 H), em razão da grande contribuição do ar na formação do valor de atenuação do voxel que deu origem a este pixel. O outro ponto, na região da aorta descendente, de valor positivo e elevado (572 H), decorrente do coeficiente de atenuação linear elevado do meio de contraste que está misturado ao sangue no interior da artéria aorta.

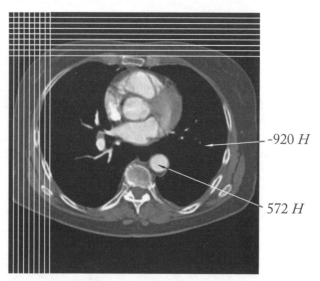

FIGURA 4.6 – Imagem de corte axial de tórax apresentando a divisão na matriz de pixels e valores na escala Hounsfield

Determinados os valores de atenuação na escala Hounsfield, é feita uma correlação entre esses valores numéricos e a escala de cinza. Se esta é distribuída de -1.000 a +1.000 na escala Hounsfield, o osso cortical apresenta-se branco; a água, cinza médio (0 H); o metal, branco brilhante (+1.000 H); e o ar, preto (-1.000 H).

Capítulo 4 – A geração das imagens

TABELA 4.1 – Relação entre estrutura do tecido e coloração na escala de cinza

Densidade na TC	Valores Hounsfield	Tom de cinza
meio de contraste	100 a 1.000	branco brilhante
	100	branco
água	0	cinza médio
	-60 a -100	cinza-escuro
ar	-120 a -1.000	preto

Fonte: elaborada pelo autor.

A Tabela 4.1 apresenta uma variação de tons de cinza e as referências utilizadas para a calibração do aparelho de TC, sendo que o ar, considerado o meio menos absorvente, estará em um extremo da escala de atenuação, e o meio de contraste diluído, considerado o meio mais radioabsorvente, estará no outro extremo da escala de atenuação. A água pura é considerada o meio da escala e apresenta valor de atenuação igual a zero na escala Hounsfield.

No entanto, a aplicação da escala de cinza não precisa ser feita diretamente sobre os extremos da escala Hounsfield, podendo ser distribuída de acordo com a região que se deseja observar e com os valores Hounsfield que essa apresenta. No caso, o intervalo de cores apresentado, chamado de janela de cores, é reordenado, e o valor determinado como o mais alto na escala Hounsfield na janela de cores aparece em branco e o mais baixo em negro, viabilizando a geração de maior detalhamento da imagem.

Assim, modificando a referência do cinza médio e a amplitude da janela de cores, ocorrerá uma adaptação da escala de cinza à área anatômica objeto da exploração, que permite ver com maior contraste o órgão ou tecido sem que outros sejam ocultados por tecidos com características de absorção semelhantes.

A Figura 4.7 apresenta um diagrama da escala Hounsfield e uma escala de tons de cinza. Como a maioria dos tecidos que compõem o corpo humano tem grande quantidade de água, a característica de absorção de raios X por esses tecidos não apresenta grande variação, à exceção dos tecidos ósseos. Por esse motivo, para obter o contraste entre os tecidos moles, é comum a utilização da escala de cinza variando entre os valores de -100 a +100 H, o que possibilita realçar mais o contraste entre esses tecidos. No entanto, os tecidos ósseos que são mais absorventes aparecerão saturados na cor branca, perdendo o contraste. A utilização da escala de cinza em outros valores também pode ocorrer, para realçar, por exemplo, o contraste dos tecidos ósseos, e neste caso haverá uma saturação dos tecidos moles que se apresentarão escuros.

Tomografia computadorizada: tecnologias e aplicações

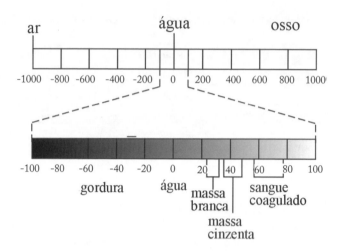

FIGURA 4.7 – A escala Hounsfield e a escala de cinza para os tecidos moles

O gráfico apresentado na Figura 4.8 define os parâmetros para se estabelecer uma correlação entre a escala de cinza e a escala numérica Hounsfield. L define o valor Hounsfield que receberá a cor cinza médio, cor central da escala de cinza. W é o valor correspondente à janela da escala Hounsfield na qual será distribuída a escala de cinza.

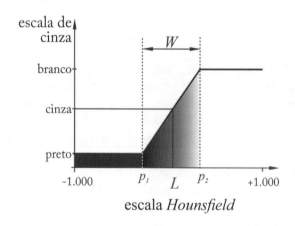

FIGURA 4.8 – Gráfico de correlação da escala Hounsfield com a escala de cinza

Capítulo 4 – A geração das imagens

Assim, se for definido um valor de L igual a 100 H e um de W igual a 400 H, a escala de cinza estará centrada no número +100 H e distribuída entre -100 H e +300 H, que correspondem, respectivamente, aos pontos p_1 e p_2 apresentados no gráfico, que representam os limites da distribuição da escala de cinza e são obtidos pelas equações 4.6 e 4.7.

Equação 4.6

$$P_1 = L - \frac{W}{2}$$

Equação 4.7

$$P_2 = L + \frac{W}{2}$$

Todos os valores da escala Hounsfield que estiverem fora do intervalo entre p_1 e p_2 estarão saturados no preto ou no branco brilhante da escala de cinza. Valores da escala Hounsfield menores que o valor de p_1 receberão a cor preta; e valores da escala Hounsfield que forem maiores que o valor de p_2, a cor branca.

A Figura 4.9 apresenta formas diferentes de aplicação da escala de cinza sobre a escala numérica Hounsfield para a composição da imagem de um mesmo corte. Essas opções de distribuição possibilitam realçar estruturas diferentes de uma mesma imagem. Assim, para a composição da imagem (*a*) foi escolhido o valor de L igual a -500 H e o de W igual a 1.000 H. Esse tipo de janela possibilita melhor observação dos tecidos que apresentam pequeno coeficiente de atenuação linear, como tecido pulmonar, e os demais tecidos apresentam-se saturados e com pouca definição de contornos.

Quando a escala de cinza está distribuída para a observação da região pulmonar, denomina-se *imagem com janela para tecido pulmonar*. Para a imagem (*b*) foi escolhido o valor de L igual a 0 H e o de W igual a 400 H. Esse tipo de janela de observação tem maior contraste entre os tecidos moles, gordura e músculos, que, apesar de terem coeficientes de atenuação linear mais próximos, podem ser claramente observados nessa imagem. Nesse caso, tanto o tecido pulmonar quanto o tecido ósseo apresentam-se saturados, e, por essa razão, essa janela é denominada *janela para tecidos moles*.

Na imagem (c) foi escolhido o valor de L igual a 200 H e o de W igual a 800 H. De acordo com os valores Hounsfield escolhidos, o tecido ósseo apresenta-se com maior contraste, permitindo diferenciar o osso cortical mais radiopaco do osso trabecular, que é menos radiopaco. O tecido pulmonar apresenta-se, então, saturado, e os tecidos moles, com pouco contraste, e, por esse motivo, a janela de observação é denominada janela para tecidos ósseos. Assim, de acordo com o objetivo da aquisição e do órgão a ser observado, é possível escolher previamente a aplicação da escala de cinza sobre a escala numérica Hounsfield, que é a mesma utilizada para as três imagens da Figura 4.9. Esse tipo de possibilidade de variação da escala de cinza em relação à escala numérica Hounsfield de atenuação viabiliza a diferenciação de estruturas que apresentam valores de coeficiente de atenuação linear próximos, como o sangue e o sangue coagulado.

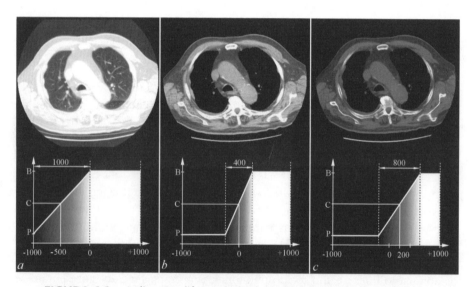

FIGURA 4.9 – Aplicação diferenciada da escala de cinza sobre a escala Hounsfield. (a) Janela para pulmões; (b) janela para tecidos moles; e (c) janela para tecidos ósseos

A definição de janelas de escala de cinza pode ser feita por meio de padrões que possibilitam observar as variações das estruturas de acordo com o objetivo da imagem. De modo geral, para a observação de tecidos moles a centralização da escala de cinza (valor de L) entre 35 H e 45 H e uma janela de distribuição (valor de W) entre 350 H e 400 H é suficiente para a observação de estruturas

Capítulo 4 – A geração das imagens

do tórax, do abdome e da pelve. No entanto, para a região de cabeça e pescoço pode ser utilizada a mesma janela, mas, por apresentar tecidos moles mais densos (músculos), o centro da escala de cinza deve ser fixado em um valor mais alto, entre 80 H e 90 H. Isso permitirá melhor distribuição do contraste da imagem.

A observação do cérebro é um caso bem específico de tecido mole no qual a escala de cinza pode ser centralizada na faixa dos 40 H e a janela de cores pode ficar em uma faixa bem restrita, entre 80 H e 100 H. Essa distribuição restrita da escala de cinza permite visualizar diferenças de absorção no tecido cerebral, melhorando muito o contraste da imagem desse tecido. No entanto, todo o tecido ósseo aparecerá saturado em branco, bem como o LCR, que é exibido em preto. A utilização de uma janela de cores maior faria com que o tecido cerebral fosse mostrado em um único tom de cinza.

A Figura 4.10 ilustra como uma pequena variação na distribuição da escala de cinza pode afetar o contraste da imagem do tecido cerebral. A imagem (*a*) foi obtida com a centralização da escala de cinza em 40 H e uma janela de 80 H, e a imagem (*b*) com a centralização da escala de cinza em 40 H e uma janela de 350 H. Nas duas opções o tecido ósseo da calota craniana apresenta-se saturado em branco, o que também ocorre com o meio de contraste que preenche o polígono de Willis. No entanto, a redução da janela de cores de 350 H para 80 H melhora muito o contraste entre a massa branca e a massa cinzenta do cérebro, em (*a*), que praticamente não se pode distinguir na imagem (*b*).

Para se observar o tecido pulmonar, a escala de cinza pode ser centralizada entre -500 H e -600 H, com a janela distribuída em uma faixa de 1.500 H a 2.000 H. Essa distribuição da escala de cinza possibilita uma boa distribuição de contraste no tecido pulmonar, permitindo ainda distinguir os limites das estruturas ósseas, musculares e do tecido gorduroso.

A observação dos tecidos ósseos pode ter a escala de cinza centrada em uma faixa entre 450 H e 500 H (valor de L), uma vez que as estruturas ósseas variam de 100 H a 900 H. A janela pode estar distribuída em uma faixa que varia de 1.500 H a 2.000 H. Esse tipo de janela permite a observação dos limites dos ossos corticais e um bom contraste na região interna dos ossos na transição entre os tecidos ósseos corticais e trabeculares. Na região externa ao tecido ósseo é possível distinguir os limites dos tecidos musculares e gordurosos.

Tomografia computadorizada: tecnologias e aplicações

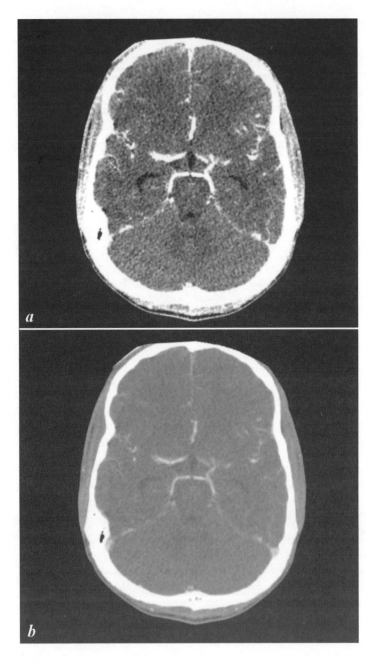

FIGURA 4.10 – Imagens de corte axial de crânio. (*a*) Filtro para tecido cerebral; e (*b*) filtro para tecidos moles

Capítulo 4 – A geração das imagens

TABELA 4.2 – Valores Hounsfield para tecidos

Tecido	Valor
Pulmões	-900 a -450
Gordura	-110 a -65
Rins	20 a 40
Pâncreas	30 a 50
Sangue	35 a 55
Sangue coagulado	70 a 80
Músculo	40 a 60
Fígado	50 a 75
Ossos porosos	100 a 200
Ossos corticais	250 a 900

Fonte: elaborada pelo autor.

A Tabela 4.2 apresenta alguns tecidos do corpo humano e a faixa de valores Hounsfield referentes à atenuação promovida por esses tecidos. Os tecidos moles terão valores próximos de zero por terem muita água em sua composição. Quando esses tecidos são mais densos que a água, apresentam valores positivos, e, quando são menos densos, como a gordura, apresentam valores negativos. Os valores Hounsfield dos tecidos podem sofrer pequenas variações de acordo com a característica do tecido e com a penetração do feixe de raios X utilizado.

A penetração do feixe de raios X está associada à energia média do feixe, que depende do valor da alta-tensão kV. Assim, feixes mais penetrantes (maior kV) atravessam mais facilmente os tecidos moles, gerando menor variação na escala Hounsfield para esses tecidos e tendo maior variação de absorção pelos tecidos mais radiopacos, os tecidos ósseos. De maneira inversa, feixes menos penetrantes promovem maior variação de absorção nos tecidos moles e menor variação nos tecidos ósseos. Portanto, a variação nos valores de kV do feixe promove ligeiras variações nos valores Hounsfield.

Uma observação importante a ser feita quanto à escala Hounsfield é que, na realidade, essa escala não apresenta um valor máximo positivo, pois fora do corpo humano existe uma série de materiais muito mais densos e, portanto, mais radiopacos que detêm valores Hounsfield superiores aos dos ossos corticais, ou meios de contraste à base de iodo. Portanto, a utilização dessa escala até o valor de +1.000 é suficiente para caracterizar a absorção da maioria dos materiais encontrados no corpo humano, o que não significa que essa escala termine necessariamente no valor de +1.000 H.

Tomografia computadorizada: tecnologias e aplicações

Imagens nos aparelhos convencionais de TC

Os aparelhos convencionais de TC geram imagens em cortes axiais em relação ao eixo longitudinal Z. O objeto é posicionado com o auxílio de laser de localização originados do gantry em direção à abertura que iluminam o paciente e permitem deslizar a mesa até a posição onde deverá começar a varredura. Assim, o objeto é posicionado, e por meio da geração de um topograma (*scout*) são programados os cortes que deverão ser realizados. Após a programação da sequência de cortes a ser adquirida, a execução do programa fará com que a mesa se posicione para a aquisição dos dados do primeiro corte. O tubo de raios X percorre os 360° em torno do objeto fazendo a aquisição de dados para a geração da imagem do primeiro corte. A mesa, em seguida, desloca-se e se reposiciona para a aquisição dos dados do segundo corte, repetindo esta sequência de movimentar, parar e movimentar o tubo em torno do paciente, até a aquisição dos dados do último corte. Todo o processo originário da aquisição de dados do primeiro ao último corte é feito automaticamente, com o controle do computador.

A coleta de dados para a geração de um corte axial em um aparelho convencional de TC consiste na captação da atenuação do feixe durante os 360° de movimentação do tubo de raios X em torno do paciente, sendo coletados dados em intervalos de aproximadamente 1° de deslocamento do tubo para a geração da imagem de um corte axial.

Nesse tipo de equipamento é possível programar cortes com diferentes distâncias entre os eixos de corte. Regiões com maior número de estruturas pequenas devem ser mapeadas com distâncias menores entre os eixos de corte; em outras regiões pode haver um espaçamento maior. A obtenção de imagens de cortes coronais, ou sagitais, depende da reconstrução do volume pela superposição das imagens axiais, e a qualidade da imagem nesses cortes estará diretamente associada à espessura do corte e à distância entre os eixos de corte utilizada para a obtenção dos cortes axiais. Quanto mais finos forem os cortes e mais próximos ocorrerem, maior a qualidade das reconstruções volumétricas, reconstruções de cortes sagitais, coronais ou oblíquos. As informações contidas nas imagens obtidas por reconstrução nos aparelhos convencionais não são tão confiáveis quanto as contidas nos cortes axiais, uma vez que, para se obter a reconstrução do volume, há necessidade de interpolar dados, ou seja, o computador cria informações com base nas adquiridas para seus cortes axiais, para completar as regiões intermediárias, que, por algum motivo, não foram irradiadas.

100

Imagens nos aparelhos helicoidais de TC

Nos aparelhos helicoidais de TC não há paradas da mesa durante o processo de aquisição dos dados. Após a programação da aquisição e o posicionamento do paciente no ponto de início da varredura, sua execução ocorre em um ciclo único em que o tubo de raios X se deslocará em torno do paciente dando tantas voltas quantas forem necessárias para a coleta de dados do volume delimitado. Do mesmo modo, a mesa se deslocará em velocidade contínua do princípio ao final do processo. Esse tipo de varredura faz uma aquisição volumétrica de dados, e a geração da imagem de cortes axiais dependerá de programas computacionais capazes de realizar interpolação de dados, uma vez que na tomografia helicoidal não há rotação completa do tubo em torno do paciente irradiando um mesmo ponto do eixo Z. A Figura 4.11 apresenta a trajetória do feixe de raios X para a aquisição de dados em um aparelho convencional (axial) e em um aparelho helicoidal de TC.

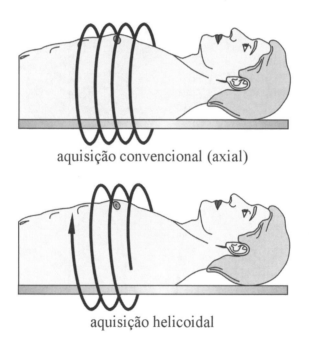

FIGURA 4.11 – Trajetórias do feixe de raios X nos aparelhos de TC

Tomografia computadorizada: tecnologias e aplicações

A interpolação de dados

Nos aparelhos convencionais de TC a reconstrução da imagem do corte axial é uma tarefa relativamente simples para o computador, uma vez que o tubo gira 360° em torno do paciente com a mesa parada. Portanto, os dados adquiridos durante a rotação pertencem a um mesmo corte, pois o fim da rotação do tubo coincide com o início, e isso facilita a geração da imagem do corte.

No entanto, na TC helicoidal, após uma rotação de 360° do tubo, o plano irradiado pelo feixe já é outro, completamente diferente do plano inicial. Dessa forma, se não é gerada automaticamente a imagem de um plano de corte axial, o computador deve ser capaz de gerar essa imagem. O método utilizado chama-se interpolação de dados; portanto, com o uso de algoritmos especiais de interpolação, é possível criar imagens bidimensionais com o auxílio de uma aquisição de dados volumétrica.

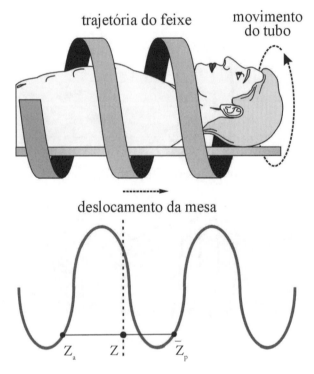

FIGURA 4.12 – Representação da hélice de trajetória do feixe de raios X utilizada para a interpolação de dados de 360° para a geração de imagem de corte axial

Capítulo 4 – A geração das imagens

Basicamente são dois os algoritmos de interpolação utilizados para cumprir essa tarefa: um de 360° e outro de 180°. No algoritmo para interpolação de 360°, o dado necessário para gerar a imagem do plano axial em um eixo vertical qualquer, marcado ao longo do eixo longitudinal Z, é obtido pela manipulação dos dados de dois pontos localizados na mesma posição angular do ciclo do helicoide irradiado pelo feixe, um ponto imediatamente anterior ao eixo de corte, Z_a, e outro imediatamente posterior ao eixo de corte, Z_p. Na Figura 4.12 pode-se observar um esquema representativo da interpolação de 360°. No gráfico dessa figura aparece a marcação do eixo do corte axial que se deseja gerar e a marcação dos pontos Z_a e Z_p que fornecem dados conhecidos, por meio dos quais se obtém por interpolação a informação do ponto Z, que é o dado necessário para a geração da imagem do corte axial.

O grande problema que a interpolação de dados pode causar é a geração de informação incorreta da região interpolada. No caso da TC helicoidal, não há região que não seja irradiada, mas, mesmo assim, dependendo da escolha do pitch, pode haver supressão de informações de pequenas estruturas que poderiam ser relevantes para o processo diagnóstico. No entanto, como o deslocamento longitudinal do tubo por volta completa em torno do paciente é pequeno, existem pequenas variações entre as informações anteriores e posteriores em relação ao ponto em que se deseja reconstruir a imagem do corte.

No algoritmo de interpolação de 180° a imagem axial é gerada pela projeção de dados coletados durante meio ciclo de rotação do tubo e arco de detectores. Isso pode ser feito, uma vez que os dados adquiridos em meia rotação do tubo (180°) serão, na prática, os mesmos dados que serão obtidos nos próximos 180°. Como não há movimentação do objeto, a atenuação do feixe será a mesma em dada direção, independentemente da posição do tubo e dos detectores. Esse tipo de aquisição viabiliza a formação de dois helicoides opostos (Figura 4.13). A obtenção da imagem do plano de corte em um ponto Z do eixo longitudinal por interpolação segue o mesmo raciocínio anterior, com a diferença de que Z_a e Z_p estarão localizados em helicoides distintos. A utilização da interpolação de 180° proporciona menor distorção da imagem no eixo longitudinal, resultando em menor ruído na imagem do corte axial gerado.

Tomografia computadorizada: tecnologias e aplicações

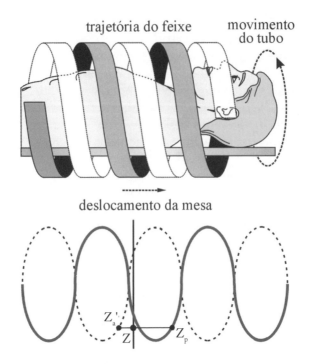

FIGURA 4.13 – Representação das hélices de trajetória do feixe de raios X utilizadas para a interpolação de dados de 180° para a geração de imagem corte axial

O pitch e a espessura efetiva de corte

A definição do fator pitch em um aparelho de TC helicoidal é obtida pela relação entre o deslocamento da mesa pelo gantry em uma volta do tubo de raios X de 360° dividido pela colimação do feixe, ou espessura do corte. Assim, se durante uma rotação de 360° do tubo de raios X a mesa se desloca 5 mm e a colimação do feixe é de 5 mm, então o pitch será igual a 1. Esse deslocamento da mesa durante uma rotação do tubo é denominado passo da mesa. Se para uma mesma colimação do feixe a mesa se deslocar 10 mm durante uma rotação completa do tubo, o pitch será igual a 2.

O aumento do pitch implica diretamente a diminuição da dose no paciente, desde que os demais parâmetros permaneçam os mesmos. Como o paciente passará mais rapidamente pelo gantry, o tempo total de varredura

Capítulo 4 – A geração das imagens

vai diminuir proporcionalmente ao aumento do pitch. Em um aparelho de TC convencional uma colimação do feixe de 5 mm irradia um corte de 5 mm de espessura, já no aparelho helicoidal a espessura de tecido irradiado estará também relacionada com a velocidade de deslocamento do paciente. Um feixe com colimação de 5 mm com a mesa deslocando-se 10 mm durante uma rotação completa do tubo irradiará 10 mm de tecido. Nesse caso o passo dado pelo tubo em uma volta completa está associado ao pitch.

Para os padrões de qualidade atuais o pitch igual a 1 é considerado excessivo; a maioria dos equipamentos mais novos utiliza algoritmo de interpolação de 180° para minimizar as distorções no eixo longitudinal Z. No entanto, esse procedimento resulta em um aumento de ruído na imagem de cerca de 40%. Pode-se utilizar o pitch maior que 1 se o volume de varredura for muito grande para ser examinado com a colimação do feixe desejada. Existe uma redução na dose de radiação recebida pelo paciente em razão do aumento da velocidade de deslocamento do paciente. O uso do algoritmo de interpolação de 180° aumentará o ruído e provocará uma diminuição no contraste da imagem. Isso pode comprometer a observação de tecidos moles. No entanto, esse tipo de interferência não afeta o estudo de tecidos ósseos decorrente do alto contraste dessas estruturas em relação aos tecidos próximos. Concluindo, pode-se dizer que nos aparelhos helicoidais o passo da mesa por volta completa do tubo pode ser maior que a colimação do feixe, se assim for o interesse. Uma vez que a coleta de dados é feita por volume, imagens axiais podem ser geradas com passo da mesa duas ou três vezes maiores que a colimação do feixe, pois os dados serão obtidos em uma rotina única de aquisição.

Imagem nos aparelhos de TC multicorte

Os aparelhos de TC multicorte possibilitam a aquisição de mais de um corte a cada volta completa do tubo de raios X em torno do paciente, mas para que isso ocorra é necessária a existência de mais de uma fileira de detectores no arco, mais de um detector por canal. Os arcos detectores que apresentam essa característica são denominados *arcos multidetectores* (MDCT). Nesse caso, cada canal do arco detector com uma única célula passa a ser composto por um conjunto de células; essa associação de células detectoras é que possibilita o desenvolvimento de aparelhos de TC multicorte.

Com a possibilidade de aquisição de dados de vários cortes simultâneos, houve um aumento na velocidade de aquisição dos dados e a possibilidade de

105

Tomografia computadorizada: tecnologias e aplicações

redução de artefatos de movimento, tais como os movimentos peristálticos e respiratórios. Aparelhos que possibilitam quatro cortes simultâneos são comuns no mercado atual e já existem aparelhos com possibilidade de 8, 16, 32 cortes simultâneos, mas ainda não há uma projeção de um limite máximo para o crescimento desse número de cortes simultâneos. A Figura 4.14 ilustra a possibilidade de utilizar o sistema multicorte associado à aquisição convencional de cortes axiais e à aquisição helicoidal, que é o mais comumente utilizado nos aparelhos atuais.

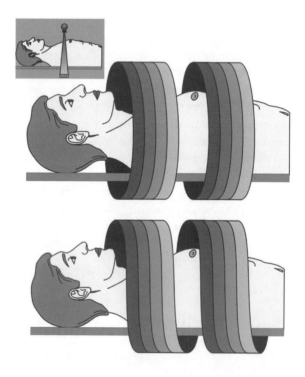

FIGURA 4.14 – Arcos multidetectores, aquisição convencional e aquisição helicoidal-multicorte

O arco multidetector MDCT contém uma associação de células para cada canal e, assim, um conjunto de células substitui a célula única utilizada em cada canal dos sistemas de corte único SSCT. Há uma grande variação nessas associações. A Figura 4.15 apresenta as células de um arco multidetector do tipo adaptável. Nesse tipo de arco as células que compõem cada um dos canais

Capítulo 4 – A geração das imagens

têm tamanhos diferentes. O arco apresentado é utilizado para a aquisição de um número máximo de quatro cortes simultâneos por volta completa do tubo de raios X. Cada célula detectora do arco de corte único é substituída por oito células: duas de 1 mm; duas de 1,5 mm; duas de 2,5 mm; e duas de 5 mm. Esse tipo de conjunto permite a geração de corte único, dois cortes ou quatro cortes simultâneos por volta completa do tubo de raios X. Essas possibilidades dão grande flexibilização no processo de aquisição de dados para a geração da imagem diagnóstica.

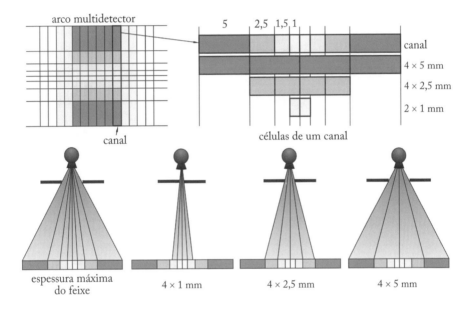

FIGURA 4.15 – Utilização dos arcos multidetectores adaptáveis nos aparelhos de TC multicorte

A espessura máxima do feixe para esse caso corresponde a 20 mm, ou seja, a cada volta completa do tubo de raios X é possível ter uma varredura máxima de 20 mm de espessura do objeto. As células de 1 mm, 1,5 mm, 2,5 mm e 5 mm permitem associações diversas como: quatro cortes simultâneos de 1 mm de espessura, quatro cortes simultâneos de 2,5 mm de espessura ou quatro cortes de 5 mm de espessura. Observe que, para obter quatro cortes de 1 mm, as células de 1,5 mm são parcialmente atingidas pelo feixe, uma vez que a espessura do feixe 4 mm não consegue atingir essas células completamente. Essa possibilidade de utilização parcial das células detectoras implica combinações opcionais como dois cortes de 0,5 mm de espessura.

São encontradas variações nas combinações de células desses arcos multidetectores de quatro cortes simultâneos, dependendo do fabricante desse dispositivo. A colimação adequada definirá a espessura do feixe variando em valores discretos de, no mínimo, 1 mm até, no máximo, 20 mm. Independentemente da espessura do feixe, ele deve atingir todo o comprimento do arco, ou seja, do primeiro ao último canal, composto de oito células detectoras.

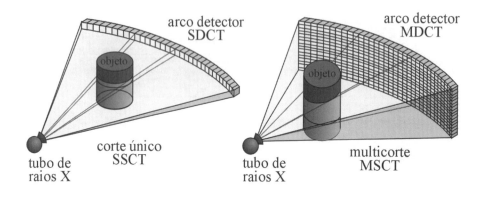

FIGURA 4.16 – Arco de detectores para aparelhos de TC de corte único SSCT e multicorte MSCT

A Figura 4.16 apresenta dois arcos detectores, um arco para aparelhos de corte único e um arco para aparelhos multicorte. No arco para aparelhos de corte único (SDCT), a espessura do feixe é igual à espessura do corte, e o aparelho é capaz de gerar um único corte por volta completa do tubo de raios X em torno do paciente. O arco multidetector MDCT para aparelhos de TC multicorte (MSCT) permite a obtenção de vários cortes simultâneos por volta completa do tubo de raios X em torno do paciente. No segundo caso, cada célula detectora do arco de corte único é substituída por um conjunto de células seriadas, e a espessura do feixe é igual ao somatório das espessuras dos cortes. Uma das grandes desvantagens do sistema multicorte é o aumento na geração da radiação espalhada gerada pelo próprio objeto, o que acaba promovendo uma dose maior de radiação no paciente durante o processo de aquisição dos dados, além de aumentar o ruído nas imagens.

Capítulo 4 – A geração das imagens

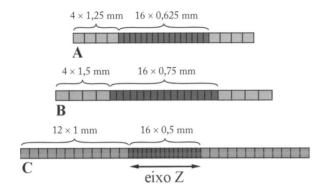

FIGURA 4.17 – Composição do canal de arcos multidetectores de 16 cortes simultâneos

Os arcos multidetectores que permitem até 16 cortes simultâneos por volta completa do tubo de raios X que se encontram nos aparelhos existentes no mercado apresentam características diferentes, de acordo com o fabricante do equipamento, conforme pode ser observado na Figura 4.17. No conjunto A cada canal (unidade detectora do arco) é composto por 16 células de 0,63 mm e 8 células de 1,25 mm; no conjunto B cada canal do arco é composto por 16 células de 0,75 mm e 8 células de 1,5 mm, e no conjunto C cada canal do arco é composto por 16 células de 0,5 mm e 24 células de 1 mm.

O conjunto A permite a geração de 16 cortes simultâneos de 0,63 mm ou 16 cortes simultâneos de 1,25 mm, fazendo uma cobertura máxima de 20 mm de comprimento do objeto (eixo Z) por volta completa do tubo de raios X. O conjunto B permite a geração de 16 cortes simultâneos de 0,75 mm ou 16 cortes simultâneos de 1,5 mm, fazendo uma cobertura máxima de 24 mm de comprimento do objeto por volta completa do tubo de raios X. O conjunto C permite a geração de 16 cortes simultâneos de 0,5 mm ou 16 cortes simultâneos de 1 mm, ou ainda 16 cortes simultâneos de 2 mm, fazendo uma cobertura máxima de 32 mm de comprimento do objeto por rotação completa do tubo de raios X. A combinação de número de cortes simultâneos e a espessura desses cortes tornam-se muito flexíveis, e a agilidade na aquisição dos dados reduz em muito o tempo de varredura.

Os sistemas multicorte que possibilitam 16 cortes simultâneos de 2 mm de espessura fazem a irradiação de um volume de 32 mm de espessura do objeto, a qual deverá ser a espessura do feixe. No caso, o feixe deixa de ser delgado como ocorre nos aparelhos de corte único. A Figura 4.18 apresenta a irradiação de um

Tomografia computadorizada: tecnologias e aplicações

volume em um sistema de corte único e em um sistema multicorte de 16 cortes simultâneos. No sistema de corte único a fatia irradiada está centrada no eixo do corte do qual se pretende gerar a imagem, independentemente da posição do conjunto tubo-arco detector dentro do gantry.

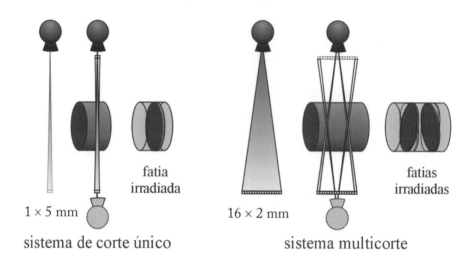

FIGURA 4.18 – Irradiação simples e multicorte do objeto

No sistema multicorte estão ressaltados o primeiro e o décimo sexto corte, sendo apresentadas as fatias irradiadas com o tubo posicionado na região superior do gantry e demarcadas por linha tracejada as fatias irradiadas pela mesma região do feixe, quando o tubo se encontra na região inferior do gantry. Pode-se facilmente observar que o volume irradiado não se restringe à região do corte que se deseja registrar, e essa distorção é maior nos cortes que se encontram mais distantes do raio central do feixe de raios X. Essa característica de distorção da região irradiada gerada pela inclinação do feixe, principalmente em suas extremidades, demanda a correção de tal evento por meio de algoritmos matemáticos especiais. Esses algoritmos são aplicados ao programa de reconstrução da imagem de maneira a viabilizar a geração da imagem da fatia de corte axial que se deseja, perpendicular ao plano horizontal, eliminando as informações que possam distorcer essa reconstrução.

As células detectoras que compõem cada canal multidetector devem ter a capacidade de captar o sinal em uma área pequena de até 0,5 mm × 0,5 mm e ter

Capítulo 4 – A geração das imagens

uma resposta rápida, uma vez que o tempo para uma rotação completa do tubo de raios X é cada vez menor. Em alguns aparelhos de TC helicoidais multicorte, o tubo faz uma volta completa em torno do objeto em um período menor que 0,5 s. Portanto a velocidade de conversão do sinal de raios X captado pelos canais detectores deve corresponder de forma eficiente à velocidade de rotação do tubo de raios X ao redor do paciente.

Os sistemas com arcos detectores para a aquisição de 32 e 64 cortes em uma única volta do tubo de raios X em torno do paciente viabilizam a aquisição de imagens de muito boa qualidade do músculo cardíaco, por exemplo. Os aparelhos com 320 fileiras de detectores permitem a aquisição de um volume de 160 mm de comprimento em uma única volta completa do tubo de raios X, que ocorre em um tempo de 0,35 s ou menos. Isso significa dizer que em uma única volta do tubo de raios X para a aquisição de dados é possível obter imagens para visualizar todo o cérebro ou todo o músculo cardíaco.

A associação do sistema multicorte ao processo de aquisição helicoidal implica um processo de aquisição volumétrica que ainda acarreta o problema do feixe mais espesso, que incide de forma inclinada no objeto, principalmente em suas extremidades. Assim, para se reconstruir um corte axial, as informações coletadas por células distintas de um mesmo canal são utilizadas para possibilitar que essa reconstrução da imagem do corte axial seja fidedigna às estruturas que se encontram na fatia perpendicular ao eixo horizontal (à mesa) que se pretende registrar. Dessa forma, o software de reconstrução dos cortes deve associar uma série de correções capazes de captar a informação correta e trabalhá-la de maneira adequada para obter o resultado desejado.

A qualidade da imagem

Como em qualquer outra modalidade de imagem, os parâmetros de qualidade mais importantes das imagens em TC são: a resolução espacial e a resolução em baixo contraste. A resolução espacial determina o quão detalhada a imagem pode ser apresentada, enquanto o contraste define a menor diferença entre estruturas que pode ser apresentada.

A escala de cinza utilizada nos aparelhos de TC distribui 256 níveis diferentes dentro da faixa de números Hounsfield escolhida para essa distribuição. Após a escolha do número Hounsfield de L, são distribuídos 128 tons entre o cinza e o branco brilhante para os valores superiores a L, e 128 tons entre o cinza e o preto para os valores inferiores a L que ficarão distribuídos dentro da janela definida por W.

Tomografia computadorizada: tecnologias e aplicações

A resolução de baixo contraste dos aparelhos de TC é de muito boa qualidade. Isso se deve ao fato de ser possível distribuir a escala de cinza na região de tecidos moles que apresentam um baixo contraste entre si (-100 H a +100 H). A resolução em baixo contraste é muito influenciada pelos ruídos que podem surgir no processo de aquisição da imagem. Os fatores que mais influenciam a geração e o aparecimento de ruídos são a espessura do corte e o valor da corrente do tubo de raios X (mA).

A irradiação de fatias muito finas tende a aumentar o ruído da imagem porque um feixe muito delgado implica menor quantidade de fótons X e acaba por gerar menor diferença de absorção, principalmente entre os tecidos moles, que é a região de baixo contraste da imagem em TC. Do mesmo modo, correntes catodo-anodo (mA) menores implicam a geração de um feixe com menor quantidade de fótons e, por isso, com mais ruídos. Invariavelmente, compensar o ruído nas imagens de regiões de baixo contraste implica um aumento da dose absorvida pelo paciente.

A resolução espacial, ou resolução de alto contraste, possibilita a distinção entre estruturas adjacentes e está diretamente associada ao tamanho do pixel, e a resolução espacial típica dos aparelhos de TC está entre 10 e 20 linhas/mm.

Além da resolução espacial, da resolução de contraste, do ruído e da dose em paciente, outro fator importante na qualidade da imagem são os artefatos. O aparecimento de artefatos na imagem promove sua deterioração, podendo comprometer o processo diagnóstico, e, por isso, os métodos de controle de artefatos no processo de aquisição da imagem são muito importantes no controle da qualidade da imagem gerada.

A isotropia na aquisição da imagem

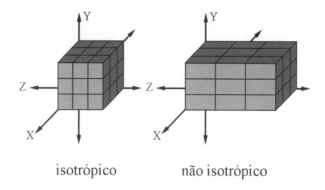

FIGURA 4.19 – Distribuição isotrópica e não isotrópica do volume

Capítulo 4 – A geração das imagens

A obtenção de cortes sagitais e coronais produzidos por reconstrução pode necessitar também de interpolação de dados, e isso dependerá basicamente da distância entre os eixos de corte. Ao se considerar uma matriz 512×512 para uma imagem de 50 cm $\times$ 50 cm, cada pixel terá um tamanho de 0,98 mm $\times$ 0,98 mm; se a distância entre os eixos de corte for de 1 mm, o voxel será praticamente um cubo perfeito e, nesse caso, as imagens sagitais, coronais e axiais terão a mesma qualidade, tanto de resolução como de confiabilidade na informação obtida. Essa característica de o voxel ter os três lados iguais chama-se isotropia. Uma aquisição isotrópica de dados possibilita imagens de qualidade semelhante para qualquer tipo de corte, inclusive cortes inclinados. A Figura 4.19 apresenta uma distribuição isotrópica do volume e outra não isotrópica. A não isotropia promove distorções na geração de cortes sagitais e coronais. Essas distorções distanciam as características da imagem em relação aos dados do objeto.

A escolha de distâncias entre os eixos de corte pequenos possibilita melhor qualidade da imagem de cortes, uma vez que a interpolação de dados é feita de maneira mais próxima da realidade. As reconstruções tridimensionais apresentam uma ótima qualidade, e a possibilidade de perda de pequenas alterações é muito pequena. No entanto, quanto mais finos e próximos forem os cortes, maior o tempo de exame, maior o desgaste do tubo de raios X, maior a quantidade de dados a ser processada e maior a dose no paciente.

TABELA 4.3 – Tempo de aquisição de dados

Varredura (mm)	Espessura do feixe (mm)	Distância entre cortes (mm)	Número de cortes	Tempo de varredura (s)
100	5	5	20	80
100	5	2,5	40	160
100	1	1	100	400

Fonte: elaborada pelo autor.

A Tabela 4.3 apresenta uma relação do tempo de aquisição de dados necessários para diversos tipos de especificação de parâmetros considerando um tempo de 4 s por corte. Varreduras que apresentem tempos muito longos inviabilizam a aquisição, principalmente de regiões com movimentos involuntários, pois o paciente não consegue se manter imóvel durante o período de aquisição, o que resultará na geração de artefatos de movimento.

Tomografia computadorizada: tecnologias e aplicações

Preparo para a aquisição das imagens

Para a realização do exame em aparelhos de TC, o paciente deve ser orientado a retirar roupas e objetos que possam criar artefatos no exame e colocar a paramentação adequada. Normalmente, em exames de cabeça, os objetos que mais causam interferências são brincos, *piercings*, óculos de correção, próteses dentárias e grampos de cabelo. Por conseguinte, todos os objetos que apresentem grande absorção de radiação X devem ser removidos. Outros objetos causadores de artefato que devem ser removidos são cintos, zíperes, cordões metálicos, relógios, pulseiras, botões, colchetes etc. Ainda é recomendado que o paciente não realize a aquisição com o cabelo molhado.

O exame em aparelhos de TC não exige preparo especial, a não ser que haja necessidade de usar meios de contraste, que são substâncias utilizadas para realçar vasos ou cavidades do sistema digestório e apresentam as mesmas restrições de qualquer outro exame de radiodiagnóstico que os utilize. A maioria dos meios de contrastes utilizados contém iodo em sua composição, o que pode causar alguma reação alérgica. Portanto, o responsável pelo exame deve ser alertado, caso o paciente seja alérgico ao iodo, portador de asma, mieloma múltiplo, distúrbios cardíacos, renais ou tireoidianos, ou diabetes. Normalmente o paciente deve ser questionado e assinar consentimento para a realização do exame, visando evitar reações alérgicas e problemas legais, em caso de indisposição durante o processo de aquisição de imagens com a utilização de meios de contraste.

A execução do exame segue a rotina de qualquer exame radiológico, com algumas especificidades, como é apresentado na sequência de ações a seguir. Primeiramente deve ser feita a identificação do paciente, quando são colhidos seus dados, como: nome, idade, sexo etc. Em seguida, o médico responsável pelo exame deve estudar o caso clínico que originou a demanda e aprovar sua realização. Deve-se definir o protocolo a ser utilizado de acordo com a região que sofrerá a varredura, o início e o final dos planos de corte a serem adquiridos, a espessura dos cortes, a necessidade ou não de administração de meios de contrastes etc.

O paciente deve ser preparado e disposto em condições adequadas para ser examinado. Os dados do paciente são inseridos via console do computador, os parâmetros definidos para o protocolo a ser utilizado são introduzidos para a realização da varredura, e o paciente é posicionado no aparelho e deve assim permanecer o mais imóvel possível até o final da aquisição de dados do exame. A primeira imagem gerada é denominada topograma, ou scout, que é semelhante a uma de aparelho de raios X, a qual possibilita visualizar o posicionamento do paciente para fazer as marcações com a console da posição dos eixos cortes.

Capítulo 4 – A geração das imagens

A programação do exame é, então, feita com uso do topograma, por meio do qual se define a posição dos cortes inicial e final, a espessura dos cortes, o pitch, os cortes adicionais, a inclinação do gantry etc. Após a programação é executada a sequência de aquisição dos dados para a geração das imagens dos cortes axiais e a programação de cortes adicionais.

Após obtenção das imagens, estas devem ser retrabalhadas com o auxílio de variação de brilho, contraste, geração de cortes adicionais se necessário, geração de cortes sagitais, coronais, reconstruções tridimensionais, subtração de tecidos etc. De posse das imagens deve ser feita a seleção das mais significativas para a composição do conjunto que deverá ser utilizado para acompanhar o laudo diagnóstico. Esse conjunto de imagens normalmente é impresso em filme por meio de uma impressora específica. Em alguns casos, pode-se optar pela não geração da imagem física e as imagens que deverão acompanhar o laudo são re-gistradas em um dispositivo magnético de armazenagem, um CD, por exemplo, que quando possível de ser utilizado representa economia considerável para o processo e produção de menor quantidade de resíduos.

Artefatos e compensações em imagens de TC

Os artefatos são ruídos que influenciam a nitidez ou a resolução da ima-gem, ou estruturas que aparecem nas imagens e que não correspondem às es-truturas anatômicas reais do paciente que está sendo submetido à varredura. Podem confundir as informações obtidas e, em casos extremos, influenciar o laudo diagnóstico do exame, culminando em dados incorretos que, além de não auxiliarem no encaminhamento terapêutico, podem atrapalhá-lo, prejudicando o paciente. Por esse motivo, os artefatos devem ser evitados quando houver ações capazes de realizar tal intento, e, caso isso não seja possível, eles deverão ser eficientemente minimizados.

À exceção dos causados por movimentações do objeto, os demais artefatos que aparecem nas imagens em TC são decorrentes de fatores físicos e técnicos relacionados com a própria utilização do aparelho. Para que haja o controle de-vido dessas alterações é necessário um profissional habilitado e experiente para a realização da aquisição de dados, o qual saiba utilizar os recursos disponíveis para otimizar o processo de aquisição das imagens, e um médico experiente para evitar que influenciem o processo diagnóstico.

Tomografia computadorizada: tecnologias e aplicações

Artefatos de movimento

Os artefatos de movimento podem ser causados em razão de movimentações do paciente após seu posicionamento no aparelho. Durante o processo de aquisição dos dados, esses artefatos podem ser eliminados se o operador conversar com o paciente e orientá-lo a se manter imóvel. Caso o paciente não seja capaz de cooperar, como no caso de crianças, pacientes psiquiátricos, portadores do mal de Parkinson, estes deverão ser contidos para a realização da aquisição de dados. A contenção pode ser feita com o auxílio de um familiar ou, mais comumente, com o uso de sedativos e anestésicos.

Os artefatos resultantes de movimentos respiratórios podem ser consideravelmente reduzidos na maioria dos casos pedindo-se ao paciente que interrompa a respiração durante o processo de aquisição dos dados. Quanto aos pacientes com dificuldades respiratórias, que não podem suspender a respiração pelo período suficiente para a realização do processo de aquisição das imagens, o processo deverá ter seu tempo reduzido. Isso pode ser feito com o aumento da distância entre os eixos de corte, ou pela divisão do processo em duas ou mais etapas, quando o volume a ser examinado deverá ser dividido e a aquisição deverá ter o número de sequências de varreduras de corte que forem necessárias para minimizar esse tipo de artefato.

Os artefatos gerados por movimentos de deglutição e peristálticos poderão ser reduzidos se o paciente puder receber informação sobre o exame e um preparo anterior para a redução do bolo fecal contido nos intestinos e dos gases contidos na região abdominal ou pélvica. Os movimentos decorrentes da pulsação do sistema circulatório não podem ser controlados, e os artefatos originados pela movimentação só poderão ser reduzidos em aparelhos que tenham alta velocidade de aquisição e sincronia entre o processo de aquisição dos dados e o processo de pulsação do paciente. Com a possibilidade de sincronismo, os dados são adquiridos somente nos períodos em que o músculo cardíaco se encontrar em repouso (diástole do músculo).

Artefatos de interface

Os artefatos de interface podem surgir por causa da grande variação de absorção entre estruturas próximas, fazendo aparecer raias na imagem desde a interface. Essas raias são o resultado da grande variação no gradiente dada a variação de densidade entre órgãos e o ar no interior do organismo. Embora esses artefatos possam ocorrer em qualquer interface tecido-ar eles aparecem mais intensamente quando o material de interface apresenta uma maior absorção dos fótons X, como no caso de meios de contraste-ar. Esse tipo de artefato é o resultado de uma combinação do efeito de gradiente de interface, não linearidade do volume parcial e movimento, e pode ser reduzido diminuindo-se a espessura da fatia irradiada.

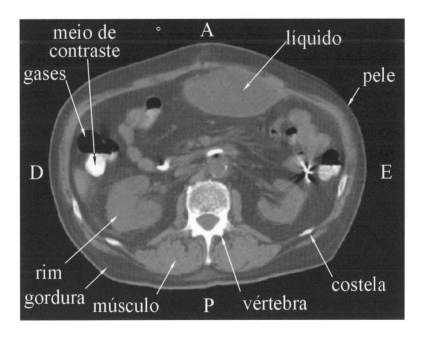

FIGURA 4.20 – Imagem de corte axial de abdome

A Figura 4.20 apresenta uma imagem de corte axial de abdome, onde podem ser identificados: os rins esquerdo e o direito, uma vértebra, quatro costelas, uma coleção líquida em região circunscrita junto à parede anterior do abdome, tecidos musculares, uma camada superficial de gordura, pele, gases intestinais, colos ascendente à direita e descendente à esquerda contendo meio de contraste líquido que, em razão da força gravitacional e do posicionamento do paciente, deposita-se na direção posterior do paciente.

Na região esquerda do corte, entre o rim e o colo descendente, observa-se um objeto que apresenta alta absorção do feixe de raios X e, por essa razão, gera uma série de artefatos sobre a imagem. Esses artefatos aparecem como uma

Tomografia computadorizada: tecnologias e aplicações

série de raias que se propagam do objeto em todas as direções, além de algumas regiões em torno do objeto, que aparecem mais escuras e mais claras, interferindo no registro dos contornos do objeto e das estruturas próximas.

Endurecimento do feixe de raios X

O feixe de raios X utilizado em radiodiagnóstico é um feixe policromático, isto é, composto por fótons X com pacotes de energia variáveis em uma faixa entre 40 e 140 keV em uma proporção determinada pelo processo de geração. Os fótons mais energéticos são mais penetrantes que os fótons menos energéticos, e o feixe ideal para a geração da imagem diagnóstica leva em consideração a característica de penetração do espectro gerado tal que este feixe ultrapasse parcialmente o objeto e atinja os detectores.

A atenuação do feixe pelos tecidos é proporcional à energia média dos fótons que compõem esse feixe. Quando a proporção entre os fótons mais energéticos e os fótons menos energéticos varia, aumentando a quantidade de fótons mais energéticos, há um aumento da energia média do feixe, tornando-o mais penetrante. Esse comportamento é conhecido como endurecimento do feixe. Com esse aumento proporcional de fótons mais energéticos e penetrantes, ocorre uma diminuição no espectro de absorção, ou seja, diminui a faixa de coeficiente de atenuação linear dos tecidos. Esse comportamento promove um aumento na quantidade de fótons que atingem os detectores, promovendo aumento no contraste da imagem gerada e perda de detalhes, principalmente de tecidos moles.

Gradiente de atenuação

Artefatos resultantes da redução do gradiente de atenuação na região central do objeto podem ocorrer em objetos com diâmetros de corte maiores. De maneira semelhante ao processo de endurecimento do feixe, em objetos mais espessos o feixe que atinge a região central do objeto já foi parcialmente absorvido por suas regiões mais superficiais. Como os fótons menos energéticos são mais facilmente absorvidos, o feixe que atinge a região central apresenta uma proporção maior de fótons mais energéticos e, por isso, é mais penetrante ou endurecido. Obviamente, quanto mais distante da fonte, dentro do objeto, mais endurecido se torna o feixe. Portanto, na superfície mais distante da fonte haverá uma diminuição ainda maior do gradiente de atenuação, mas, como o tubo se movimenta ao redor de toda a superfície, existe uma compensação do endurecimento do feixe na região superficial quando o tubo de raios X passa pelo lado oposto do objeto. Por esse motivo, esse endurecimento do feixe causará mais danos na região central do objeto, aumentando o contraste nessa região e perdendo detalhes, principalmente de tecidos moles, que apresentam menor absorção do feixe. Esse tipo de artefato pode ser facilmente sanado por algoritmo específico capaz de levar em consideração esse comportamento do feixe em objetos mais espessos.

Objeto metálico

Pelo fato de os objetos metálicos apresentarem grande absorção dos fótons X, eles muitas vezes impedem a geração de informação adequada da atenuação do feixe pelos voxels que se encontram à sua frente no momento da incidência do feixe. Assim, a composição das matrizes de dados para a determinação da atenuação promovida pelos voxels fica comprometida, gerando uma não linearidade que resultará em um aparecimento de raias na imagem final do corte. Esse tipo de artefato pode ser reduzido pela exclusão do objeto gerador da região a ser registrada. Caso isso não seja possível, o uso de filtros específicos também pode reduzir tais efeitos.

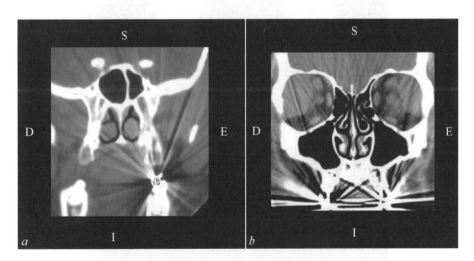

FIGURA 4.21 – Imagens de corte frontal da cabeça com artefato

Tomografia computadorizada: tecnologias e aplicações

Apesar de as duas imagens apresentarem artefatos de mesma origem, a qualidade da imagem (*a*) é bem superior à da (*b*). Isso se deve ao fato de que essas imagens foram geradas em aparelhos que apresentam níveis diferentes de tecnologia incorporada. O aparelho responsável pela geração da imagem (*a*) utiliza uma série de filtros que buscam minimizar os efeitos dos artefatos gerados por estruturas de alta absorção do feixe de raios X. Por conseguinte, a imagem (*a*) apresenta-se mais nítida, com um nível de contraste mais baixo, ao passo que a imagem (*b*) mostra-se com um alto contraste. Apesar de as raias da imagem (*a*) serem consideráveis, é possível observar os limites das estruturas ósseas. As raias presentes na imagem (*b*) interferem nos limites de contorno dos ossos, o que é facilmente observado nos contornos do seio maxilar direito.

Efeito ponta

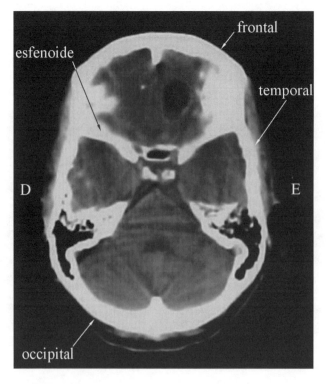

FIGURA 4.22 – Imagem de corte axial de cabeça

Capítulo 4 – A geração das imagens

O artefato gerado por efeito de ponta pode ocorrer quando existe grande variação entre o coeficiente de atenuação linear de uma estrutura em ponta e o tecido circunvizinho, principalmente se em certo posicionamento tubo-arco detector o objeto pontiagudo for registrado por um único detector. A região pontiaguda gera uma não linearidade na composição das matrizes utilizadas para determinar o coeficiente de atenuação linear de cada um dos voxels do volume do corte. Por esse motivo, objetos em ponta que apresentam transições grandes nos coeficiente de atenuação linear, como ossos, grampos metálicos e agulhas de biópsia, causarão as raias que emanam das várias posições tangenciais à borda do objeto.

A Figura 4.22 apresenta a imagem de um corte axial de cabeça na altura das orelhas, onde se observa uma série de raias que promovem variações nos tons de cinza na região encefálica. Essas raias ocorrem no processo de reconstrução da imagem com resultado da grande variação na característica de absorção dos tecidos ósseos do crânio e do tecido encefálico. As regiões mais densas, que apresentam grande absorção do feixe de raios X, apresentam-se como ponto de origem desses artefatos em forma de raias. Na imagem, se concentram basicamente na crista óssea no eixo central, na região posterior interna, e, dadas as estruturas ósseas que envolvem as orelhas internas, as duas estruturas apresentam terminações em ponta que promovem o aparecimento de artefatos no momento da reconstrução da imagem.

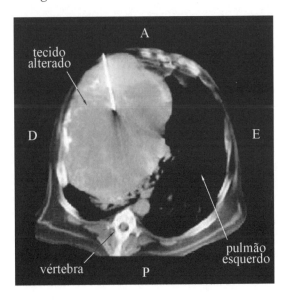

FIGURA 4.23 – Imagem de corte axial de tórax canino

Tomografia computadorizada: tecnologias e aplicações

A Figura 4.23 apresenta uma imagem de corte axial de um tórax que apresenta grande quantidade de tecido alterado no pulmão direito onde está posicionada uma agulha metálica para a coleta de amostra do material para biópsia. Por causa da grande absorção do feixe de raios X pelo material da agulha e de seu formato pontiagudo, no processo de reconstrução da imagem acaba surgindo como artefato uma região escura junto à ponta de onde se originam algumas raias que se dispersam daí em direção às bordas da imagem pelos tecidos adjacentes.

Objeto fora do campo

Objetos que apresentam grande absorção do feixe de raios X podem gerar artefatos na imagem final obtida por reconstrução com o processamento dos dados pelo computador. Por isso, objetos que se encontram fora do campo de observação (FOV) que aparece na tela, mas entre a fonte de raios X e o arco detector, podem promover artefatos na imagem. Em um serviço de TC, esse tipo de artefato pode se apresentar seguidamente, se a causa do artefato estiver fora do objeto em varredura e não for eliminada.

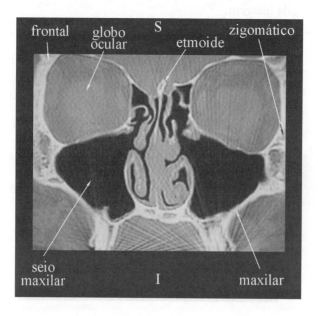

FIGURA 4.24 – Imagem de corte frontal de cabeça

Capítulo 4 – A geração das imagens

Como consequência, a mesa de acomodação do paciente deve ser construída por materiais que apresentem pequena absorção do feixe de raios X, pois, mesmo ficando normalmente fora do FOV, ela ainda se encontra entre a fonte e os detectores. Não é raro esse tipo de artefato surgir nas imagens geradas em TC quando quantidades de meio de contraste caem sobre a mesa e não são removidas de forma eficiente.

Esse tipo de artefato pode surgir ainda quando o FOV é reduzido em razão de uma estrutura que esteja no campo de varredura e fora da área do FOV. Isso ocorre quando essa estrutura apresenta grande influência no processo de reconstrução da imagem, seja por ser muito grande em relação às demais estruturas, seja por apresentar grande atenuação do feixe de raios X.

A Figura 4.24 apresenta uma imagem de corte frontal da cabeça, com destaque para as órbitas, as variações anatômicas da cavidade nasal e as cavidades dos seios maxilares. Da região inferior da imagem surge uma série de raias de artefato, as quais se devem a peças metálicas existentes na arcada dentária do paciente na região do corte. Apesar de as peças metálicas estarem fora do FOV, sua influência no processo de reconstrução da imagem gera artefatos nas regiões vizinhas e, por esse motivo, a imagem apresenta essas raias que se propagam, de maneira difusa, das peças metálicas que as originaram.

Artefatos de inconsistência

Os artefatos de inconsistência podem ocorrer por causa de uma série de interferências e funcionamento inadequado durante o processo de varredura, como falha em um canal detector, variação na emissão de feixe decorrente da alimentação do tubo ou arcos voltaicos internos, interferências eletromagnéticas, interferências causadas por vibrações, problemas no sistema de transmissão de dados e no sistema computacional etc. A redução desses tipos de artefato pode ocorrer após um teste de calibração do equipamento. Caso isso não resolva o problema, os responsáveis pela manutenção do aparelho deverão ser imediatamente contatados.

Tomografia computadorizada: tecnologias e aplicações

Os meios de contraste

Os meios de contraste radiológicos são substâncias que apresentam características de grande absorção do feixe, ou seja, apresentam um alto coeficiente de atenuação linear (μ). Essa característica permite ressaltar determinadas estruturas anatômicas que, do contrário, não poderiam ser observadas. As substâncias utilizadas como meios de contrastes podem ser administradas por diferentes vias, como oral, retal e intravenosa. A escolha de uma ou outra substância de meio de contraste, bem como da via de introdução no organismo, dependerá da estrutura que se deseja ressaltar e do estudo que se pretende fazer.

O uso de meio de contraste pode causar reações adversas, desde pequenas alergias até choque anafilático. Para o profissional que lida diretamente com os equipamentos de TC, é importante salientar que, se ocorrer um acidente, ou intercorrência que faça o meio de contraste extravasar do local desejado, e se esse contraste não for devidamente removido, as imagens geradas poderão conter artefatos, uma vez que o meio de contraste apresenta grande absorção da radiação. As reações causadas pelo uso de meios de contraste podem ser classificadas como leves, moderadas ou graves. A Tabela 4.4 apresenta os sintomas mais comuns associados a esses três tipos de reações. As ações a serem tomadas dependem da gravidade do quadro apresentado pelo paciente.

TABELA 4.4 – Reações adversas aos meios de contraste

Leves	Moderadas	Graves
Naúseas, tosse, calor, cefaleia, tonturas, ansiedade, rubor, tremores, calafrios, urticária restrita, sudorese, espirros, inchaço nos olhos, dor local	Vômitos, alteração na frequência cardíaca, hipertensão, hipotensão, urticária extensa, edema facial, rigidez muscular, broncospasmo, laringospasmo, dores no tórax, dores no abdome, cefaleia intensa	Apresentam risco de vida com associação de reações leves e moderadas. Edema de glote, inconsciência, convulsões, edema agudo de pulmão, colapso vascular grave, arritmias, parada cardiorrespiratória

Fonte: elaborada pelo autor.

124

Imagens DICOM

DICOM é um acrônimo para *Digital Imaging and Communications in Medicine* e surgiu como um modo de padronizar as imagens médicas digitais criado em 1983 por um comitê formado pelo American College of Radiology (ACR) e pela National Electrical Manufacturers Association (Nema), e que é atualizado ao longo dos anos.

O padrão DICOM tem as ferramentas necessárias para o registro de dados e o processamento das imagens diagnósticas digitais de forma precisa. De modo geral, pode-se pensar que o DICOM é apenas um formato de arquivo de imagem digital, dedicado às imagens médicas, com a extensão .dcm, como diversos outros arquivos de imagens digitais (.jpg, .tiff, .png etc.). No entanto, o DICOM vai muito além do registro dos dados da imagem digital. Esse padrão de registro de informações engloba todo o protocolo de transferência, armazenamento e formas de apresentação e reconstrução, buscando atender a todos os aspectos funcionais demandados por uma imagem médica digital originada de qualquer equipamento que produza imagem médica digital.

PACS é o acrônimo de *Picture Archiving and Communication Systems* e serve para designar sistemas médicos, compostos de hardware e software, desenvolvidos para a geração e o processamento de imagens médicas digitais. Esses sistemas compreendem aparelhos geradores de imagens digitais, como os aparelhos de tomografia computadorizada, de ressonância magnética, de radiografia digital etc.; os dispositivos de armazenagem de imagens digitais, nos quais as imagens adquiridas são armazenadas; e as estações de trabalho onde os profissionais da radiologia médica podem observar as imagens e manipulá-las para realização do diagnóstico médico.

A imagem digital de uma cena pode ser produzida por uma câmera digital, em cuja memória é possível armazená-la. Posteriormente é possível gravá-la em um computador pessoal na forma de um arquivo digital e distribuir esse arquivo para outras pessoas, bastando enviá-lo por e-mail, por exemplo. De modo semelhante, mas um pouco mais complexo, o sistema PACS possibilita a realização desses mesmos processos, com a diferença de que trabalha exclusivamente com o DICOM. A Figura 4.25 ilustra como o sistema PACS promove a integração do processo de geração, armazenagem, transmissão e visualização de imagens no padrão DICOM. Todo dispositivo (hardware) ou software PACS vem com sua própria declaração de conformidade DICOM. De modo simplificado, pode-se dizer que o PACS permite a existência do padrão DICOM.

Tomografia computadorizada: tecnologias e aplicações

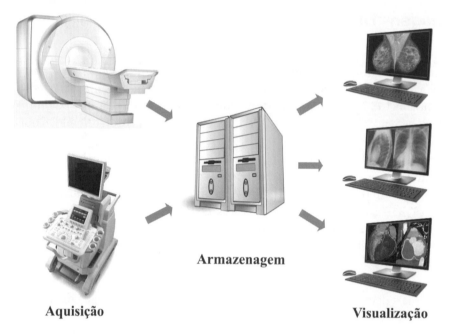

Aquisição   Armazenagem   Visualização

FIGURA 4.25 – Ilustração do processo de aquisição, armazenagem, transmissão e visualização de imagens médicas digitais

O padrão DICOM tem um papel importante na evolução da medicina por meios digitais, garantindo os mais elevados padrões de diagnóstico e o melhor desempenho. Possibilita a criação de uma norma universal da medicina digital com imagens DICOM, redes DICOM e regras DICOM. As imagens geradas são de excelente qualidade e viabilizam as condições para atender às necessidades dos diferentes métodos de aquisição de imagens diagnósticas (ultrassonografias, radiografias, cintilografias etc.), dos diferentes parâmetros utilizados nas aquisições, da armazenagem de diferentes tipos de dados que estão associados ao processo de aquisição da imagem e das características do dispositivo utilizado na aquisição.

O processo de gestão da imagem digital permite integralizar no arquivo de armazenagem, de forma codificada, os dados médicos completos vinculados à imagem adquirida, como o nome do paciente e seus dados, informações sobre o serviço responsável pela aquisição da imagem e o equipamento utilizado na aquisição. Tudo isso realizado com muita clareza quanto aos dispositivos e a suas funcionalidades.

Capítulo 4 – A geração das imagens

Os aparelhos de TC produzem imagens no padrão DICOM, e todo o processo de gestão da imagem, desde a sua aquisição até a sua visualização remota ao serviço no qual foi gerada, é regida pelo sistema PACS, que garante, entre outros tópicos, o registro de todas as informações associadas à imagem produzida e a segurança dos dados por meio de sua codificação, de modo a garantir a confidencialidade da informação médica.

EXERCÍCIOS PROPOSTOS

1. Como são gerados os dados nos aparelhos de TC?

2. Descreva o processo de reconstrução inversa.

3. Defina a reconstrução inversa filtrada.

4. Como ocorre a construção da imagem digital?

5. Defina a escala Hounsfield.

6. Quais são as referências para os valores +1.000 H, 0 H e -1.000 H?

7. O que são as janelas de observação?

8. Como é feita a distribuição da escala de cinza sobre a escala Hounsfield?

9. Uma varredura foi feita, e a escala de cinza foi definida com L = -100 H e W = 800 H. Determine os pontos de saturação para o preto e para o branco brilhante na escala Hounsfield.

10. Como são geradas as imagens de cortes axiais nos aparelhos convencionais de TC?

11. E nos aparelhos helicoidais?

Tomografia computadorizada: tecnologias e aplicações

12. Por que nos aparelhos de TC helicoidais é preciso fazer a interpolação de dados para a construção da imagem de corte axial?

13. Como é definido o pitch nos aparelhos de TC helicoidais?

14. Defina os aparelhos de TC multicorte.

15. Defina arco multidetector.

16. Como são construídos os arcos multidetectores adaptáveis?

17. Como é feita a aquisição isotrópica?

18. Quais são os principais artefatos que podem ocorrer nas imagens de TC?

19. Quando devem ser utilizados os meios de contraste?

20. Quais são as principais reações alérgicas decorrentes do uso de meio de contraste?

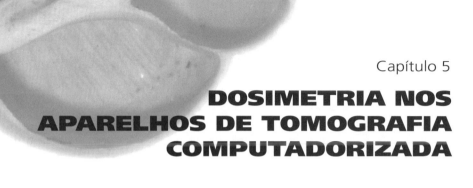

Capítulo 5

DOSIMETRIA NOS APARELHOS DE TOMOGRAFIA COMPUTADORIZADA

Os aparelhos de tomografia computadorizada (TC) vêm incorporando avanços tecnológicos muito rapidamente, tornando o tempo de aquisição das imagens menor, e a qualidade das imagens geradas, melhor. Essa característica tem feito com que os exames diagnósticos gerados em aparelhos de TC estejam competindo e ganhando de imagens tradicionalmente geradas em outros aparelhos. A TC tornou-se um dos mais importantes exames de diagnósticos por imagem, sendo hoje indispensável para os profissionais da área de Saúde.

Nos últimos anos, em todo o mundo, houve um grande crescimento desse tipo de exame em relação à totalidade dos exames de radiodiagnósticos. No início da década de 1990 os exames em TC correspondiam a aproximadamente 2% do total de exames radiológicos; já no ano 2000 esse índice estava acima de 5% na média mundial, e em alguns países desenvolvidos chegava a 10% do total dos exames. Em países desenvolvidos os exames de TC superam 30% do total de exames de radiodiagnósticos.

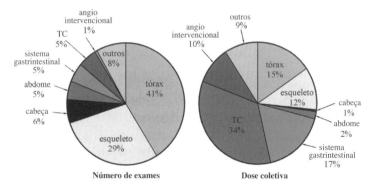

FIGURA 5.1 – Distribuição dos exames radiológicos por número de exames e por dose coletiva

Tomografia computadorizada: tecnologias e aplicações

Na virada para o século 21, com o desenvolvimento dos tubos geradores de raios X, filmes e telas intensificadoras, a dose em paciente nos exames radiográficos convencionais, nos quais a radiação registra a informação da imagem diretamente sobre o filme, apresentou uma redução média de 30%. Nesse mesmo período, nos exames em aparelhos de TC, não houve uma redução perceptível na dose em paciente, apesar do grande desenvolvimento na tecnologia de computadores e detectores usados nessa modalidade de exame por imagem. Os gráficos apresentados na Figura 5.1 permitem uma comparação entre os índices percentuais de demanda por número de exames nas diversas técnicas radiológicas, por tipo de exame e o índice percentual da dose recebida pela média da população submetida a esses exames.

Pode-se observar claramente que, apesar de os exames em TC representarem apenas 5% do número de exames solicitados, eles são responsáveis por 34% da dose média na população, ou seja, o exame em TC promove uma dose muito maior no paciente que qualquer outro exame que use a tecnologia de raios X. Os exames em TC só se comparam com os processos de angiografia em que existe o uso prolongado de equipamentos de fluoroscopia para exames vasculares e cirurgias. No entanto, os exames em TC são os que apresentam o maior percentual de contribuição para o aumento da dose em paciente.

A dose é calculada pela energia depositada em função da massa de tecidos que recebeu essa energia. A dose absorvida é medida em gray, e 1 gray (Gy) corresponde à deposição de 1 joule (J) de energia em 1 quilograma (kg) de massa de tecido. A dose equivalente pode ser medida em sievert (Sv) e pondera em seu cálculo o tipo de radiação que fez a deposição de energia na massa do objeto irradiado.

A seguir, serão discutidos os fatores que promoveram um aumento de dose causado pela TC.

O aumento no número de exames

São vários os motivos para o crescimento do número de exames realizados em aparelhos de TC. Na década de 1980, um exame completo em TC demorava alguns minutos. Hoje o exame é realizado muito rapidamente, tornou-se menos desagradável ao paciente e é de fácil recomendação. A qualidade da imagem melhorou muito, apresentando muito mais detalhes das estruturas anatômicas. Isso se deve à melhora dos algoritmos, do tempo de aquisição dos dados, do processamento dos dados, dos softwares de reconstrução de imagens, da arquitetura dos aparelhos, que são menores, menos barulhentos e de design mais arrojado. Associado a isso as aplicações foram se ampliando consideravelmente.

Capítulo 5 – Dosimetria nos aparelhos de tomografia computadorizada

Hoje a TC pode ser utilizada para o acompanhamento de punções ou de inserção de cateteres, substituindo o uso de equipamentos de fluoroscopia convencional nos diversos procedimentos intervencionistas; em alguns casos tem sido preferida em relação ao aparelho de ultrassom que não utiliza radiações ionizantes no processo de aquisição da imagem diagnóstica. A Figura 5.2 apresenta uma imagem de TC para o acompanhamento de coleta de material para análise laboratorial.

Assim, de modo generalizado, a difusão dos exames diagnósticos em aparelhos de TC tem sido muito rápida, e, apesar de ser um exame mais caro, se comparado a outros, seu crescimento de demanda é superior à necessidade diagnóstica. Em alguns casos, exames mais simples têm sido preteridos, mesmo sendo capazes de proporcionar o mesmo resultado diagnóstico proporcionado pelo exame em aparelhos de TC.

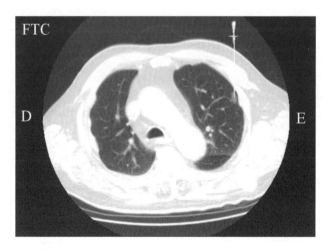

FIGURA 5.2 – Imagem de fluoroscopia por TC (FTC) para acompanhamento de punção

O aumento da dose nos exames

Diferentemente da imagem radiodiagnóstica convencional, na qual a radiação interage com o objeto e registra a atenuação do feixe diretamente sobre o filme radiográfico, que, após processado, apresenta a imagem radiográfica, a imagem gerada em aparelhos de TC é digital, podendo ser apresentada em tela

Tomografia computadorizada: tecnologias e aplicações

de vídeo e ser impressa posteriormente em diversos suportes físicos. No sistema convencional de geração de imagem uma exposição longa promove o escurecimento do filme, prejudicando a qualidade da imagem e, consequentemente, a possibilidade de diagnóstico. Já nas imagens geradas pelos aparelhos de TC a maior exposição do paciente promove imagens mais detalhadas, e o brilho e contraste da imagem final pode ser controlado por processamento digital.

Outro importante fator responsável pelo aumento da dose em paciente encontra-se na tendência de se fazer a varredura de um volume maior que o necessário. Assim, na geração dos cortes axiais para diagnosticar determinado órgão, há uma propensão em se iniciar a varredura dos cortes antes e terminar após o final do volume desse órgão, com o objetivo de garantir a não perda de informações a seu respeito.

Os aparelhos helicoidais trabalham com o rastreamento do volume sem intervalos entre os cortes, e, dependendo da espessura do feixe escolhida para o exame, é comum ocorrer a reirradiação de partes dos tecidos. Quando a espessura do feixe é maior que a distância entre os cortes, a reirradiação fatalmente ocorrerá, aumentando a dose no paciente.

A repetição de exames também promove o aumento da dose no paciente. Muitas vezes o quadro clínico não é descrito de maneira objetiva, o pedido do exame não é feito de forma adequada ou o profissional responsável pelo exame não o realiza corretamente da primeira vez, gerando a necessidade de varreduras complementares. Exames que necessitam de meio de contraste podem ser feitos primeiramente sem seu uso, o que submete o paciente a uma dupla irradiação, às vezes desnecessariamente.

A escolha dos parâmetros de controle do feixe gerado, mA e kV, não é tão simples como no aparelho convencional de raios X. Os protocolos de exames são predefinidos pelo fabricante no momento da instalação do aparelho, não havendo protocolos diferenciados para adultos. Ou seja, independentemente do volume e da massa do paciente, não há variação da característica de penetração do feixe e de sua intensidade. Dessa forma, pacientes com volumes corporais menores recebem doses bem maiores que a mínima necessária para a geração da imagem diagnóstica. A maioria dos serviços apresenta protocolos diferenciados para criança, mas poucos serviços têm diferenças entre os protocolos de adultos, e, quando têm, existe um protocolo diferenciado para o adulto obeso. Os jovens acabam sendo os maiores prejudicados, pois não há uma prática de protocolos especiais para adolescentes. Os adolescentes apresentam características diferenciadas no sistema musculoesquelético em relação à pessoa adulta. O protocolo voltado para pacientes pediátricos também acaba por não ser satisfatório, visto que a massa e o volume do paciente em idade infantil são muito variáveis.

Capítulo 5 – Dosimetria nos aparelhos de tomografia computadorizada

A maioria dos aparelhos existentes hoje no mercado não apresenta variação de parâmetros de alimentação do tubo de raios X durante a varredura, mesmo entre regiões que apresentam radioabsorção diferenciada do feixe de raios X. Quando um exame é programado, do primeiro ao último corte, os valores de kV e mA de alimentação do tubo são os mesmos, ou seja, a intensidade e penetração do feixe são as mesmas, ainda que haja diferenças na absorção da radiação pela região irradiada.

Caracterização da dose

Segundo dados epidemiológicos, as doses absorvidas pelos tecidos em decorrência dos exames em aparelhos de TC aproximam-se dos níveis que promovem o aumento da probabilidade de incidência de câncer, chegando a excedê-los. Em um exame de tórax há uma dose equivalente de aproximadamente 8 mSv, cerca de 400 vezes a dose gerada por uma radiografia AP de tórax, que é cerca de 0,02 mSv.

Exames na região pélvica apresentam dose efetiva de até 20 mSv. A Tabela 5.1 apresenta dados de dose efetiva para alguns exames realizados em aparelhos de TC e de raios X convencionais. Observa-se claramente que as doses em aparelhos de TC são bem maiores. No entanto, deve-se ressaltar que, apesar de terem correlação, as imagens geradas em aparelhos de TC e em de raios X cumprem objetivos diferenciados no processo diagnóstico.

TABELA 5.1 – Doses efetivas em exames em aparelhos de TC e raios X

TC		Aparelhos de raios X	
Exame	Dose (mSv)	Exame	Dose (mSv)
Cabeça	2	Crânio	0,07
Tórax	8	Tórax	0,02
Abdome	10-20	AP abdome	1,0
Pelve	10-20	Pelve	0,7
		Enema de bário	7,0

Fonte: ICRP (2000).

Tomografia computadorizada: tecnologias e aplicações

TABELA 5.2 – Doses absorvidas para exames em aparelhos de TC

Exame	Dose por corte (mGy)	Dose total (mGy)
Rotina de cabeça	60	1.050
Rotina do tórax	30	650
Rotina de abdome	35	780
Rotina de pelve	35	570
Fígado e baço	35	900
Trauma de coluna	70	460

Fonte: ICRP (2000).

A Tabela 5.2 apresenta a dose absorvida média, por corte e por varredura total, para alguns exames realizados em aparelhos de TC. A dose absorvida em aparelhos de TC para as imagens do tórax é de 30 mGy por corte, chegando a 650 mGy para o exame completo. Esse tipo de exame promove uma dose na mama entre 20 e 50 mGy, mesmo não sendo o tecido mamário o tecido objeto do exame. Uma dose absorvida de 1 Gy corresponde à deposição de 1 J de energia em 1 kg de massa. A energia total liberada em um paciente dependerá diretamente do volume de varredura.

A dose em paciente em varreduras por TC é frequentemente expressa em CTDI, a dose indexada para TC. O CTDI foi criado para permitir aos profissionais que trabalham na aquisição de imagens por TC um padrão que possibilite estimar o valor médio de dose recebida pelo paciente a cada fatia irradiada em dada varredura.

Para se fazer uma comparação das doses recebidas em uma varredura por TC, um exame de mamografia que tem o objetivo exclusivo de examinar a glândula mamária gera uma dose absorvida de 14 a 20 mGy em seu procedimento padrão, duas exposições por mama, nas incidências craniocaudal e a médio-lateral-oblíqua. Outras observações podem ser feitas comparando-se as tabelas 5.1 e 5.2.

O uso de equipamentos de fluoroscopia promove uma dose de 25mGy/min em seu modo normal, e no modo intensificado de 100 mGy/min, o que resulta em uma dose muito menor que a utilização da TC para o acompanhamento de processos longos como cateterismo e a observação de difusão de contraste no sistema digestório.

Assim como as mamas, outros tecidos, considerados mais sensíveis à radiação, também são preocupantes quando se trata da dose absorvida pelo paciente. O cristalino dos olhos recebe uma dose alta na varredura de crânio; a tireoide, na varredura de coluna cervical; os ovários, na varredura de abdome; e a pelve e os testículos, na varredura de pelve. A Figura 5.3 apresenta imagens que suscitam irradiação direta do cristalino e do tecido mamário.

Capítulo 5 – Dosimetria nos aparelhos de tomografia computadorizada

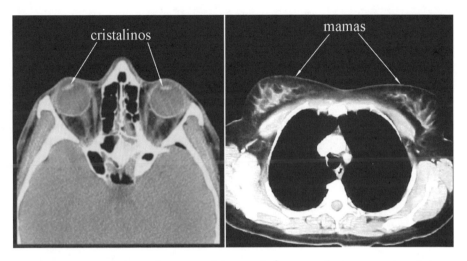

FIGURA 5.3 – Imagens de corte axial por TC. À esquerda, imagem de crânio; e à direita, imagem de tórax

Além dessa irradiação direta associada à imagem do corte na região dos tecidos citados, estes também são indiretamente irradiados, dado o espalhamento da radiação secundária, quando há irradiação de cortes em suas proximidades.

TABELA 5.3 – Doses absorvidas típicas (mGy) em adultos para exames em TC

Exame	Olhos	Tireoide	Mama	Útero	Ovários	Testículos
Cabeça	50	1,9	0,03	–	–	–
Coluna cervical	0,62	44	0,09	–	–	–
Coluna torácica	0,04	0,46	28	0,02	0,02	–
Tórax	0,14	2,3	21	0,06	0,08	–
Abdome	–	0,05	0,72	8,0	8,0	0,7
Coluna lombar	–	0,01	0,13	2,4	2,7	0,06
Pelve	–	–	0,03	26	23	1,7

Fonte: ICRP (2000).

Tomografia computadorizada: tecnologias e aplicações

A Tabela 5.3 apresenta as doses menores recebidas por esses tecidos e decorrência do espalhamento da radiação secundária. A tireoide, por exemplo, recebe uma dose de 1,9 mGy dada a varredura de crânio.

O uso dos aparelhos helicoidais de TC pode proporcionar menores doses no paciente que os aparelhos convencionais de TC, dependendo da escolha apropriada dos parâmetros de alimentação do tubo de raios X. Na prática, o que se verifica é uma dose maior no paciente em razão dos parâmetros escolhidos (volume de varredura – *scan*, mAs, espessura do corte e o passo da mesa quando se buscam imagens mais detalhadas). O aparelho de TC multicorte provoca um aumento de 10% a 30% na dose em decorrência da reirradiação de tecidos e do posicionamento dos conjuntos de detectores.

A maioria dos profissionais de radiologia supõe que aparelhos de TC mais modernos, por serem mais rápidos, promovem uma dose menor de radiação no paciente. Infelizmente, nesse caso, ao contrário dos aparelhos de raios X, a diminuição do tempo de exposição não leva necessariamente à redução na dose. Com o passar dos anos, os tubos de raios X estão ficando mais robustos, possibilitando a produção de feixes mais potentes capazes de gerar imagens com menor tempo de exposição, mas sem redução considerável da dose em pacientes.

Gerenciamento da dose em paciente

Para gerenciar a dose em paciente, há a necessidade de um controle de todo o processo que envolva a realização de exames em aparelhos de TC, desde sua solicitação até o término do procedimento gerador da imagem. Esse objetivo deve nortear as atividades dos diversos profissionais envolvidos, sejam os médicos que demandam os exames, sejam os responsáveis pela aquisição das imagens e pelos laudos diagnósticos ou os fabricantes de equipamentos.

Cabe a quem realiza o procedimento gerador de imagem diagnóstica limitar o volume a ser examinado e reduzir a corrente de alimentação do tubo mA. O uso do controle automático de exposição com a definição dos parâmetros de alimentação do tubo de raios X de acordo com a região na qual será feita a aquisição de dados proporciona uma redução de dose da ordem de 10% a 50% sem perda considerável na qualidade da imagem gerada. No entanto, esse controle depende de inclusão dessa ferramenta pelo fabricante, no pacote comprado pelo serviço de radiologia.

Ao se utilizar aparelhos helicoidais de TC deve-se observar que a espessura do feixe não seja maior que o passo da mesa, pitch maior ou igual a

Capítulo 5 – Dosimetria nos aparelhos de tomografia computadorizada

um, garantindo, dessa forma, que a dose não ultrapasse as doses geradas pelos aparelhos convencionais de TC. Assim, ao se escolher um passo da mesa de 10 mm, a espessura do feixe deve ser, no máximo, igual a 10 mm, promovendo um pitch maior ou igual a um.

Quando os órgãos mais sensíveis à radiação, como tireoide, cristalino, gônadas e mamas, não forem objetos de pesquisa da imagem gerada, pode-se optar pela proteção superficial, principalmente em se tratando de crianças e mulheres jovens. Esse procedimento resulta em uma redução de 30% a 60% da dose no órgão protegido.

Ações profissionais

Quanto aos aparelhos, cabe ao fabricante ter consciência das altas doses promovidas pelos aparelhos de TC, quando comparados com os demais exames de radiodiagnóstico, e introduzir sistemas de controle automático de exposição. Esses sistemas possibilitam a alteração automática dos parâmetros de alimentação do tubo de raios X de acordo com o tipo físico do paciente e com a região que está sendo irradiada. Assim, regiões que absorvem mais a radiação seriam irradiadas com um feixe mais penetrante e com maior número de fótons, ao passo que regiões que absorvem menos o feixe seriam irradiadas com feixe menos intenso. Esse procedimento de automação diminui a dose no paciente, sem alterar a qualidade da imagem gerada.

Cabe ao fabricante do equipamento a introdução de dispositivos de segurança que impeçam doses desnecessárias ao paciente por profissionais mal treinados e desconhecedores dos procedimentos de radioproteção. É necessário apresentar registros das doses médias geradas em paciente de acordo com a energia absorvida por ele, recomendar o uso de protocolos específicos que promovam doses menores e salientar a necessidade do emprego de protocolos próprios para pacientes pediátricos, adolescentes e mulheres jovens.

Os médicos radiologistas devem buscar que o paciente não seja irradiado indevidamente, utilizando o princípio da justificação da prática e exigindo que o pedido do exame seja feito de maneira técnica e clara por profissional de Saúde habilitado, médico ou dentista. Devem também certificar-se de que o pedido do exame atenda aos protocolos clínicos sob os quais o exame é solicitado, de acordo com a avaliação médica clínica e radiológica, e observar se a informação desejada não pode ser adquirida em imagens por ressonância magnética (RM) ou ultrassonografia (US).

Tomografia computadorizada: tecnologias e aplicações

Quando o exame solicitar o uso de meio de contraste, deve-se verificar a necessidade de fazer primeiramente o exame sem contraste para depois repeti--lo com o uso de meio contraste. O exame em aparelhos de TC não deverá ser repetido sem justificativa clínica e deverá ter seu volume de varredura o mais limitado possível. O médico clínico deverá informar ao radiologista a existência de exames prévios do paciente. Exames em TC com objetivos de pesquisa deverão trazer benefícios imediatos às pessoas a eles submetidos; caso assim não o seja, deverão ser avaliados e criticados por uma comissão de ética.

Exames de TC de tórax em adolescentes do sexo feminino e mulheres jovens devem ser justificados dada a alta dose absorvida pelo tecido mamário. Uma vez que a justificação do exame é comprovada, cabe ao responsável pela varredura assegurar que o exame seja realizado com a técnica adequada.

Gerenciamento de dose em aparelhos multicorte

A eficiência no controle da dose em sistemas que utilizam multidetectores MDCT diminui com a redução da espessura do corte decorrente da região de penumbra, parte não utilizada do feixe de raios X, o que não ocorre em sistemas de corte único. Por conta dessa característica, as varreduras feitas com sistemas multicorte devem ser cuidadosamente observadas, de maneira que o operador fique atento à espessura mínima de corte que promova o mínimo aumento de dose em função da região que está sob varredura. Em um intervalo entre 8 mm e 2 mm de espessura de feixe, a dose em paciente é praticamente a mesma; no entanto, espessuras de 1 mm promovem um aumento de até 50%; e espessuras de 0,5 mm, um aumento de até 100% da dose em paciente.

Assim, a escolha de feixes de pequena espessura deve ser feita somente quando houver melhora considerável nas observações das imagens adquiridas. Os feixes de 1 mm de espessura são a opção para o registro de imagens da coluna vertebral e articulações mais espessas, ao passo que 0,5 mm de espessura de feixe deve ser a opção para as órbitas, seios da face, ossos temporais e articulações delgadas. Feixes mais delgados servem para diminuir a interferência de artefatos de estruturas que apresentam grande absorção como próteses metálicas e regiões ósseas muito densas.

A obtenção de reconstrução 3D e de uma que possibilite a imagem de cortes coronais e sagitais com resolução semelhante à dos cortes axiais necessitam de espessura de feixe bem delgadas, solicitadas para aplicações de estudos angiográficos. No entanto, esse aumento considerável da dose em paciente em razão

Capítulo 5 – Dosimetria nos aparelhos de tomografia computadorizada

da escolha de espessura de feixe muito delgado em sistemas de TC multicorte de quatro cortes simultâneos desaparece em sistemas multidetectores de 8 e 16 cortes onde o aumento na dose, dada a redução da espessura do feixe, não chega a 10% em cortes de 0,5 mm de espessura.

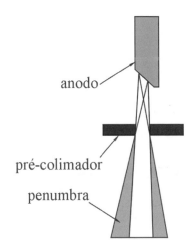

FIGURA 5.4 – Geração de região de penumbra dado o foco não pontual

O fato de o foco do feixe de raios X não ser pontual faz com que haja uma região de penumbra nas extremidades do feixe, no eixo transversal Z. Dessa forma, o feixe fica ligeiramente mais largo que sua colimação após o pré-colimador, conforme pode ser observado na Figura 5.4. Essa região de penumbra apresenta um feixe menos intenso que a região central. Nos aparelhos de corte único (SDCT) essa região de penumbra é utilizada para a composição do sinal que atinge o detector, mas esse procedimento não pode ser feito em arcos multidetectores. Por essa razão, varreduras com arcos multidetectores promovem maior dose de radiação no paciente.

Com base na Figura 5.5 pode ser feita uma comparação entre as regiões de penumbra em uma varredura com arco detector multicorte de quatro cortes e com arco multidetector de oito cortes simultâneos. Considerando os cortes de mesma espessura, pode-se facilmente concluir que a dose em paciente promovida pela região de penumbra do feixe é proporcionalmente maior para uma varredura feita com arco detector de quatro cortes simultâneos. O arco multidetector de quatro cortes simultâneos deverá dar duas voltas em torno do paciente

Tomografia computadorizada: tecnologias e aplicações

enquanto o de oito cortes deverá dar uma única volta para a varredura de um mesmo volume. Assim, quanto maior o número de detectores de um arco multidetector, menor a contribuição da região de penumbra do feixe para o aumento da dose em paciente.

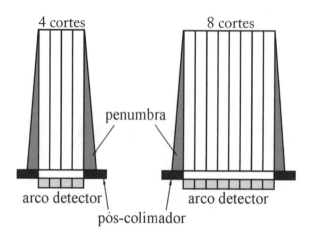

FIGURA 5.5 – Geração de região de penumbra em arco multidetector de quatro e oito cortes simultâneos

Variação da dose com os parâmetros de controle

O valor do mAs é diretamente proporcional à dose e deve ser mantido o menor possível, sem prejudicar a qualidade da imagem diagnóstica obtida. Uma vez que a redução do mAs implica piora na qualidade da imagem, o equilíbrio deve ser buscado na escolha do valor do mAs ideal. Assim, a escolha do mAs deve ser ajustada às características do paciente, principalmente seu volume corporal. Normalmente, o valor do mAs deve ser dobrado ou reduzido à metade para variação de diâmetros de 8 cm a 9 cm nas regiões abdominal ou pélvica e de 12 cm a 13 cm na obtenção de imagens do pulmão.

Os pacientes pediátricos são os que mais apresentam variação de massa e, por esse motivo, apresentam grande variação na absorção do feixe de raios X. Como são os que apresentam a maior expectativa de vida entre todos os pacientes de TC, consequentemente, há maior probabilidade de detrimentos tardios

Capítulo 5 – Dosimetria nos aparelhos de tomografia computadorizada

originados da absorção da dose de radiação. Essa população, juntamente com a jovem, é a mais estudada quanto aos procedimentos de redução de dose nas varreduras por TC.

A Tabela 5.4 apresenta dados de um estudo para a diminuição da dose em pacientes infantis com base na redução do valor da corrente catodo-anodo (mA) em função da massa do paciente com a manutenção da qualidade da imagem diagnóstica. A variação da dose na verdade estará associada ao fator mAs, que corresponde ao valor de mA vezes o tempo de rotação do tubo em torno do(s) paciente(s), mas o tempo não pode ser controlado visto que é um parâmetro típico do aparelho. A diminuição do valor da corrente mA promove uma redução da qualidade da imagem, a qual não pode prejudicar o diagnóstico, senão a varredura por TC perde a sua função. Para a obtenção dos dados apresentados foi utilizado um aparelho com um tempo de rotação do tubo em torno do paciente de 1 s; por isso o valor numérico da corrente (mA) é igual ao valor do fator mAs.

TABELA 5.4 – Variação da corrente catodo-anodo (mA) em varreduras pediátricas de baixas doses

Massa (kg)	Corrente (mA)	
	Tórax	Abdome
< 10	40	60
9-18	50	70
19-27	60	80
28-36	70	100
37-45	80	120
45-70	100-120	140-150

Fonte: ICRP (2000).

Estudos semelhantes realizados com a população pediátrica em outros aparelhos apresentam ligeiras variações que podem estar associadas a diversos fatores relacionados à máquina (filtros de feixe, tipos e número de detectores, tubo de raios X etc.). O importante nesse tipo de estudo é conscientizar os responsáveis pela geração de imagens por TC de que protocolos especiais para crianças com valores diferentes de mA associados à sua massa podem resultar em uma redução considerável da dose sem a perda da qualidade diagnóstica.

O pitch é inversamente proporcional à dose em paciente; portanto, seu aumento implica uma redução da dose, e vice-versa. A escolha de valores de pitch

Tomografia computadorizada: tecnologias e aplicações

menores deve ser feita quando a qualidade da imagem for imprescindível para o processo diagnóstico e de maneira consciente pelo operador da aquisição. Na escolha do pitch já estará associada a escolha da espessura do feixe; esse parâmetro de controle, portanto, segue a mesma regra do pitch.

A dose em paciente varia com o quadrado da variação do kV. Assim, a escolha de um valor de 120 kV, por exemplo, é ideal para a reconstrução da imagem, gerando um ótimo balanço de contraste, graças à boa penetração do feixe. No entanto, em paciente com menor volume corporal, valores de kV entre 80 e 100 podem ser suficientes para a obtenção de uma imagem de boa qualidade. No caso de pacientes pediátricos, por exemplo, recomenda-se um valor de kV menor para minimizar a dose, mantendo ainda assim a qualidade da imagem. Ajustes nos protocolos de varredura devem ser feitos visando atender os pacientes de maneira otimizada, ou seja, um diagnóstico satisfatório com a menor deposição de energia. Para isso a escolha de valores de mA, pitch e kV deve ser criteriosa na criação de protocolos que possam satisfazer melhor as condições do paciente, sejam esses pacientes pediátricos, adultos ou adultos obesos.

Controle automático de dose

Sistemas automáticos para o controle de dose são recomendados aos fabricantes pelo ICRP. Esses sistemas buscam manter a qualidade da imagem em níveis admissíveis, reduzindo ao máximo a dose em paciente, o que pode ser feito de diversas maneiras. Um dos métodos utilizados é a escolha do valor de mA ideal para a região na qual o corte está sendo realizado, dependendo da atenuação apresentada pelo paciente nessa região, obtida durante a aquisição do topograma.

O controle automático de exposição de paciente recentemente incorporado aos novos aparelhos de TC representa um avanço significativo na busca da redução da dose em paciente. Por ser o aparelho de radiodiagnóstico que promove a maior dose em paciente, os aparelhos de TC tornaram-se grande preocupação para os organismos internacionais de controle dos processos que envolvem as radiações ionizantes. Com base no princípio da otimização da prática, a meta atual é manter a qualidade da imagem já conquistada com a redução da dose no paciente nas varreduras por TC.

Há várias propostas para o controle da dose em paciente, e isso fatalmente passa pelo controle da intensidade do feixe de raios X por meio da variação do kV, do mA e do tempo. Como o tempo de exposição em aparelhos de TC está associado à velocidade de rotação do tubo de raios X em torno do paciente, que

Capítulo 5 – Dosimetria nos aparelhos de tomografia computadorizada

é uma característica do aparelho, o controle deve ser feito pelos valores de kV e mA. Assim, não é justificável que, para uma mulher de 1,60 m e 55 kg, utilizem-se os mesmos parâmetros de alimentação do tubo de raios X definidos para um homem de 1,80 m e 100 kg. Esse homem, no papel de objeto a ser irradiado, apresenta um volume corporal muito maior que aquela mulher e promove uma maior absorção do feixe. Por esse motivo um feixe de menor intensidade pode ser utilizado para estruturas volumétricas menores, o que ainda não ocorre nos aparelhos de TC.

Outro fator a ser observado no controle automático da dose em paciente é a variação da característica entre fatias de corte em uma mesma varredura em decorrência da variação de composição tissular da fatia. Ainda dentro de uma mesma fatia, a direção de incidência do feixe também promoverá variações de absorção por motivo igual. Levando-se essas questões em consideração, uma série de métodos de controle de otimização da dose em paciente foi proposta.

O controle da dose pelo controle da corrente do tubo mA consiste em observar a característica de absorção das regiões expostas durante a obtenção do topograma. Essa informação representa a média de atenuação do feixe para cada fatia do corpo a ser irradiada. Com base nesses dados é feito o controle do valor da corrente mA de alimentação do tubo durante a varredura para a obtenção das imagens dos cortes. Essa técnica possibilita manter praticamente constante o sinal que atinge os detectores independentemente da característica da região que está sendo irradiada. Assim, em regiões que apresentam maior absorção do feixe de raios X utiliza-se um feixe mais intenso com maior valor de corrente mA; e em regiões menos absorventes, valores menores reduzindo a dose no paciente e garantindo o sinal de informação que chega aos detectores e, consequentemente, a qualidade da imagem.

Esse tipo de controle possibilita atualizar o valor do mA para cada corte promovendo redução de até 40% na dose que o paciente recebe, sem perdas na qualidade da imagem, uma vez que o sinal que atinge o detector é suficiente para a obtenção da informação de atenuação do feixe. Esse controle automático de exposição beneficia principalmente pacientes de menor massa, como pessoas magras, de baixa estatura, e pacientes pediátricos, e, por ser de fácil aplicação, otimiza a relação risco-benefício para todas as aquisições realizadas em aparelhos de TC.

Um sistema ainda melhor de redução da dose em paciente pelo controle da intensidade do feixe leva em consideração variações na alta-tensão (kV) de alimentação do tubo que está associada à característica de penetração do feixe e ao contraste entre os tecidos. O ajuste automático associado da corrente do tubo (mA) e da alta-tensão de alimentação catodo-anodo (kV) com base no topograma é ainda melhor que o controle exclusivamente pela variação da corrente (mA). Um método de controle mais simples consiste na criação de parâmetros

Tomografia computadorizada: tecnologias e aplicações

internos de referência para o aparelho pelo qual será possível fazer o controle automático do feixe. Com a inserção de informações sobre peso, altura, idade e sexo do paciente, o computador fará uma aproximação da absorção característica por região e por ângulo de incidência do feixe para fazer o controle da irradiação do objeto, reduzindo a dose em paciente.

Um sistema mais sofisticado consiste no ajuste automático do feixe pela característica setorial de absorção. Esse sistema consiste na detecção do sinal que atinge o arco detector e automaticamente ajusta os parâmetros de alimentação do tubo, reduzindo ou aumentando os valores de corrente (mA) e da alta-tensão (kV), de acordo com a característica de absorção do tecido, à medida que o tubo se desloca no interior do gantry. Esse tipo de controle promove a redução da dose no paciente sem a perda de sinal mínimo necessário para os detectores e do controle do contraste do sinal.

Referências de dose em TC

As referências em dosimetria para os aparelhos de TC estão bem estabelecidas em todo o mundo, sendo que desde o ano de 2000 recomenda-se a incorporação de parâmetros medidores de dose nos aparelhos de TC. A segurança no controle de qualidade, que visa conhecer as doses recebidas pelo paciente durante o processo de aquisição de imagens em TC, utiliza três parâmetros bem definidos: $CTDI_w$, $CTDI_{vol}$ e DLP.

O $CTDI_w$ é o índice de dose para TC, e o $CTDI_{vol}$ é o índice de dose para TC ponderado para o volume da varredura. Esses dois índices foram definidos pela International Electrotechnical Commission (IEC) nos anos de 1999 e de 2003, respectivamente. O DLP é um índice que representa o produto final da dose em paciente. Esses três índices de dosimetria em TC são utilizados como parâmetros para a otimização da proteção radiológica em paciente.

Os valores do $CTDI_w$ fornecidos em mGy foram parametrizados empregando os aparelhos de TC existentes no mercado. Na definição dos valores desse índice foi utilizado um objeto simulador padrão de homem adulto com 16 cm de diâmetro de cabeça e com 32 cm de diâmetro de tronco, por meio dos quais foram realizadas as medições de dose para cada modelo de tomógrafo existente no mercado observando o valor da tensão aplicada e da espessura da fatia para uma rotação completa do tubo de raios X. Os valores foram padronizados com o valor do fator mAs (corrente × tempo) igual a 100 e colimação do feixe próximo de 10 mm.

144

Capítulo 5 – Dosimetria nos aparelhos de tomografia computadorizada

Os valores do $CTDI_{vol}$ são calculados com os valores do $CTDI_w$ e do pitch utilizado no processo de aquisição, conforme a Equação 5.1.

Equação 5.1

$$CTDI_{vol} = \frac{CTDI_w}{pitch}$$

O produto da dose DLP leva em conta a distância da varredura e pode ser obtido pelas equações 5.2 ou 5.3.

Equação 5.2

$$DLP = CTDI_w.n.T$$

Equação 5.3

$$DLP = CTDI_w.L$$

Em que n corresponde ao número de cortes realizados; e T, à espessura do corte em cm durante a aquisição da imagem dos cortes axiais na TC convencional. L corresponde à distância da varredura em aparelhos de TC helicoidais; portanto o valor de DPL é fornecido em mGy.cm.

A dose efetiva E medida em mSv pode ser obtida em função dos valores de DPL multiplicado por uma constante k, de acordo com a Equação 5.4.

Equação 5.4

$$E = k.DLP$$

Em que k é fornecida em mSv/mGy.cm e padronizada de acordo com a região de varredura e a idade do paciente, conforme definido pela Tabela 5.5.

Tomografia computadorizada: tecnologias e aplicações

TABELA 5.5 – Valores padronizados da constante k (mSv/(mGy.cm))

Região do corpo	Idade (anos)				
	0	1	5	10	Adulto
Cabeça e pescoço	0,013	0,0085	0,0057	0,0042	0,0031
Cabeça	0,011	0,0067	0,0040	0,0032	0,0021
Pescoço	0,017	0,012	0,011	0,013	0,014
Tórax	0,039	0,026	0,018	0,013	0,014
Abdome e pelve	0,049	0,030	0,020	0,015	0,015
Tronco	0,044	0,028	0,019	0,014	0,015

Fonte: Shrimpton (2004).

EXERCÍCIOS PROPOSTOS

1. Quais são os motivos de os exames em TC serem responsáveis pela maior dose recebida pela população em exames de radiodiagnósticos?

2. Quais são as razões que promoveram o aumento na demanda por exames em TC?

3. Quais são os fatores que influenciaram no aumento da dose nos exames em TC?

4. Quais são os órgãos mais sensíveis à radiação e quais exames são responsáveis por maiores doses nesses órgãos?

5. Quais são os procedimentos para a redução da dose em paciente?

6. Quais são os procedimentos que promovem a otimização do processo de aquisição?

7. Por que a aquisição multicorte resulta em maior dose no paciente?

8. Qual é a importância do controle automático de dose?

9. Como pode ser feito o controle automático de dose?

10. Quais são os fatores utilizados como referência de dose em TC?

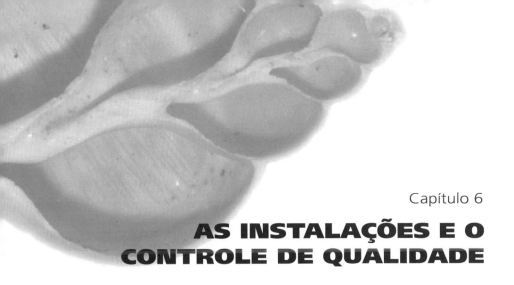

Capítulo 6

AS INSTALAÇÕES E O CONTROLE DE QUALIDADE

O aparelho de TC deve ser instalado em um espaço de maiores dimensões que os aparelhos de convencionais de raios X, uma vez que seus acessórios demandam um espaço considerável. No entanto, no que tange à proteção radiológica, a instalação na qual se encontra o tubo de raios X deve ter a mesma proteção utilizada para os aparelhos convencionais de raios X, uma vez que a característica do espectro do feixe é a mesma, de maneira a conter a radiação emitida pelo aparelho de TC ao ambiente.

Instalações para TC

As instalações físicas de um serviço de TC dependem muito de seu tipo de clientela no que diz respeito aos tipos de procedimento que poderá ofertar. Um serviço que atenda a um hospital geral apresentará maior complexidade que uma clínica radiológica. De maneira geral, o serviço deve contar com as mesmas instalações típicas de qualquer outro ambiente de atendimento médico, como: sala de espera; banheiros masculino, feminino e para portadores de necessidades especiais, além dos ambientes específicos que serão apresentados a seguir.

A sala de exames

A sala de exames, ou sala de exploração, deve ser uma sala ampla, pois é nela que ficam instalados o gantry e a mesa onde se posiciona o paciente a ser examinado. Tanto o gantry quanto a mesa de exames podem mudar de posição em

Tomografia computadorizada: tecnologias e aplicações

função do plano de corte que se deseja explorar no paciente. Assim, um espaço adicional torna-se necessário para tais movimentações e, por isso, recomenda-se uma área mínima de 25 m², com, no mínimo, 4,5 m de lado. É necessário barreiras de proteção que evitem que a radiação se propague para fora desse ambiente. Normalmente, para a blindagem das paredes utiliza-se revestimento contendo barita, e, para as portas, uma lâmina de chumbo. Outros materiais podem ser utilizados, desde que restrinjam a propagação da radiação ao meio externo a essa sala. No entanto, a utilização da barita nas paredes é o meio mais empregado em função das características de construção no Brasil.

Existe uma série de acessórios que podem ser utilizados para a melhor acomodação do paciente na mesa e com relação ao posicionamento requerido para a geração das imagens, e estes devem estar armazenados na sala de modo que seu acesso seja fácil. A sala de exames também deve ter espaço para outros equipamentos, como bomba injetora de meio de contraste, carro de reanimação cardiopulmonar, carro de material de administração de meio contraste etc. É preciso considerar também de que deve haver circulação de cadeira de rodas e macas por todo esse ambiente.

Dada a presença de radiação ionizante, a sala de exame deve contar com controle de acesso, sendo obrigatória a existência de sistema de ar condicionado, ar comprimido medicinal, sistema de eletricidade de emergência, sistema específico de alimentação elétrica com aterramento e níveis de tensão adequados. Deverá ainda ter, em quantidades suficientes e em local de fácil acesso, os EPIs (aventais de borracha plumbífera, protetores etc.), que deverão estar armazenados em condições adequadas para que mantenham suas características de proteção.

A sala deverá ainda ter tomadas de uso geral em número suficiente para atender aos aparelhos adicionais (monitores, ventiladores, bombas de infusão etc.), em um número mínimo de seis (127 V e 220 V), além de uma especial para alimentação do tomógrafo, conforme a recomendação do fabricante. Os eletrodutos de acomodação da fiação elétrica deverão estar internos às paredes, e as caixas de passagem e de tomada deverão estar devidamente blindadas com chumbo para que não haja fuga de radiação por esses pontos.

O projeto estrutural do ambiente deverá ser conferido para verificar se o piso é capaz de suportar o peso do equipamento a ser instalado. O controle da iluminação e do som ambiente pode ser necessário para tranquilizar o paciente durante o processo de aquisição das imagens; por isso, o uso de controladores de intensidade luminosa pode ser requerido para proporcionar maior conforto ao paciente. As cores do ambiente também devem ser levadas em conta no sentido de tranquilizar o paciente durante a aquisição. As luminárias embutidas no teto são as mais recomendáveis para esse tipo de ambiente.

A Tabela 6.1 apresenta alguns parâmetros que definem as condições mínimas para a instalação de quatro equipamentos de tomografia distintos, de acordo

Capítulo 6 – As instalações e o controle de qualidade

com a recomendação dos fabricantes. Os três primeiros parâmetros definem condições da sala de exames: sua área mínima e os limites mínimo e máximo de temperatura e de umidade relativa do ar no interior da sala para a realização de aquisições. A tensão de alimentação e a potência definem as condições do fornecimento de energia elétrica para a alimentação do equipamento que deve ser feito em circuito elétrico específico para esse propósito. Os dois últimos parâmetros são importantes para as condições de instalação predial, principalmente quando o aparelho for instalado acima do nível térreo, pois o piso deve suportar o peso do gantry e da mesa, cujos números são relativamente altos, em uma área de apoio relativamente restrita.

TABELA 6.1 – Parâmetros de referência para instalação

Equipa-mento	Área (m²)	Limites de temperatura (°C)	Umidade relativa (%)	Tensão trifásica (V)	Potência (kVA)	Carga do gantry (kg)	Carga da mesa (kg)
I	28	15-26	–	380-440	90	1.350	335
II	25	15-30	40-60	380-440	90	2.100	500
III	25	15-28	15-75	380-440	83	2.100	500
IV	20	18-28	40-80	380-440	75	1.300	330

Fonte: elaborada pelo autor.

A sala de comando

Na sala de comando se localiza o terminal de controle remoto do gantry e da mesa do aparelho de TC. O operador utiliza teclado e monitor de vídeo para executar os controles, programar os exames e visualizar as imagens. Nessa sala encontram-se o sistema computacional, para processamento dos dados e armazenagem das imagens obtidas, os sistemas adicionais de armazenagem, as impressoras etc. Contígua à de exame, a sala de comando é separada por uma porta blindada com lâmina de chumbo e conta com uma janela para comunicação entre ambas as salas, que permite ao operador da aquisição visualizar o paciente durante o processo de aquisição. Essa janela deve estar vedada com vidro com alto teor de chumbo capaz de absorver a maior parte do feixe de radiação espalhada que se propaga do paciente em direção ao operador que se encontra na sala de comando, na qual ainda encontra-se o microfone do sistema de megafonia que permite a comunicação oral entre o operador e o paciente.

Tomografia computadorizada: tecnologias e aplicações

A sala deve ter área mínima de 6 m², podendo servir para acomodação do comando para mais de um equipamento. Se a área for maior, poderá ser utilizada para a análise das imagens e a elaboração do laudo diagnóstico, devendo contar com controle de iluminação que possibilite um ambiente adequado para a observação das imagens. Além disso, deve haver tomadas de energia elétrica de uso geral em número suficiente para atender aos aparelhos aí instalados.

A sala de máquinas

Na sala de máquinas, de pequenas dimensões, encontram-se os controles da alimentação do aparelho, os sistemas elétricos de proteção, os contadores de disparo etc. Esses dispositivos podem ficar no mesmo ambiente do gantry, desde que devidamente protegidos e sinalizados. A existência ou não dessa sala dependerá do tipo de equipamento instalado.

Em geral todas as salas devem ser refrigeradas e ventiladas, sendo que, na sala de exames, a temperatura deve estar por volta de 24°C para proteger o tubo de raios X e outros sistemas eletrônicos, aumentando sua vida útil. A iluminação deve ser de alta eficiência, mas deve haver a possibilidade de regulagem da luminosidade, pois em alguns procedimentos pode ser interessante uma luminosidade menor para o relaxamento do paciente.

A sala de preparação e cabines

Há certos estudos cuja duração pode ser relativamente longa. Em tais casos deve existir uma sala anexada à de exames para o paciente permanecer à espera, se preciso. Deve haver também cabines nas quais o paciente possa trocar suas roupas por um avental antes de entrar na sala de exames, evitando-se, assim, artefatos na imagem causados por cintos, botões etc. Dependendo dos exames a serem executados, como os exames pediátricos, haverá necessidade de leitos.

A Figura 6.1 apresenta a planta baixa de uma instalação de TC, contemplando uma sala de exames, a sala de máquinas e a sala de comando.

Capítulo 6 – As instalações e o controle de qualidade

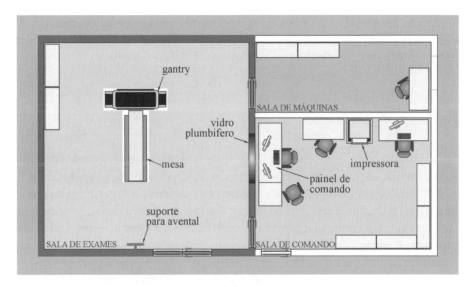

FIGURA 6.1 – Instalações de um serviço de TC

Controle de qualidade em TC

Como em qualquer outro exame radiológico, a TC deve ter um rigoroso controle de qualidade para que o princípio da justificação da prática seja atendido. Para isso, primeiramente deve ser garantido que a varredura apresente a alteração em suas imagens, se essa existir e for passível de ser visualizada nas imagens de TC. Um segundo ponto a ser observado periodicamente é se o projeto de proteção radiológica para profissionais, pacientes e público em geral permanece atendendo às recomendações básicas. Para que isso ocorra, todo o processo de geração da imagem, da aquisição à produção da imagem física, deve ser periodicamente testado, assim como a radioproteção.

Um bom profissional responsável pelo controle de um serviço de TC deve ser capaz de definir rotinas detalhadas de todas as atividades exercidas no setor, desde a marcação do exame até a entrega do laudo diagnóstico final. Essas rotinas servem para definir padrões de execução de tarefas que serão cumpridos, independentemente do profissional que está realizando a tarefa.

As rotinas devem ser periodicamente reavaliadas e, se necessário, adaptadas às novas condições existentes, sejam essas demandadas por alteração tecnológica,

Tomografia computadorizada: tecnologias e aplicações

mudanças nas instalações, troca de trabalhadores ou demandas de clientes. A busca da melhoria permanente das atividades do setor deve ser constante; por isso, o serviço de controle de qualidade deve ser muito atuante.

Testes obrigatórios

O levantamento radiométrico é um teste a ser feito obrigatoriamente logo após a instalação do equipamento e repetido a cada quatro anos. Após reformas na estrutura ou no *layout* da sala de exames, ou modificações no equipamento, o levantamento radiométrico também deverá ser refeito. Seu objetivo é verificar as taxas de exposição potencial às quais os trabalhadores e o público em geral ficam expostos no serviço de TC, e se tais níveis de exposição são compatíveis com os permitidos em norma. Esse teste serve, ainda, para certificar se a proteção radiológica ambiental está em condições adequadas para o funcionamento do serviço.

O teste do sistema de colimação deve ser realizado a cada semestre para avaliar a coincidência entre a colimação definida pelos indicadores luminosos e internos e a incidência do feixe de raios X, além de verificar se o ponto de incidência do feixe colimado coincide com a região determinada. Sua realização deve considerar a menor espessura do feixe em leque que o aparelho de TC tiver. Do mesmo modo deve ser efetuado o teste de espessura do feixe para garantir que as espessuras apresentadas pelo feixe correspondam ao valor especificado na programação da varredura.

O teste de alinhamento da mesa em relação ao gantry é utilizado para verificar a correlação entre o eixo longitudinal Z e o plano sagital central que passa pelo isocentro do gantry; o eixo Z deverá estar alinhado com o plano de corte sagital central. Examina, também, se o eixo central da mesa está passando pelo plano vertical central do gantry e deverá ser realizado a cada semestre ou após manutenções no sistema de movimentação da mesa ou do gantry.

O teste de deslocamento longitudinal da mesa é utilizado para verificar a correlação entre as distâncias do eixo longitudinal Z e o isocentro do gantry, no qual incide o feixe de raios X. Esse teste atesta a sincronia de movimento longitudinal da mesa em relação ao isocentro do gantry e deverá ser efetuado a cada semestre ou após manutenções no sistema de movimentação da mesa ou do gantry.

O teste de inclinação do gantry é utilizado para conferir a exatidão dos valores que os indicadores de deslocamento angular apresentam. Deverá ser realizado a cada semestre ou após manutenções realizadas no gantry. Os testes de ruído, exatidão e uniformidade do número Hounsfield são efetuados com o

Capítulo 6 – As instalações e o controle de qualidade

auxílio de um objeto simulador e servem para verificar a reprodução de resultados já conhecidos do aparelho. Devem ser realizados a cada semana ou após reparos no aparelho de TC; sua importância é primordial para garantir a reprodutibilidade do aparelho no processo de aquisição de imagens.

O teste de resolução espacial de alto contraste é feito com o auxílio de um objeto simulador específico para verificar a reprodução de resultados já conhecidos do aparelho. Deve ser feito anualmente ou após manutenção no aparelho. Além dos testes obrigatórios, há algumas verificações que devem ser feitas permanentemente, a saber, a confirmação do fechamento das portas que dão acesso à sala de exames de modo a garantir a restrição da radiação espalhada ao ambiente de aquisição de imagens; a verificação do processo de geração de imagens físicas, seja no processamento de filmes, seja na impressão a seco; e a conferência das lâmpadas dos negatoscópios ou dos terminais de vídeo utilizados para a observação das imagens e a elaboração do laudo diagnóstico.

Protocolos de testes

A maioria dos protocolos utilizados para a verificação de performances dos equipamentos de TC utiliza testes padronizados comuns a todas as varreduras. Em sua realização deve ser usado um objeto simulador que possibilite verificar a qualidade da imagem gerada. Os parâmetros de teste geral podem ser definidos com os valores de:
- alta-tensão: 120 kV
- corrente: 340 mA
- tempo de rotação do tubo: 1 s
- fator mAs: 340
- espessura do corte: 10 mm
- matriz: 512 x 512 pixels

Na varredura padrão para o corpo, podem-se utilizar:
- FOV: 48 cm
- algoritmo: padrão
- filtro: padrão
- *zoom*: 1

Na varredura padrão para a cabeça, podem-se utilizar:
- FOV: 25 cm
- algoritmo: padrão

Tomografia computadorizada: tecnologias e aplicações

- filtro: cabeça-adulto
- *zoom*: 1

Na varredura em alta resolução para cabeça, podem-se utilizar os parâmetros:
- FOV: 25 cm
- algoritmo: osso ou bordas
- filtro: cabeça-adulto
- *zoom*: 2

Manutenção

As manutenções preventivas nos aparelhos de TC, nas quais devem ser incluídos os testes obrigatórios, devem ocorrer de acordo com a recomendação do fabricante, tanto do hardware quanto do software, dos equipamentos. Por outro lado, as manutenções corretivas devem ser solicitadas sempre que houver alguma alteração no processo de geração da imagem. No entanto, alguns cuidados podem minimizar a necessidade de manutenções não programadas. A mesa e o gantry podem apresentar uma série de pequenos problemas mecânicos, que, por sua vez, podem resultar na perda de sincronismo ou mesmo no aparecimento de vibrações durante as movimentações. A lubrificação frequente das partes móveis pode evitar ou postergar o surgimento desse tipo de defeito.

A limpeza da mesa e do gantry deve ser criteriosa, pois o acúmulo de material radiopaco entre a fonte de raios X e o arco detector pode promover a incidência de artefatos em todas as aquisições de imagens.

Picos de energia na rede elétrica podem fazer surgir artefatos decorrentes da não homogeneidade do feixe de raios X durante o processo de aquisição. Por conseguinte, a utilização de dispositivos que garantam a qualidade da energia elétrica fornecida ao aparelho, assegurando os níveis de tensão e corrente, é fundamental para a garantia da qualidade do processo. Esses sistemas devem receber atenção programada de manutenção.

As condições de armazenagem, controle de temperatura e umidade para os filmes radiográficos utilizados na geração de imagens físicas devem ser cuidadosamente observadas. O controle de qualidade dos equipamentos de impressão deve ser feito visando garantir a qualidade tanto dos insumos como do processo de geração da imagem final.

O controle de temperatura e umidade nas salas de exames e de comando é fundamental para o bom funcionamento do sistema de TC. Por esse motivo, a

Capítulo 6 – As instalações e o controle de qualidade

manutenção adequada do sistema de ar condicionado torna-se tão importante quanto a manutenção do próprio equipamento de TC.

EXERCÍCIOS PROPOSTOS

1. Qual deve ser a condição mínima de espaço físico para a instalação de um serviço de TC?

2. Cite as principais características da sala de exames.

3. Por que a sala de exames deve ter controle de temperatura?

4. Qual é a função do vidro de alto teor de chumbo existente nas instalações de TC e onde deve ser instalado?

5. Para que serve a sala de máquinas?

6. Para que é utilizada a sala de preparação?

7. Quais são os principais testes obrigatórios no aparelho de TC para garantir a qualidade da aquisição?

8. Como deve ocorrer a manutenção nos aparelhos de TC?

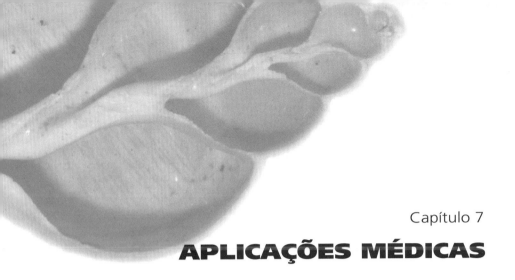

Capítulo 7

APLICAÇÕES MÉDICAS

As imagens diagnósticas provenientes de aparelhos de TC apresentam grande facilidade de manipulação. Por serem imagens digitais, possibilitam variação de brilho, contraste e intensidade. A mudança na escala de cinza permite a redistribuição da escala, sendo muito útil quando se deseja observar uma região na qual a variação de absorção do feixe de raios X entre tecidos vizinhos não é muito grande. Outras ferramentas como a ampliação, reconstruções, geração de outros cortes além dos axiais e softwares para exames específicos podem ser muito úteis. Essas manipulações melhoram em muito a qualidade da imagem e, consequentemente, o processo de diagnóstico.

Esse tipo de controle sobre a imagem é possível em qualquer aparelho digital disponível no mercado. Outros recursos como reconstruções tridimensionais, subtração de estruturas e coloração da imagem podem ser incluídos de acordo com a aquisição de pacotes específicos incorporados e com a capacidade tecnológica do equipamento para incorporar esses novos softwares. A seguir são apresentadas as principais indicações para a solicitação das imagens diagnósticas geradas em aparelhos de TC e alguns exemplos dessas imagens diagnósticas. A qualidade das imagens geradas pode estar limitada pela tecnologia típica de cada equipamento. Equipamentos mais antigos podem ter muitas restrições e podem não ser capazes de efetuar muitas das aplicações aqui apresentadas por uma limitação tecnológica.

Indicações diagnósticas

Desde que chegaram ao mercado, as imagens de TC tornaram-se uma importante ferramenta para auxiliar o processo diagnóstico. Apesar de se tratar de

Tomografia computadorizada: tecnologias e aplicações

um processo diagnóstico ainda muito caro, representa um padrão ouro para a identificação de uma série de patologias ou alterações anatômicas, além de permitir descartar suspeitas suscitadas durante o processo diagnóstico.

As imagens de TC cranioencefálicas são recomendadas para o diagnóstico de traumatismos e hemorragias intracranianas, sendo esta a maior aplicação para a TC de crânio. A varredura deve ser realizada sem o uso de meio de contraste intravenoso, pois o sangramento é espontaneamente hiperdenso, além do meio de contraste simular um sangramento em algumas ocasiões. Geralmente o exame em TC não exclui o infarto em sua fase aguda, mas é muito útil para eliminar a possibilidade de um sangramento. A TC também é utilizada para a detecção de tumores na cabeça, sendo que o emprego de meio de contraste pode melhorar esse tipo de diagnóstico. Pode ainda ser utilizada para detectar causas de um aumento da pressão intracraniana, previamente à inserção de cateteres para o alívio da pressão e ainda para o diagnóstico de fraturas dos ossos da face ou do crânio. A utilização para a detecção de aneurismas e cistos intracranianos é de grande eficácia.

Na região da face e do pescoço, as imagens de TC podem ser muito úteis, tanto no planejamento de cirurgias para a correção de deformidades craniofaciais ou dentofaciais, quanto para a avaliação de alguns tipos de cistos e tumores de mandíbula, seios da face, cavidade nasal, globos oculares e órbitas, além de planejamento de implantes dentários para recomposição das funções de mastigação.

As imagens de tórax são excelentes para a detecção de alterações agudas ou crônicas do parênquima pulmonar e para a observação das cavidades de aeração na observação de pneumonias ou tumores. Na maioria das vezes uma varredura simples, sem o emprego de meio de contraste, é satisfatória. Sua utilização ainda se estende à avaliação de processos crônicos, como enfisemas e fibroses, quando se utilizam sequências com maior número de cortes para possibilitar reconstruções espaciais de boa qualidade. Na avaliação da região do mediastino recomenda-se o uso de injeção de meio de contraste intravenoso.

As imagens angiográficas de TC para o pulmão são muito eficazes para a detecção de embolismo pulmonar e a dissecção de aorta, requerendo eficiência em um rápido período de aquisição após a injeção do meio de contraste, o que exige um aparelho de alta velocidade de aquisição. A TC ainda é muito utilizada para a avaliação de alterações encontradas em radiografias do tórax e para permitir a avaliação mais minuciosa de alguma suspeita de alteração.

A avaliação do coração por meio das imagens de TC tornou-se possível com os aparelhos multicorte subsegundo (rotação do tubo em torno do paciente menor que 1 s) com até 64 cortes simultâneos e dos aparelhos EBT, TC de quinta geração. A característica de alta resolução, associada à alta velocidade, possibilitou a obtenção de imagens das artérias coronárias e do músculo cardíaco,

Capítulo 7 – Aplicações médicas

viabilizando, de certo modo, a substituição de alguns processos invasivos de cateterismo coronário para o diagnóstico de alterações.

As imagens de TC da região abdominal e pélvica são utilizadas para o diagnóstico do sistema urinário, em estenoses uretrais, cálculos renais, apendicites, pancreatites, diverticulites, aneurisma de aorta abdominal e obstrução intestinal, além da verificação de lesões nos órgãos internos decorrentes de traumatismos. O emprego de meio de contraste por via oral ou retal é frequentemente recomendado, sendo que na maioria das vezes opta-se pelo meio de contraste à base de iodo, uma vez que o meio de contraste à base de bário costuma promover o aparecimento de artefatos que podem prejudicar a qualidade da imagem. Esses artefatos são comuns principalmente nos contornos da estrutura abdominal preenchida pelo meio de contraste, dada a grande absorção do feixe apresentada pelo bário em relação aos tecidos da região abdominal. Essas imagens podem ser usadas para a detecção de tumores e para a avaliação de fraturas dessa região.

TABELA 7.1 – Indicações para diagnóstico por imagem de TC

Região	Varredura
Cabeça	Varredura de cabeça, cérebro, órbitas oculares, sela túrcica, ossos pétros, seios paranasais, polígono de Willis, volumétrica de crânio e ossos da face
Pescoço	Tecidos moles cervicais, carótidas e coluna cervical
Tórax	Mediastino, tórax de alta resolução, vasos do tórax, vasos pulmonares, coração e coluna torácica
Abdome	Fígado, pâncreas, rins, suprarrenais, artérias renais, vasos abdominais e coluna lombar
Pelve	Varredura de pelve, vasos, cabeça de fêmur, bexiga, reto, sacro e cóccix
Extremidades	Articulação do joelho, articulação coxofemoral, punho, ombro, pés e mãos

Fonte: elaborada pelo autor.

No caso das extremidades, as imagens de TC são frequentemente utilizadas para a avaliação de fraturas complexas que promovam o deslocamento de partes fraturadas ou o esmagamento de parte da estrutura óssea. Fraturas nas proximidades das articulações podem ser bem avaliadas em razão da possibilidade de reconstrução volumétrica da área de interesse e da probabilidade de obtenção de múltiplos planos de corte. A Tabela 7.1 apresenta um resumo das principais aplicações das imagens geradas em TC.

Tomografia computadorizada: tecnologias e aplicações

A geração de imagens do coração nos aparelhos de TC por feixe de elétrons (quinta geração) é muito eficiente, independentemente da velocidade de batimento ou de arritmias apresentadas pelo paciente. Suas aplicações incluem a observação das estruturas das coronárias para identificação de calcificações e estenoses, a observação do funcionamento do músculo cardíaco e a perfusão de meio de contraste pelas câmaras do coração. Por ser um método de diagnóstico não invasivo, torna-se mais cômodo e menos perigoso para o paciente, reduzindo consideravelmente a necessidade de cateterismo para a observação do sistema vascular cardíaco ou do uso de material radioativo em exames perfusionais realizados em medicina nuclear. O tempo do procedimento é muito menor, menos de 15 min, o que resulta em menor estresse para o paciente.

Imagens diagnósticas

A qualidade das imagens diagnósticas varia de acordo com a evolução tecnológica do aparelho e com a técnica de aquisição utilizada. A demanda do exame em TC é que define a imagem a ser gerada. Por conseguinte, o responsável pela aquisição deverá otimizar o processo visando atender à demanda da imagem, lembrando-se sempre de que são imagens geradas de radiação ionizante e por isso devem ser utilizadas de forma restrita. A seguir, são apresentadas algumas imagens geradas em aparelhos de TC.

Topograma

O topograma é uma imagem gerada no aparelho de TC semelhante a uma imagem de aparelhos convencionais de raios X. Para fazer a aquisição da imagem, o tubo de raios X e os detectores permanecem fixos enquanto a mesa se desloca continuamente. No caso de imagem lateral, o tubo e os detectores são posicionados em oposição lateral ao objeto, e, no caso de imagem frontal, o tubo de raios X e os detectores são posicionados acima e abaixo do paciente.

É também conhecido como *scout*, uma imagem de base utilizada para fazer a programação da aquisição das imagens de corte, viabilizando a marcação do início e do final dos cortes no eixo Z e as distâncias entre os eixos de corte. As marcações dos eixos de cortes são efetuadas sobre o topograma e numeradas sequencialmente do início ao fim do volume determinado para a varredura. Essa

Capítulo 7 – Aplicações médicas

numeração dos eixos de corte permite identificar a localização do corte no volume que está sob varredura.

Ao se utilizar o topograma frontal para a marcação dos cortes, o gantry assume um ângulo de 90° (perpendicular) em relação à mesa, mas, no caso do topograma lateral, os eixos dos cortes axiais podem não ser perpendiculares à mesa na qual o paciente está acomodado. Dependendo do objetivo do exame, no momento de fazer a aquisição dos dados, o gantry será automaticamente inclinado para a angulação programada por meio do topograma, possibilitando que a estrutura em pesquisa tenha preferência em detrimento de outras estruturas vizinhas.

A Figura 7.1 apresenta três imagens de topograma. A imagem (*a*) apresenta um topograma lateral da região abdominal com marcação do eixo de corte na segunda vértebra lombar e indicação das regiões anterior (A) e posterior (P) do paciente. Nessa imagem é possível observar as cinco vértebras lombares, o sacro, o cóccix, a cabeça do fêmur, entre outras estruturas. Esse tipo de topograma é muito útil para a geração das imagens de cortes axiais visando observar a coluna vertebral. A imagem lateral possibilita a escolha da inclinação do gantry de modo a posicionar o eixo do corte em relação ao ângulo de inclinação das vértebras e dos discos intervertebrais, que varia de acordo com a posição da vértebra na coluna vertebral e com as características individuais.

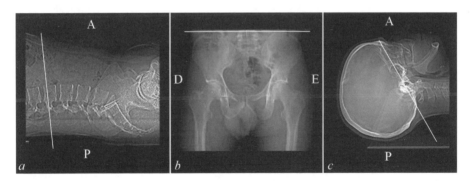

FIGURA 7.1 – Imagens de topogramas. (*a*) Lateral de abdome; (*b*) frontal de pelve; e (*c*) lateral de cabeça

A imagem (*b*) apresenta um topograma frontal da pelve com marcação de eixo de corte imediatamente acima da crista ilíaca. Nesse topograma estão identificados os lados esquerdo (E) e direito (D) do paciente. A imagem radiográfica permite visualizar os limites das principais estruturas ósseas da região pélvica. Por meio dessas delimitações é possível determinar a região do órgão alvo de

Tomografia computadorizada: tecnologias e aplicações

observação na varredura, a fim de fazer a marcação do início e do fim da varredura correspondentes aos limites do órgão.

A imagem (c) apresenta um topograma lateral da cabeça com a marcação de corte inclinado na região inferior interna da calota craniana e a identificação das regiões anterior (A) e posterior (P) do paciente. Essa imagem radiográfica permite visualizar os limites da calota craniana e as estruturas dos ossos da face e da coluna cervical.

Depois de sua acomodação na mesa para a geração do topograma, o paciente não deverá ser deslocado sobre a superfície da mesa, pois toda a programação dos eixos de corte para a varredura de aquisição das imagens de corte se baseia no posicionamento que foi feito para a obtenção do topograma. Assim, após ser acomodado sobre a mesa, o paciente deverá manter o posicionamento até o fim do processo de aquisição de dados.

Imagens de cortes axiais

A principal aplicação dos aparelhos de TC está relacionada com a geração de imagens de cortes transversos (axiais), que são típicas dos aparelhos de TC e, por isso, são as mais utilizadas para a elaboração do laudo diagnóstico. Na geração do filme para o acompanhamento do laudo diagnóstico as imagens dos cortes axiais são as que ocupam quase a totalidade do filme para a maioria dos exames.

A Figura 7.2 apresenta um topograma, três imagens de cortes axiais de tórax e duas de abdome. Na imagem (*a*), um topograma lateral de tórax e abdome, encontram-se marcados os eixos da posição dos cinco cortes axiais apresentados de B a F. Na imagem (*b*), um corte axial de tórax na altura da quarta vértebra torácica, estão identificados: a escápula esquerda, o osso esterno, a traqueia, o esôfago, o arco aórtico, a quarta vértebra torácica e a pele; além de serem visualizados: os pulmões, a veia cava superior e tecidos gorduroso e muscular. Na imagem (*c*), outro corte axial de tórax, na altura da quinta vértebra torácica, estão identificados: os pulmões esquerdo e direito, o tronco pulmonar, a aorta ascendente, a veia cava superior e os brônquios, e podem ser visualizados a aorta descendente, o osso esterno, as escápulas, a quinta vértebra torácica, o esôfago, posicionado entre o brônquio esquerdo a aorta descendente, algumas costelas, pele, tecido gorduroso e tecido muscular. Na imagem (*d*), o terceiro corte axial de tórax, na altura da sétima vértebra torácica, estão identificados: o ventrículo esquerdo, a raiz aórtica, a aorta descendente, tecido muscular e tecido gorduroso, e ainda podem ser visualizados os pulmões, o osso esterno, os átrios, algumas costelas, as escápulas, a sétima vértebra torácica e pele.

Capítulo 7 – Aplicações médicas

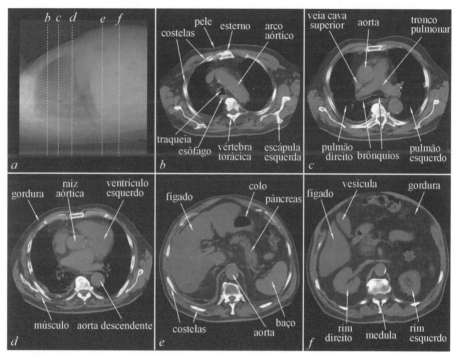

FIGURA 7.2 – Imagens de TC de tórax e abdome. (a) Topograma lateral de tórax e abdome superior; (b), (c) e (d) cortes axiais de tórax; (e) e (f) cortes axiais de abdome

A imagem (e) apresenta um corte axial de abdome na altura da décima primeira vértebra torácica na qual estão identificados: o fígado, o colo intestinal, o pâncreas, o baço, a aorta descendente e costelas. Na imagem (f), o segundo corte axial de abdome, na altura da primeira vértebra lombar, estão identificados: os rins direito e esquerdo, o fígado, a vesícula, tecido gorduroso na cavidade abdominal e a medula espinhal; ainda podem ser visualizados a aorta descendente com uma calcificação, algumas costelas, algumas alças intestinais, pele e tecidos gorduroso e muscular.

A aquisição de imagens do cérebro é feita frequentemente com o gantry inclinado por causa da posição anatômica desse órgão e do posicionamento do paciente em relação ao feixe de raios X. Como o processo de diagnóstico por imagem em TC visa encontrar as suspeitas de alterações anatômicas, todo o órgão a ser pesquisado deve sofrer a varredura do feixe de raios X. Primeiro porque não se tem certeza de haver uma alteração, e, em segundo lugar, se a alteração existe, não se sabe previamente onde ela se localiza e qual a sua extensão.

Tomografia computadorizada: tecnologias e aplicações

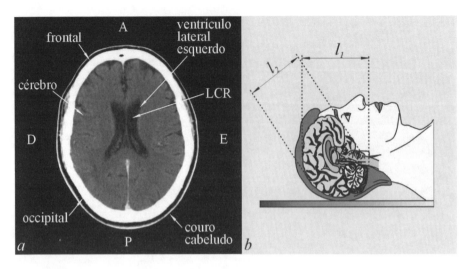

FIGURA 7.3 – (a) Imagem de corte axial do crânio; e (b) posicionamento do cérebro em relação à mesa de TC

A Figura 7.3 (*a*) apresenta a imagem de um corte axial de crânio na qual podem ser visualizados: os hemisférios cerebrais direito e esquerdo, os ventrículos laterais esquerdo e direito contendo LCR, os ossos frontal e occipital, e o couro cabeludo. A Figura 7.3 (*b*) apresenta o posicionamento do cérebro em relação ao crânio no momento da varredura em TC. A vantagem da utilização do gantry inclinado na varredura do cérebro está no fato de a distância a ser varrida tornar-se ligeiramente menor, visto que a distância l_2 é menor que l_1, resultando em menor número de cortes para mapear todo o órgão. Isso implica menor tempo de aquisição, menor desgaste do tubo de raios X e menor dose no paciente. Outro fator importante nesse caso está no fato de que com o gantry inclinado os globos oculares não são diretamente irradiados pelo feixe de raios X diminuindo consideravelmente a dose nos cristalinos.

A inclinação do gantry deve ser utilizada sempre que melhorar a imagem e facilitar a sua interpretação, ou quando reduzir o volume irradiado. Outra grande utilização da inclinação do gantry ocorre nas varreduras de coluna vertebral. Dadas as curvas da coluna, as vértebras encontram-se anguladas em diferentes inclinações em relação ao plano da mesa e, por isso, para gerar imagens de cortes axiais do corpo da vértebra ou do disco intervertebral, a angulação do gantry é muito importante.

A Figura 7.4 apresenta três imagens de tórax: duas de corte axial por TC e uma radiografia obtida por incidência lateral do feixe de raios X. Na imagem

Capítulo 7 – Aplicações médicas

lateral de tórax, apresentada em (c), observam-se na base da região pulmonar, região mais escura do objeto, duas regiões mais claras, uma mais anterior (A) que registra o mediastino e uma mais posterior (P) demarcada por uma linha tracejada, que registra a presença de uma região de alta absorção do feixe de raios X. Nessa imagem ainda encontram-se demarcados os eixos dos cortes cujas imagens são apresentadas em (a) e (b).

A imagem (a) apresenta um corte axial na altura da nona vértebra torácica, na qual se observa o ventrículo direito do coração, que aparece bem claro por causa do uso do meio de contraste. Na imagem também é possível observar um tecido circunscrito de alta absorção de radiação, identificado como tecido alterado, na região posterior do pulmão esquerdo, além da aorta descendente e do ventrículo esquerdo do coração, entre outras estruturas.

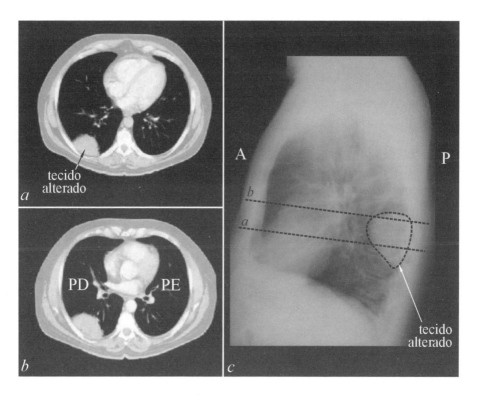

FIGURA 7.4 – Imagens radiográficas do tórax. (a) e (b), imagens de cortes axiais por TC; e (c) radiografia com incidência lateral do feixe de raios X

165

Tomografia computadorizada: tecnologias e aplicações

Na imagem do corte axial (*b*), realizado na altura da oitava vértebra torácica, aparecem na região central do mediastino a raiz da aorta ascendente ressaltada pelo uso de meio de contraste e os pulmões direito e esquerdo e os brônquios, sendo que a região posterior do pulmão direito apresenta o tecido alterado com alta absorção do feixe de raios X. A janela para o pulmão permite visualizar a rede vascular ressaltada pelo uso de meio de contraste. Por ser uma região de alta resolução, na qual os valores Hounsfield do tecido pulmonar, tecido alterado e meio de contraste são muito diferentes entre si, essa forma de aquisição pode ser feita com feixe de pequena espessura. No entanto, esse tipo de janela promove baixo contraste entre os tecidos moles e os tecidos ósseos.

A Figura 7.5 apresenta imagens de cortes da face com o objetivo de observar os seios paranasais. Elas foram obtidas em aparelho de TC e de tomografia convencional. A imagem (*a*) apresenta uma radiografia de corte frontal da região nasal da face, obtida em aparelho de tomografia convencional. A imagem (*b*) apresenta um topograma lateral de TC com posicionamento especial do paciente. Esse posicionamento, associado à inclinação do gantry, possibilita a aquisição de imagens de corte frontal da cabeça sem a necessidade de reconstrução. No desenho em corte lateral da cabeça apresentado na imagem (*c*) estão identificadas as principais estruturas das vias aéreas com a demarcação dos eixos de três cortes frontais inclinados, cujas imagens estão apresentadas em (*d*).

A varredura que viabilizou a obtenção dos cortes apresentados nas imagens (*d*) foi feita em um aparelho de TC; o curioso desse tipo de imagem de corte anatômico é que foram geradas por meio dos cortes axiais do aparelho de TC e não por reconstrução. Para a obtenção desse tipo de imagem em TC, o paciente é posicionado em decúbito ventral sobre a mesa com a face voltada para a frente, como apresentado no topograma na imagem (*b*). Com a angulação adequada do gantry foi possível gerar as imagens de cortes anatômicos frontais-inclinados de uma aquisição de corte axial padrão dos aparelhos convencionais de TC.

Na sequência de imagens apresentadas em (*d*) encontram-se identificados alguns ossos da face e do crânio como o osso frontal, esfenoide, etmoide, zigomático e maxilar, os seios esfenoidais e maxilares, e os canais de penetração do ar e meatos inferior e médio. Ainda podem ser observados os dentes incisivos superiores e parte das raízes dos caninos, além da anatomia do septo nasal com desvio que está obstruindo parcialmente as vias aéreas nasais esquerdas.

Em uma rápida comparação entre a imagem (*a*) e as imagens apresentadas em (*d*) é possível verificar a qualidade superior das imagens geradas em aparelhos de TC em relação às geradas em aparelhos de tomografia convencional. Apesar de o custo de uma imagem gerada em um aparelho de tomografia convencional ser muito menor, o tempo de aquisição e a qualidade da imagem dos aparelhos de TC levaram à grande difusão dessa tecnologia diagnóstica, fazendo

166

com que a tomografia convencional fosse naturalmente substituída pela TC. Assim, a melhor qualidade das imagens diagnósticas da TC acabou por promover a substituição da tomografia convencional na maioria das aplicações médicas das imagens tomográficas por raios X.

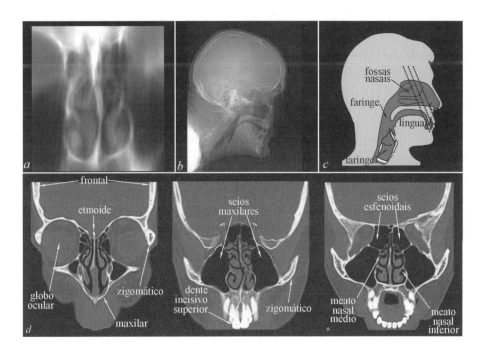

FIGURA 7.5 – Imagens de cortes de cabeça para observação dos seios paranasais, posicionamento especial. (*a*) Radiografia de tomografia convencional; (*b*) topograma lateral com posicionamento específico em TC; (*c*) anatomia da região com marcação dos eixos de corte; e (*d*) sequência de imagens de cortes por TC

Esse tipo de imagem possibilita estabelecer a anatomia individual da região e registrar as alterações encontradas. No caso do registro de alterações, as imagens permitem ao médico discutir suas causas e suas consequências, além de viabilizar a proposição de um plano terapêutico ou fazer um planejamento específico de cirurgia.

Tomografia computadorizada: tecnologias e aplicações

Imagens de cortes por reconstrução

Apesar de as imagens de cortes transversos (axiais) serem as mais úteis no processo diagnóstico em TC, por conterem a maior quantidade de informação e por serem as imagens tradicionais de TC, as imagens de cortes com outras orientações podem ser muito úteis e por isso são frequentemente reconstruídas das imagens originais (cortes axiais). O processo de reconstrução que possibilita gerar a imagem de outros cortes anatômicos com base nos cortes transversos é denominado reconstrução multiplanar (MPR). A reconstrução multiplanar consiste na utilização dos dados das imagens dos cortes axiais obtidos na varredura do objeto. Essas imagens axiais são empilhadas de maneira a reconstruir um volume, por meio do alinhamento dessas mesmas colunas e mesmas linhas de cada imagem de uma série. Com o volume obtido, o computador é capaz de gerar a imagem de outro corte anatômico em qualquer plano desejado, frontal, lateral ou inclinado, de acordo com a disponibilização do software adequado. A qualidade da imagem gerada dependerá muito da distância entre os eixos de corte utilizados na aquisição. Quanto menor a distância entre os cortes transversos, melhor será a qualidade da imagem gerada por MPR.

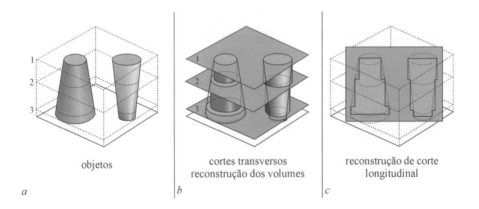

FIGURA 7.6 – Geração de corte por reconstrução multiplanar. (*a*) Objetos; (*b*) superposição de cortes transversos; e (*c*) reconstrução de corte longitudinal

Capítulo 7 – Aplicações médicas

A Figura 7.6 ilustra o processo de reconstrução multiplanar. Em (*a*) são apresentados dois objetos com a marcação de três planos de corte 1, 2 e 3. Em (*b*), com base nos planos de corte obtidos, é feita a reconstrução do volume. Pela sobreposição dos três cortes transversos dos objetos, os espaços entre os cortes são preenchidos com as mesmas informações fornecidas pelos cortes, possibilitando a geração de um volume representativo dos objetos. Em (*c*) está apresentado um corte longitudinal obtido da MPR. Podem-se verificar na reconstrução do corte longitudinal quebras na linha lateral que deveria ser uma reta; isso ocorre porque o volume reconstruído apresenta alterações consideráveis em relação aos objetos em razão do pequeno número de cortes transversos utilizados para a sua reconstrução. Assim, os dados utilizados para a reconstrução da região entre os cortes são substituídos pela repetição das informações dos cortes existentes, o que causa uma deformação no volume reconstruído.

Quanto maior o número de cortes transversos utilizados para a reconstrução do volume, mais próxima a forma do volume reconstruído estará da do objeto. Do mesmo modo, os cortes obtidos do volume reconstruído apresentam alterações em relação ao objeto, e essas alterações serão tão menores quanto mais cortes transversos forem utilizados para a reconstrução. Portanto, para evitar esse tipo de deformação, a distância entre os eixos de cortes axiais deve ser pequena.

A MPR se apresenta com uma relação direta entre a imagem e os valores da escala Hounsfield obtidos na varredura para a obtenção dos cortes axiais, não havendo possibilidade de ambiguidade na interpretação desses valores. Esse tipo de reconstrução permite uma fácil orientação do corte no volume de varredura, possibilitando uma avaliação interativa pela tela do monitor. A MPR é também a base para as reconstruções de imagens volumétricas.

Com a introdução do processo de aquisição volumétrica pelos aparelhos de TC helicoidais, outras técnicas de reconstrução volumétrica foram criadas trazendo os benefícios da reconstrução para o processo diagnóstico. As possibilidades de auxílio diagnóstico proporcionadas pelas novas técnicas de reconstrução e a qualidade da imagem reconstruída dependem da tecnologia disponível e principalmente da disponibilidade de software adequado para essas reconstruções.

A Figura 7.7 apresenta uma série de quatro imagens de corte da região abdominal, sendo duas imagens de cortes axiais (*a*) e (*c*) obtidos na varredura do objeto e duas imagens de cortes geradas por MPR, uma imagem de corte coronal (*b*) e outra de corte sagital (*d*). Na imagem (*a*), um corte axial na altura da décima vértebra torácica, estão marcadas as regiões anterior (A) e posterior (P) e os lados direito (D) e esquerdo (E) do paciente. Nessa imagem estão identificados: o fígado, o estômago, preenchido com meio de contraste, a vértebra torácica e o baço, e ainda podem ser visualizados: a aorta descendente, algumas costelas e tecidos gorduroso e muscular.

169

Tomografia computadorizada: tecnologias e aplicações

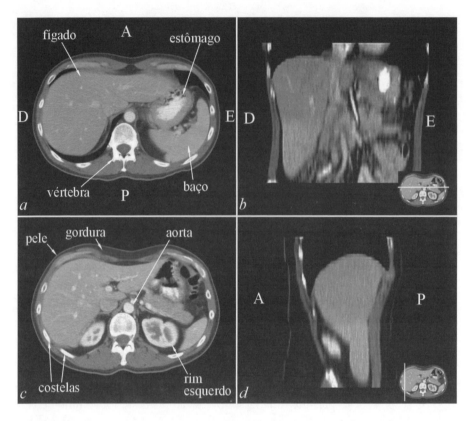

FIGURA 7.7 – Imagens de corte do abdome: (a) e (c), cortes axiais; (b) corte coronal; e (d) corte sagital

A imagem (*b*) apresenta um corte frontal (coronal) com a marcação dos lados direito (D) e esquerdo (E) do paciente. A imagem gerada por MPR apresenta a localização do eixo do corte na imagem axial em detalhe. Dada a característica da aquisição em que a distância dos eixos de corte é maior que o tamanho do pixel, aquisição não isotrópica, a qualidade da imagem é pior que a apresentada pelos cortes axiais.

Na imagem (*c*), outro corte axial na altura da décima segunda vértebra torácica, estão identificados: a aorta descendente, o rim esquerdo, costelas, tecido gorduroso e pele, e ainda podem ser visualizados: a vértebra torácica, o estômago, o rim direito, o baço e tecido muscular. A imagem (*d*) apresenta um corte lateral (sagital) com a marcação da região anterior (A) e posterior (P) do paciente. A imagem gerada por MPR apresenta a localização do eixo do corte na imagem axial em detalhe. Assim como a imagem (*b*), dada a característica da aquisição dos cortes axiais, nos quais a distância dos eixos de corte é maior que o tamanho do pixel, aquisição não isotrópica, a qualidade da imagem é pior que a apresentada pelos cortes axiais.

Nas varreduras de volume, feitas por meio de aparelhos helicoidais, as aquisições isotrópicas podem ser facilmente feitas com o auxílio dos arcos multidetectores. Nesse caso, a alta velocidade de varredura do volume possibilita a aquisição isotrópica sem a interferência de artefatos de movimentos (respiratórios, peristálticos, voluntários), e a qualidade da imagem dos cortes sagitais e coronais é a mesma dos cortes axiais.

A Figura 7.8 (*a*) apresenta a imagem de um corte axial de abdome com a marcação das regiões anterior (A), posterior (P), direita (D) e esquerda (E) do paciente. Nessa imagem estão identificados: o fígado, a vértebra torácica, o baço e o estômago, e é possível observar a aorta descendente realçada pelo uso de meio de contraste, o conteúdo estomacal preenchido por meio de contraste, além de algumas costelas, a medula espinhal, tecidos muscular e gorduroso e pele. Na base inferior encontra-se em detalhe a imagem de um corte coronal na qual foi feita a marcação do eixo do corte axial.

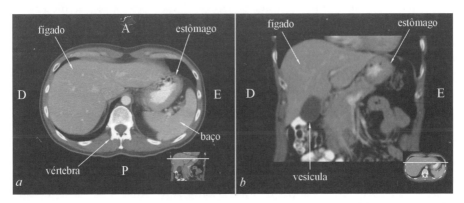

FIGURA 7.8 – Imagens de corte do abdome. (*a*) Corte axial; e (*b*) corte coronal obtida por MPR

A Figura 7.8 (*b*) apresenta a imagem de um corte coronal de abdome com a marcação dos lados direito (D) e esquerdo (E) do paciente. Nessa imagem estão identificados: o fígado, o estômago com conteúdo realçado por meio de contraste, a vesícula, e é possível observar na região superior a base dos pulmões e do mediastino, e na região inferior direita alças intestinais realçadas por meio

Tomografia computadorizada: tecnologias e aplicações

de contraste. Na base inferior, em detalhe, encontra-se a imagem de um corte axial na qual foi feita a marcação do eixo do corte coronal.

No caso dessas imagens de cortes, tanto o corte axial quanto o corte coronal apresentam a mesma qualidade de imagem. Isso se deve ao fato de que o processo de varredura do objeto foi realizado de maneira isotrópica. A aquisição isotrópica tornou-se possível de ser realizada com os aparelhos de TC helicoidal multicorte, em que a varredura do volume é muito rápida. Assim o processo de aquisição gera um voxel equilátero, no qual os três eixos têm a mesma medida. Esse tipo de aquisição proporciona a geração de imagens de cortes coronais, sagitais ou oblíquos com a mesma qualidade, sendo muito útil para a geração de imagens volumétricas.

Ao comparar as imagens das figuras 7.7 e 7.8, observa-se muito claramente a diferença na qualidade das imagens dos cortes sagital e coronal reconstruídos de um processo de aquisição dos dados não isotrópico e o corte coronal obtido em uma aquisição isotrópica respectivamente. Como as imagens padrão da TC apresentam matrizes de 512 x 512 pixels, com tamanhos de 1 mm, ou menores, para que se faça aquisição isotrópica o passo de tubo é muito pequeno, terminando por gerar um número muito grande de imagens axiais e, consequentemente, uma dose maior no paciente. Na maioria dos casos para se chegar ao diagnóstico não é necessária uma aquisição tão detalhada. Para esses casos recomenda-se a aquisição não isotrópica, pois promove menor desgaste do tubo de raios X e menor dose de radiação no paciente. No entanto, os aparelhos helicoidais multicorte de 16, 32 e 64 cortes simultâneos facilitaram muito esse tipo de aquisição.

A MPR com aquisição isotrópica viabiliza a geração de imagens de outros cortes, que não os axiais, de boa qualidade. Como a varredura de volume tornou--se muito rápida e a geração de cortes por reconstrução foi muito facilitada com novos softwares, isso acabou por melhorar o diagnóstico de algumas patologias e, consequentemente, ampliar as aplicações das imagens de TC. O corte sagital de coluna vertebral é um exemplo típico desse tipo de aplicação, sendo de grande importância para a visualização do conjunto de vértebras em observação e das articulações destas com os discos intervertebrais. A visualização do conjunto não é possível por cortes axiais, e a imagem de corte sagital ainda torna possível a observação da medula espinhal. Para os casos de traumatismo de coluna esse tipo de informação ajuda muito no processo diagnóstico e terapêutico.

A reconstrução multiplanar curva (CPR) é uma evolução da MPR mais recentemente incorporada aos pacotes de software. Nesse tipo de reconstrução a imagem gerada representa um corte de uma superfície curva. Pela marcação de um eixo de corte no volume, ou pelas imagens axiais, gera-se a imagem de um corte curvo. Assim como na MPR, a qualidade da imagem da CPR dependerá da técnica de aquisição dos dados. Quanto mais próximo da aquisição

Capítulo 7 – Aplicações médicas

isotrópica, melhor será a qualidade dos cortes não axiais, ou seja, quando mais próximo o pitch for de 1, melhor a qualidade dos cortes coronais, sagitais, oblíquos ou curvos.

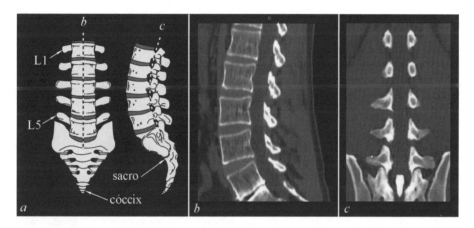

FIGURA 7.9 – Coluna lombar. (a) Anatomia óssea com vista frontal e lateral; (b) imagem de corte sagital obtida por MPR; e (c) imagem de corte obtida por CPR

A Figura 7.9 apresenta imagens da coluna lombar. Na imagem (a) encontram-se as estruturas ósseas da coluna em vistas frontal e lateral esquerda nas quais estão identificadas as vértebras lombares L1 e L5, o sacro e o cóccix. Nessas estruturas anatômicas estão demarcados os eixos de cortes das imagens de TC apresentadas em (b) e em (c). A imagem (b) representa um corte sagital centrado no eixo longitudinal da medula espinhal, obtido por MPR, na qual podem ser visualizadas as estruturas ósseas, a medula, tecido muscular, gordura e pele. A imagem (c) representa um corte curvo centrado no eixo longitudinal da medula espinhal, gerado por CPR. Dessa forma, assim como no corte sagital, esse corte curvo permite observar toda a extensão da medula espinhal na região lombar.

A Figura 7.10 exibe imagens de corte de uma arcada dentária superior. A Figura 7.10 (a) apresenta um corte axial no qual foi feita a marcação dos eixos para a obtenção de imagens de cortes gerados por MPR. As três imagens apresentadas na Figura 7.10 (b) pertencem a uma sequência de cortes curvos, obtidos por CPR, orientados de acordo com o eixo curvo que passa pelo ponto central de cada um dos 14 dentes da arcada superior demarcado por linha tracejada na imagem (a). A obtenção dessas imagens permite observar a estrutura interna dos 14 dentes simultaneamente e a conexão de suas raízes com os ossos maxilares. Os cortes apresentados iniciam-se na imagem superior com um corte mais interno à cavidade bucal em relação à linha tracejada de orientação na qual aparecem somente os dentes molares, uma vez que, dada a pequena espessura dos dentes incisivos e caninos, eles não aparecem nesse corte. A segunda imagem foi gerada no eixo demarcado pela linha tracejada; e a terceira imagem, em um eixo imediatamente mais externo.

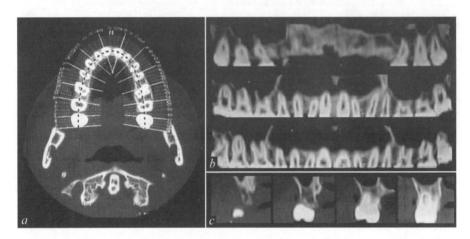

FIGURA 7.10 – Imagens de corte da arcada dentária superior. (a) Imagem de corte axial; (b) imagens de corte panorâmico obtidas por CPR; e (c) imagens de corte paraxial obtidas por MPR

Na Figura 7.10 (c) são apresentadas quatro imagens de um dos dentes molares, pertencentes a uma sequência de cortes oblíquos, também denominados cortes paraxiais. Essas imagens de corte dos dentes têm o eixo no sentido radial partindo do centro da cavidade oral, seguindo o planejamento demarcado na imagem (a). O objetivo desse exame é observar a condição da estrutura dentária intramaxilar, uma vez que o corpo externo do dente não aparece nas imagens da aquisição.

Esse tipo de aquisição para a geração de imagens específicas para diagnóstico odontológico demanda um software que viabilize a rápida manipulação dos dados da varredura para a geração dos cortes obtidos por MPR. Esse tipo de aquisição específica deve ser feito com o centro da cavidade oral posicionado o mais próximo possível do isocentro do gantry. O gantry deve permanecer sem inclinação, e a aquisição deverá ser o mais próximo possível da condição de isotropia, para que as imagens de reconstrução sejam de boa qualidade. A espessura do feixe de raios X deve ser bem delgada: no máximo, 2 mm.

Capítulo 7 – Aplicações médicas

Imagens de volume

As imagens volumétricas de estruturas anatômicas permitem a visualização da superfície externa de um órgão ou região por vários ângulos de observação. Portanto, ao se reconstruir um volume, é necessário definir a região que se deseja observar. Utilizando os dados de uma aquisição é possível fazer a reconstrução de estruturas tridimensionais nos aparelhos de TC. As reconstruções virtuais de estruturas tridimensionais são especialmente satisfatórias para as estruturas que se sobressaem em relação às circunvizinhas.

O sistema esquelético é privilegiado em relação aos demais, por apresentar coeficiente de atenuação linear bem superior aos apresentados pelos tecidos moles à sua volta. Para os demais órgãos e tecidos, a reconstrução volumétrica é muito dependente da utilização de meio de contraste, para que essas estruturas possam ser ressaltadas em relação às suas vizinhas que apresentam absorção semelhante do feixe de raios X.

Reconstrução de superfície

A reconstrução de superfície (SSD) foi um dos primeiros métodos de geração de imagem 3D e está disponível na maioria dos pacotes comerciais de softwares para a geração de imagens médicas. Nesse método, cada voxel de determinado conjunto de dados é definido como parte ou não da estrutura que se deseja reconstruir. Normalmente, no caso da TC, a escolha é feita pela comparação do valor Hounsfield do voxel com um valor determinado como limite. Com os dados selecionados será definida a superfície do objeto a ser reconstruída. Em seguida, os dados não úteis para a reconstrução serão descartados. Os contornos da superfície são modelados como uma coleção de polígonos e apresentados como uma superfície sombreada. A imagem resultante apresenta uma estrutura que pode estar com muitas incorreções, principalmente se há dificuldade em definir com precisão os limites dessa superfície, como acontece frequentemente com a reconstrução de imagens médicas.

Para a transformação dos dados de uma aquisição de volume em uma superfície tridimensional, uma grande quantidade de dados disponíveis é descartada em troca de maior rapidez e facilidade de processar o algoritmo computacional. O descarte de dados desnecessários para a construção da imagem da superfície é uma vantagem que permite a geração dessa imagem em tempo real, aumentando a interatividade do usuário. No entanto, a utilidade da imagem médica

175

Tomografia computadorizada: tecnologias e aplicações

de superfície reconstruída fica comprometida pelos artefatos que apresenta e pela baixa precisão.

Como referência para a construção da superfície, é definido um valor na escala Hounsfield. Por exemplo, se 150 H são definidos como referência, todos os voxels que tiverem valor de atenuação menor que 150 H serão desprezados, e os que estiverem acima serão selecionados para a construção da superfície do volume. Com base na seleção dos voxels, a superfície é construída e iluminada por uma fonte de luz artificial, cujo foco é definido pelo ponto de observação do observador, que possibilitará a criação de um efeito de sombreamento, o qual é distribuído sobre a superfície de acordo com a profundidade em que a superfície se encontra em relação ao ponto de observação do volume. Esse efeito intensifica a impressão de profundidade para o observador. Com essa técnica, ilumina-se a superfície em relação à orientação do volume. Entretanto, a aplicação dessa técnica implica perda dos valores numéricos da escala Hounsfield contidos na imagem.

A escala de cinza utilizada na reconstrução da imagem volumétrica apresenta uma variação diferente da utilizada para relacionar os valores Hounsfield na geração das imagens dos cortes. As estruturas superficiais que se encontram sobrepostas, apesar de estarem dentro da faixa definida para a preservação, não aparecerão na imagem, visto que a imagem apresentará apenas a região da superfície orientada para o observador. Isso também ocorrerá com as estruturas que se encontrarem no interior da superfície do volume selecionado, mesmo tendo valores de absorção do feixe superiores ao da superfície.

É importante salientar que a superfície somente será adequadamente reproduzida se o valor Hounsfield estiver definido de modo correto. Problemas são comuns de ocorrer na construção de imagens vasculares, principalmente em casos de estenoses de vasos. Dependendo do valor escolhido, a estenose pode ficar encoberta ou não, diferentemente de uma calcificação que apresente valor Hounsfield elevado e dificilmente ficará mascarada.

As imagens geradas por SSD dificilmente são utilizadas como referência confiável para o diagnóstico. No entanto, são utilizadas para a documentação de resultados e reconstruções volumétricas. Muitas vezes esse tipo de imagem torna-se importante para estudos de recomposição de traumatismos complexos e planejamento de cirurgias reparadoras. As reconstruções volumétricas possibilitam uma visualização mais realista da região reconstruída e, por conseguinte, do volume inteiro. O reconhecimento melhorado de detalhes pertinentes ao diagnóstico, a ajuda para um planejamento mais preciso de processos cirúrgicos e a possibilidade de rotação do volume em todas as direções são outras importantes vantagens dessa técnica de geração de imagem.

Capítulo 7 – Aplicações médicas

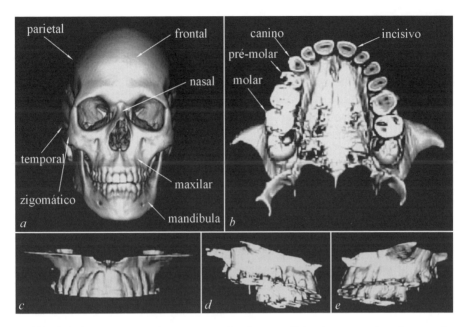

FIGURA 7.11 – Imagens de reconstrução de superfície dos ossos da cabeça e da arcada dentária superior. (a) Vista frontal do crânio; (b) vista inferior da arcada dentária; (c) vista frontal da arcada dentária; (d) vista lateral direita da arcada dentária; e (e) vista lateral esquerda da arcada dentária

A Figura 7.11 apresenta duas imagens de reconstrução de superfície de estruturas ósseas, do crânio e da arcada dentária superior. A imagem (a) apresenta uma vista frontal do crânio, na qual estão identificados os ossos: frontal, parietal, nasal, temporal, maxilar, mandíbula e zigomático, e ainda podem ser observados: o orifício nasal, as órbitas oculares e os dentes, além dos forames infraorbitais do mento.

A imagem (b) apresenta uma vista inferior de uma reconstrução volumétrica SSD da arcada dentária superior na qual se podem observar toda a região óssea do palato e os 14 dentes fixados nos ossos maxilares. Dadas as incoerências típicas desse método de reconstrução, aparecem artefatos na reconstrução da superfície do palato. A imagem (c) apresenta uma vista frontal da mesma estrutura anatômica apresentada em (b); ainda nessa imagem é possível observar a fixação das raízes dos dentes nos ossos maxilares. O mesmo volume ainda pode ser observado em uma vista lateral direita em (d) e em uma vista lateral esquerda em (e).

177

Tomografia computadorizada: tecnologias e aplicações

Reconstrução por projeção de intensidade máxima

Assim como a reconstrução de superfície, a reconstrução por projeção de intensidade máxima (MIP) é uma opção comumente disponível nos pacotes de softwares de reconstrução de volume para imagens médicas. Esse tipo de técnica é largamente utilizado particularmente para imagens de angiografia por TC ou por RM. O algoritmo de MIP avalia o valor de cada voxel ao longo de uma fileira orientada pelo olho do observador da imagem e seleciona o voxel que apresenta o valor máximo; no caso da TC, o de maior valor Hounsfield, esse voxel será escolhido como o pixel correspondente a ser exibido na imagem reconstruída. Ao contrário da técnica SSD em que a menor informação dentro da faixa de densidade escolhida é retida, a técnica MIP retém a informação de todos os voxels do volume que apresentam a mais alta densidade, independentemente da localização desses voxels: mais anteriores ou mais posteriores. No caso do MIP, as calcificações e os meios de contraste são claramente diferenciados.

As imagens resultantes não aparecem como uma superfície opaca que oculta outras estruturas, permitindo ao usuário perceber a profundidade da estrutura reconstruída, que é difícil de ser percebida na SSD tridimensional. No caso de uma fileira de voxels em que haja uma calcificação anterior a um vaso contendo sangue com meio de contraste, o voxel escolhido para ser representado pelo pixel dessa fileira será o da calcificação, por ser o de maior atenuação (maior valor Hounsfield), e o voxel do meio de contraste será descartado.

A seleção do voxel de maior valor promove o aumento do ruído de fundo da imagem, particularmente em estruturas como o rim e o fígado. Essa elevação de ruído de fundo diminui a visibilidade dos vasos dessas estruturas. A reconstrução de volume com o algoritmo MIP pode levar ao aparecimento de artefatos obtidos pelo próprio método. Uma estrutura de artefato típica dessa técnica consiste no aparecimento de contas que surgem na imagem, adquiridas de vasos que se encontram distribuídos no volume de forma oblíqua. Apesar de a reconstrução por MIP apresentar vários artefatos e falhas, como é utilizada de maneira muito corriqueira, normalmente proporciona uma precisão superior à apresentada pela SSD em angiografias por TC. Uma variante para a imagem gerada por MIP é a geração de imagens com voxels menos radiopacos, aqueles que apresentam o menor valor de número Hounsfield, denominado MinIP. Esse tipo de técnica serve para apresentar estruturas volumétricas que apresentam baixa absorção, como a árvore brônquica; no entanto, as aplicações dessa técnica não são muitas.

178

Capítulo 7 – Aplicações médicas

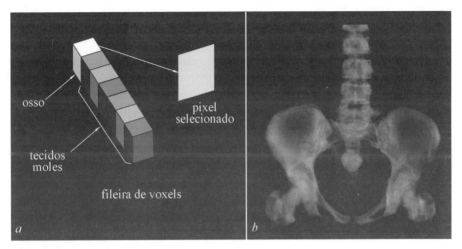

FIGURA 7.12 – Imagem volumétrica por MIP. (a) Definição do voxel de maior intensidade; e (b) imagem volumétrica por MIP da pelve e coluna lombar, vista frontal

A Figura 7.12 exibe o processo de reconstrução volumétrica da imagem por MIP. A imagem (*a*) mostra uma fileira de voxels de uma reta de observação com a definição do voxel de maior intensidade, aquele que tem maior atenuação do feixe de raios X, para a geração do pixel correspondente a essa fileira na composição da imagem volumétrica. A imagem (*b*) demonstra um exemplo de imagem volumétrica gerada por MIP: apresenta uma vista frontal da pelve e da coluna lombar. Nesse processo de reconstrução são visualizados os tecidos ósseos da região abdominal e pélvica em detrimento dos demais, em função do alto coeficiente de atenuação linear desses tecidos. Podem ser identificados os ossos ilíacos, as vértebras lombares (primeira a quinta), o sacro, o cóccix e a cabeça dos fêmures. Esse tipo de imagem, translúcida, permite ao observador ter noção da profundidade da estrutura óssea.

No entanto, se houver um material com maior absorção ao longo da reta de observação, anterior, interna ou posterior à estrutura que se deseja visualizar, como uma calcificação ou um objeto metálico, o pixel definido para a exibição representará a estrutura que apresentar maior valor Hounsfield (a calcificação ou o metal), prejudicando a construção da estrutura desejada. A seleção do valor de pixel mais alto também aumenta os resíduos de fundo, particularmente aumentando estruturas como o rim e fígado, e diminuindo a visibilidade da estrutura desses órgãos. Por esses motivos, os artefatos em imagens MIP são gerados com facilidade principalmente em estruturas do sistema vascular.

Tomografia computadorizada: tecnologias e aplicações

Reconstrução de volume

A reconstrução de volume é a mais avançada técnica computacional de geração de imagem 3D; seu algoritmo pode incorporar todos os dados relevantes, resultando em uma imagem 3D que supera a maior parte dos problemas mostrados pela reconstrução de superfície ou por MIP. A técnica de reconstrução de volume (VRT) apresenta uma gama variada de utilização, tanto para a visualização de estruturas para diagnóstico em saúde quanto para aplicações não médicas, em razão de sua grande flexibilidade. Essa técnica permite exibir dados com níveis variados de opacidade, superfície sombreada e perspectiva que dependem das demandas de cada tarefa específica. Avanços contínuos das técnicas computacionais têm transformado a reconstrução de volume – anteriormente difícil de ser utilizada por demandar recursos computacionais que não eram facilmente disponibilizados – em uma técnica que, com a tecnologia atual, pode ser em tempo real, usando estações de trabalho de custo relativamente baixo. A reconstrução de volume foi muito desenvolvida por meio das aplicações na geração de imagens gráficas utilizadas em filmes cinematográficos. Hoje suas aplicações incluem a apresentação de dados sísmicos, a simulação de teste em túnel de vento e a geração de imagens médicas.

A VRT utiliza todo o volume de dados adquiridos sem descartar parte deles como acontece com a técnica de reconstrução por SSD ou por MIP. O volume gerado por essa técnica soma as contribuições de cada voxel ao longo de uma linha que parte do olho do observador. Porque utiliza toda a informação dos dados coletados na formação da imagem resultante, computadores muito mais rápidos e com muito mais memória são necessários para gerar a imagem de um volume em uma velocidade razoável. A técnica de reconstrução de imagem por VRT é a mais avançada técnica de geração de imagem 3D disponível para criar imagens médicas clinicamente úteis. Essa técnica começa a ser incorporada aos pacotes de softwares comercialmente disponíveis. Com a disponibilização mais generalizada e a melhoria da capacidade de processamento dos sistemas computacionais, essa possivelmente se tornará a técnica de reconstrução volumétrica mais importante para as imagens de diagnóstico em saúde.

A reconstrução de volume, em geral, baseia-se nos dados de atenuação do voxel. A janela para observação é utilizada de maneira semelhante à da exibição dos cortes axiais das imagens de TC. No entanto, além de haver o controle do ajuste da janela ao tipo de tecido, por exemplo, a janela para tecidos moles gera contraste para fígado, rins, gordura etc., em tempo real, a reconstrução volumétrica deverá fazer mudanças nas informações que possibilitem exibir essas imagens com noção de profundidade, 3D. Essa interatividade permite ao usuário

Capítulo 7 – Aplicações médicas

personalizar a exibição rapidamente aos casos específicos com a utilização de níveis variados de sombreamento e de contraste, de forma a explorar uma variedade de atenuações de maneira rápida.

A função de transferência utilizada para a VRT emprega segmentos dos dados coletados na varredura, com base na atenuação do voxel, mas ainda modela a realidade física com grande precisão. A aproximação do padrão de referência da região selecionada a ser reconstruída deve ser a base do processo para se garantir a eficiência na reprodução da imagem das características da região reconstruída. Em imagens angiográficas, por exemplo, é fundamental a correta reconstrução de vasos que permita observar alterações de calibres decorrentes de estenoses, aneurismas, calcificações, ateromas etc. Se a reconstrução volumétrica é eficiente, essas alterações podem ser medidas.

A opacidade é um parâmetro da imagem que pode variar de 0 a 100%, em que uma opacidade alta, próxima de 100%, faz com que uma imagem de reconstrução de volume VRT apresente-se opaca, semelhante à SSD. À medida que se diminui o valor da opacidade, a estrutura torna-se translúcida, permitindo ao usuário observar através dela. Esse tipo de estrutura pode ser útil na observação de um trombo no interior de uma veia, ou para a observação de tumores no interior de certos órgãos, por exemplo. Um efeito que ocorre com a variação da opacidade é que sua elevação promove um aumento aparente do objeto retratado, e sua diminuição, efeito inverso. Os valores mais próximos entre as medidas do objeto e as medidas encontradas na imagem, principalmente para vasos, ocorrerão com opacidade próxima de 50%. Outros valores de opacidade podem mostrar características específicas do objeto retratado. Estudos da variação da opacidade virão caracterizar melhor esse parâmetro e sua relação com os demais parâmetros, seus efeitos e sua precisão na representação final do objeto em estudo.

O brilho da imagem por VRT pode ser variado de 0% a 100% e afeta diretamente a aparência da imagem, mas a sua variação não afeta a precisão da reprodução obtida; diferentemente da opacidade, não altera o diâmetro de vasos, por exemplo. As alterações de brilho são claramente subjetivas, baseadas nas preferências de um usuário. A precisão é a característica que diferencia a utilização da VRT em detrimento da reconstrução de superfície ou por MIP. A VRT se mostra superior na representação do sistema musculoesquelético em casos de alterações como fraturas e tumores, o mesmo sendo válido para os estudos de vasos e identificação de suas alterações. No entanto, as aplicações da VRT ainda se encontram em início de desenvolvimento, e a sua difusão trará novas aplicações e melhora no processo diagnóstico.

A Figura. 7.13 apresenta imagens da estrutura óssea da região pélvica masculina. A imagem (*a*) exibe uma vista frontal, e a imagem (*b*), uma vista lateral

Tomografia computadorizada: tecnologias e aplicações

direita da imagem volumétrica obtida por reconstrução multiplanar e subtração dos tecidos moles. As imagens (c) e (*d*) mostram uma vista frontal e lateral da mesma região com utilização da técnica de reconstrução MIP.

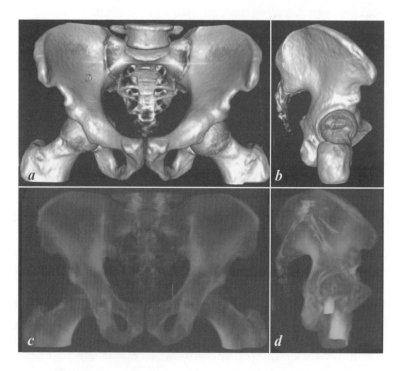

FIGURA 7.13 – Imagens volumétricas de estrutura óssea da região pélvica. (*a*) Vista frontal; (*b*) vista lateral direita do volume; (*c*) vista frontal; e (*d*) vista lateral MIP

Endoscopia por TC

Um tipo especial de reconstrução volumétrica é utilizado para a geração de imagens para endoscopia virtual, que se tornou possível graças ao desenvolvimento de sistemas de TC mais rápidos e de alta resolução. Essa técnica é utilizada para obter a vista em perspectiva de dada região cavitária, sendo empregada para visualizar a estrutura interna da árvore brônquica, dos vasos de maior calibre, do colo intestinal e seios da face. Pode ainda ser usada para visualizar cavidades

Capítulo 7 – Aplicações médicas

não acessíveis pela endoscopia convencional, tais como a bexiga, os ventrículos cerebrais ou outras regiões gastrintestinais.

Após a reconstrução da estrutura cavitária, é possível percorrer seu interior utilizando um navegador. Dessa forma, pode-se visualizar todo o interior da cavidade reconstruída. Mesmo para cavidades que permitam a endoscopia convencional, a endoscopia virtual apresenta como grande vantagem o maior conforto do paciente que não precisa receber uma sonda no interior da cavidade. Esse tipo de geração de imagem tem sido muito aplicado na endoscopia do colo intestinal para a localização de pólipos e processos pré-tumorais.

A Figura 7.14 apresenta um conjunto de imagens tridimensionais do interior das vias respiratórias, traqueia e brônquios. O software utilizado para a obtenção dessas imagens, além de permitir a reconstrução tridimensional das vias respiratórias principais, viabiliza a navegação pelo interior da cavidade reconstruída, tornando possível visualizar as bifurcações brônquicas com o objetivo de verificar a ocorrência de algum estreitamento, obstrução ou alguma outra alteração no interior da cavidade.

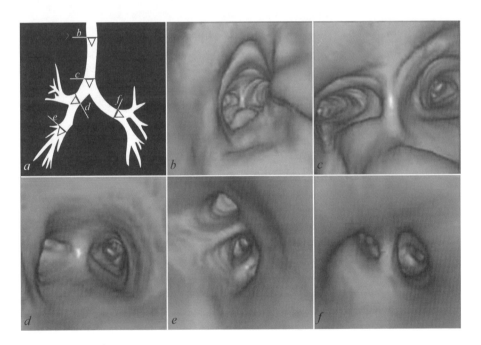

FIGURA 7.14 – Imagens de reconstrução volumétrica das vias respiratórias, traqueia e brônquios – vista interna

A imagem (*a*) apresenta uma vista frontal da distribuição da traqueia e dos brônquios com a marcação dos pontos utilizados para a observação das imagens intracavitárias apresentadas nas imagens de (*b*) a (*f*). A imagem (*b*) apresenta uma vista superoinferior do interior da traqueia, sendo possível observar ao fundo a bifurcação dos brônquios principais, que é visualizada mais proximamente pela imagem (*c*). A imagem (*d*) apresenta a bifurcação do brônquio principal direito e a imagem (*e*) apresenta a bifurcação do brônquio intermediário. A imagem (*f*) apresenta a bifurcação do brônquio esquerdo. Esse tipo de software é de grande auxílio na reconstrução de estruturas intracavitárias ou intravasculares e permite a verificação de alterações anatômicas internas pela possibilidade de visualizar o interior dessas estruturas como se fosse uma pequena câmera de vídeo, porém sem a necessidade de introduzir dispositivos no interior dessas cavidades.

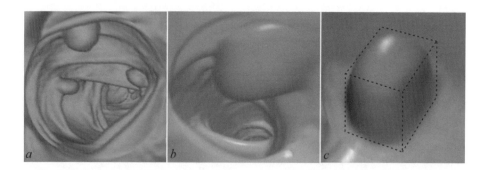

FIGURA 7.15 – Imagens de reconstrução volumétrica do colo intestinal.
(a) Estrutura cavitária com presença de pólipos; (b) pólipo em detalhe; e (c) demarcação dos limites de um pólipo

A colonoscopia virtual, denominada colonografia por TC (CTC), é um exame com grande crescimento de demanda desde que surgiu a endoscopia virtual, sendo considerada uma alternativa à colonoscopia convencional. Apresenta como vantagem o fato de ser um exame menos invasivo, e, por esse motivo, não demandar sedação. Possibilita a visualização completa de todo o colo intestinal independentemente de suas dobraduras, ou da presença de tumores, capazes de impedir a passagem do colonoscópio. Permite ainda observar a espessura das paredes e estruturas que estejam fora do lúmen. No entanto, a colonoscopia virtual exige um preparo específico de limpeza e insuflamento intestinal e não permite a coleta de material, que em caso de achados demandaria uma colonoscopia convencional, e apresenta menor sensibilidade para a detecção de pólipos muito pequenos e anormalidades na superfície da mucosa.

Capítulo 7 – Aplicações médicas

A Figura 7.15 apresenta imagens do interior do colo intestinal, obtidas por reconstrução volumétrica de CTC. Na imagem (*a*) observa-se a presença de pólipos na parte interna do colo. A detecção de pólipos na cavidade intestinal pode indicar um pré-câncer e, por esse motivo, a detecção desses é muito importante para buscar um processo terapêutico visando à interrupção do processo de tumoração intestinal. A imagem (*b*) mostra o detalhe de um pólipo, e a imagem (*c*) apresenta um pólipo delimitado para a determinação de suas dimensões.

A endoscopia virtual pode ser utilizada em outras cavidades, a saber: para a observação das paredes internas da bexiga, ou da luz de vasos como as grandes artérias; e para a observação de aneurismas, calcificações, estenoses ou qualquer outra alteração nas paredes internas. A geração dessas imagens necessita de uma grande resolução espacial entre as paredes da cavidade e o conteúdo desta, assim normalmente utilizam-se o ar ou meios de contraste à base de iodo para o preenchimento da cavidade, de maneira a possibilitar a observação das paredes internas pela subtração digital do conteúdo cavitário.

Imagens de angiografia

As imagens angiográficas por TC (CTA) possibilitam a visualização de estruturas vasculares com o auxílio de injeção de meio de contraste. A utilização dos sistemas helicoidais multicorte permite a varredura de extensas estruturas vasculares em um período muito curto; no entanto, as aplicações da TC em angiografias são recentes. O estudo das imagens pós-processadas possibilita visualizar quase todo o sistema vascular. Até mesmo pequenos vasos podem ser exibidos, e suas alterações, como as embolias ou a dissecação de membranas, são passíveis de observação. Essas informações em imagens tridimensionais podem ser muito importantes para o planejamento cirúrgico ou para o acompanhamento pós-cirúrgico das estruturas vasculares.

A angiografia por TC é considerada um exame de excelente resultado para a avaliação em casos de suspeita de embolia pulmonar, mas é também recomendada como diagnóstico alternativo à angiografia convencional das artérias coronárias. Além disso, é utilizada para o planejamento cirúrgico em casos de estenoses das artérias carótidas, na avaliação de aneurismas cerebrais e na avaliação de vasos distais em casos de diminuição de circulação periférica e trombose venosa profunda. A reconstrução de volume é muito importante para alterações da aorta como aneurismas, planejamento cirúrgico e avaliação pós--cirúrgica. O exame das artérias renais, em casos de suspeita de estenoses em pacientes hipertensos pode ser feita pela CTA. No entanto, pela necessidade do uso do meio de contraste, esse exame fica restrito aos pacientes com bons níveis de função renal.

A Figura 7.16 apresenta imagens típicas de angiografia por TC utilizadas na avaliação de vasos na região abdominal. A imagem (*a*) obtida pela reconstrução apresenta uma vista frontal de abdome na região dos rins, na qual se pode observar artéria aorta abdominal, no centro da imagem e suas principais ramificações: artérias renais, mesentérica superior, hepática e esplênica. Esse tipo de imagem gerado pela reconstrução por MIP somente é possível com a utilização de meio de contraste para aumentar o coeficiente de absorção no interior das artérias, para que essas possam ser destacadas em relação às outras estruturas. Nessa imagem ainda é possível visualizar os rins e o sombreamento da região do fígado e do baço.

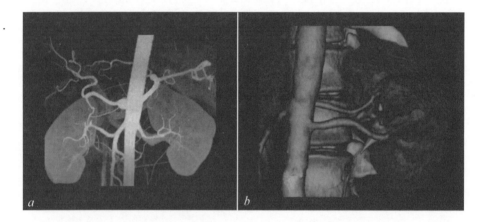

FIGURA 7.16 – Imagens angiográficas dos rins, vista frontal. (*a*) Reconstrução por MIP; e (*b*) reconstrução de volume

A imagem (*b*) apresenta uma vista frontal da região abdominal obtida por meio de uma reconstrução de volume (VRT) com subtração de tecidos moles e preservação dos ossos, dos tecidos renais e artérias. Nessa imagem podem ser identificados: o rim esquerdo, parte do rim direito, parte da décima segunda vértebra torácica, as vértebras lombares primeira, segunda e terceira, a artéria aorta descendente e as artérias renais. Para a geração dessa imagem é também necessária a utilização de injeção de meio de contraste à base de iodo para possibilitar a reconstrução das artérias. Por esse motivo, pacientes com deficiência no funcionamento renal podem ficar impedidos de realizar esse tipo de aquisição.

Capítulo 7 – Aplicações médicas

Imagens do coração

A geração de imagens do coração é uma aplicação recente dos aparelhos de TC, a qual apenas se tornou possível dado o fato de os novos aparelhos apresentarem grande velocidade para a aquisição dos dados geradores de imagens. Apesar de o músculo cardíaco estar em movimento, suas imagens podem ser adquiridas sob condições específicas. O músculo cardíaco recebe um sinal elétrico que faz com que se contraia e logo depois volte a relaxar, e assim bombear o sangue pelo corpo. O instante da contração é denominado sístole, e o de relaxamento, diástole. A Figura 7.17 apresenta a curva do sinal elétrico que promove a contração do músculo cardíaco identificada pelos picos PQRST, sendo que o pico P está associado à contração atrial; o pico R, à contração ventricular; e o pico T, ao relaxamento do músculo cardíaco.

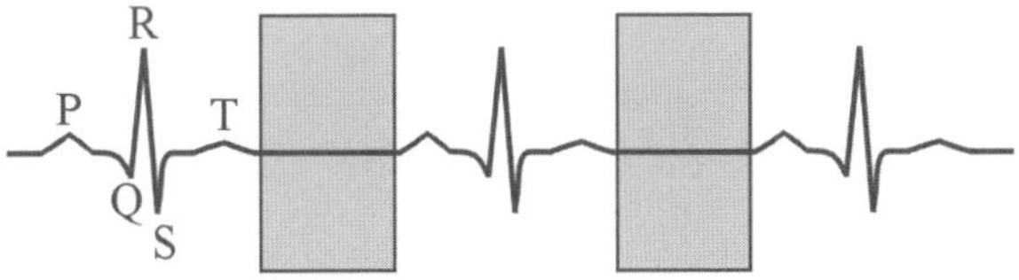

FIGURA 7.17 – Sinal elétrico cardíaco, curva PQRST

Como para a aquisição da imagem de um corte de objeto em TC este deverá estar estacionário durante o giro de 360° do tubo de raios X em torno do objeto, a aquisição da imagem de um corte do coração deverá ocorrer durante o período em que o coração se encontra em diástole, demarcado na curva da Figura 7.17. O período de relaxamento do coração é muito variável, pois estará diretamente associado ao batimento cardíaco. Assim, um paciente que apresenta um batimento cardíaco de 100 bpm tem um período de relaxamento muito menor que outro paciente com batimento de 60 bpm.

O tempo restrito para a aquisição dos dados, determinado pelo batimento cardíaco, limitou as aplicações da TC na geração de imagens do coração, que apenas se tornou viável com a diminuição do tempo de rotação do tubo menor que 1s, e o aparecimento dos aparelhos de quinta geração (EBT). A limitação estava no tempo necessário para que o tubo de raios X completasse uma volta em torno do paciente. Esse tempo era muito longo se comparado com o período de repouso do coração. Para um período tão curto de repouso, é necessário um tempo de aquisição da imagem de corte menor que 0,4 s, com o uso de um programa de software adaptativo capaz de otimizar os dados adquiridos, transformando-os em informações suficientes para a geração da imagem. Mesmo nessas condições a aquisição é limitada, pois pacientes que apresentam taquicardia podem não possibilitar a aquisição de maneira satisfatória, inviabilizando o diagnóstico por esta técnica. Para que seja identificado o momento correto de validação dos sinais captados pelo arco detector da TC, o sinal elétrico do coração é captado por um eletrocardiógrafo conectado ao aparelho de TC. Por meio desse sinal recebido do eletrocardiógrafo, o sistema computacional poderá identificar em quais momentos os dados coletados são válidos (unicamente quando o coração está em repouso).

A Figura 7.18 apresenta gráficos que relacionam o deslocamento da mesa no eixo Z em relação ao tempo. Nesses gráficos encontram-se traçadas as curvas de sinal elétrico cardíaco de um paciente que é enviado pelo eletrocardiógrafo ao aparelho de TC. Pelo sinal de ECG, o aparelho de TC controla os momentos em que a coleta do sinal gerado pelo feixe de raios X pode ser validada, nos momentos em que o coração encontra-se em repouso, demarcado pelas colunas verticais.

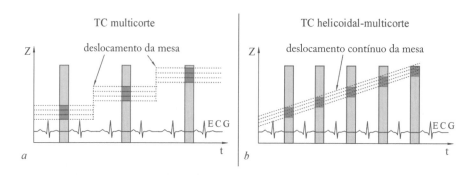

FIGURA 7.18 – Aquisição de dados do coração guiada pela curva de ECG. (a) Varredura com TC convencional-multicorte; e (b) varredura com TC helicoidal-multicorte

O gráfico em (a) mostra a sequência de aquisição feita com um aparelho de TC multicorte, de quatro cortes simultâneos, pelo método convencional no qual a mesa faz paradas durante o processo de aquisição. No primeiro intervalo de repouso do coração, é efetuada a varredura para a geração dos quatro primeiros cortes. Logo depois, a mesa é deslocada no eixo Z para a nova posição de

Capítulo 7 – Aplicações médicas

aquisição. Após o reposicionamento da mesa é realizada a aquisição dos quatro cortes seguintes no momento de repouso identificado pela curva do ECG. Esse procedimento é repetido até completar a varredura do órgão.

O gráfico em (*b*) mostra a sequência de aquisição feita com um aparelho de TC helicoidal-multicorte, de quatro cortes simultâneos, utilizando a referência da curva de batimentos cardíacos captada pelo eletrocardiógrafo. A aquisição é realizada continuamente durante a varredura de todo o órgão; nos períodos em que o coração se encontra em repouso, os dados são validados. Após a aquisição é efetuada a reconstrução dos cortes axiais pela interpolação de 180°. Esse tipo de aquisição é muito rápido, uma vez que todo o processo de varredura do órgão ocorre em um ciclo único.

A Figura 7.19 apresenta três imagens diagnósticas do coração geradas em aparelhos de TC. A imagem (*a*) apresenta um corte axial da região superior do coração, na altura da oitava vértebra torácica, com FOV restrito à região do mediastino. A aquisição foi gerada com o auxílio de meio de contraste injetado no sistema vascular. Na região anterior (A) do paciente, encontra-se identificado o osso esterno, e, na região posterior (P), a vértebra torácica. Nessa imagem encontram-se identificados: a raiz aórtica, o tronco pulmonar, o átrio direito, o ventrículo direito e a aorta descendente. A geração das imagens diagnósticas do coração possibilita, hoje, detectar alterações nas artérias coronárias, estenoses, ou obstruções de suas estruturas vasculares, alterações em suas câmaras, válvulas, placas de calcificação etc.

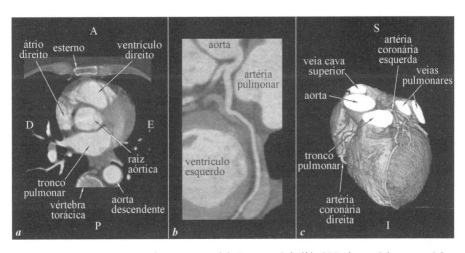

FIGURA 7.19 – Imagens do coração. (*a*) Corte axial; (*b*) CPR da artéria coronária; e (*c*) reconstrução de volume

189

Tomografia computadorizada: tecnologias e aplicações

A imagem (*b*) apresenta uma CPR cujo eixo foi centrado na artéria coronária esquerda no ramo interventricular anterior. Essa orientação do eixo de corte para a MPR faz com que fique mais difícil a identificação das estruturas anatômicas circunvizinhas, visto que as referências dos planos comumente estabelecidos são perdidas. Nessa imagem estão identificados: a aorta de onde se origina a ramificação da coronária, a artéria pulmonar e o ventrículo esquerdo.

A imagem (*c*), obtida por reconstrução de volume, apresenta uma vista frontal do coração com a indicação das artérias aorta e pulmonar e da veia cava, além das artérias coronárias responsáveis pela circulação sanguínea no músculo cardíaco. As artérias coronárias esquerda e direita são ramos originados na aorta. As alterações coronárias de calibre, geradas por calcificações, ateromas ou estenoses, podem prejudicar o funcionamento do coração. Esse tipo de imagem, que cria a superfície do órgão, possibilita a visualização desse por diversos ângulos por meio da rotação do volume reconstruído. Por esse motivo, esse tipo de imagem é muito útil para a visualização das estruturas vasculares do coração.

Tecnologias específicas

A maioria das aplicações das imagens geradas por TC está no diagnóstico de patologias. No entanto, o desenvolvimento dessa tecnologia tem propiciado novas aplicações, as quais, por conseguinte, têm gerado alterações na tecnologia para atendimento de novas demandas. A fluoroscopia por TC para o acompanhamento de punções profundas foi a primeira dessas aplicações. Esse processo de utilização da TC demanda que o médico e outros profissionais estejam dentro da sala de exames e exige que haja um monitor de vídeo junto ao gantry para o acompanhamento fluoroscópico. Esse tipo de procedimento deve levar em conta todos os protocolos de assepsia, além de respeitar as condições de proteção radiológica de todos os envolvidos no processo (uso de aventais, óculos e luvas específicos).

A utilização das imagens de TC em planejamentos radioterápicos, principalmente após o aparecimento das imagens por VRT, fomentou o desenvolvimento de aparelhos específicos para esse fim. Esses aparelhos contam com software específico capaz de permitir a simulação das incidências do feixe de radiação utilizado em teleterapia, de maneira a gerar a maior dose no volume delimitado pela imagem em TC e minimizar a dose nos tecidos vizinhos. Tais aparelhos apresentam aberturas de gantry maiores, entre 80 cm e 90 cm, para permitir a acomodação do paciente em posicionamento específico – o mesmo utilizado no aparelho de irradiação terapêutica. Para que esse posicionamento seja feito corretamente é

Capítulo 7 – Aplicações médicas

comum o uso de acessórios que garantam a mesma posição anatômica nos dois aparelhos (TC e irradiador), sendo que dependerá do órgão e da posição do tumor a ser irradiado. O acessório utilizado para imobilizar o paciente durante o tratamento deverá ficar no interior da abertura do gantry durante o planejamento.

Aparelhos compostos de TC-SPECT e TC-PET viabilizam a geração de imagens superpostas. As imagens geradas por SPECT e por PET apresentam concentração ou não de radionuclídeos em determinado órgão ou sistema; essas imagens de variação da concentração de material radioativo geram informações sobre o comportamento fisiológico e metabólico da região, respectivamente. As imagens geradas nos aparelhos de PET e de SPECT apresentam baixa resolução anatômica e, ao serem sobrepostas às adquiridas no aparelho de TC, viabilizam a localização precisa das informações fisiológicas e metabólicas encontradas. Por esse motivo, a difusão dos aparelhos compostos, principalmente do TC-PET, surge como uma opção diagnóstica diferenciada.

O desenvolvimento de novos tubos de raios X, com a utilização de pistas anódicas diferenciadas pelo uso de focos distintos, possibilita aumentar a precisão das informações coletadas. A utilização de dois conjuntos tubo-arco detector no interior do gantry com defasagem próxima de 90° busca diminuir ainda mais o tempo de aquisição das imagens por TC. Desenvolvimento dos arcos detectores, de tubos de raios X, sistemas de refrigeração, diminuição do tempo de aquisição, diminuição de dose em paciente, melhora da precisão da imagem gerada, articulação da TC com outros métodos diagnósticos, desenvolvimento de rede de dados médicos, entre outros, são tendências de desenvolvimento tecnológico para os próximos anos. As aplicações das tecnologias atualmente disponíveis ainda são restritas em relação às possibilidades diagnósticas.

Profissionais capazes de lidar com tecnologia e compreender de maneira rápida as inovações propostas dia a dia e como aplicá-las para a melhora do atendimento à população são o caminho para a rápida difusão do emprego da tecnologia em TC em suas diversas aplicações, existentes e futuras, com eficiência, eficácia e ética.

EXERCÍCIOS PROPOSTOS

1. Cite as principais aplicações para as imagens de TC de cabeça.

2. Para que serve o topograma?

Tomografia computadorizada: tecnologias e aplicações

3. Por que na geração de imagens do cérebro recomenda-se a inclinação do gantry?

4. Por que nas imagens não isotrópicas os cortes sagitais e coronais apresentam uma qualidade inferior à dos cortes axiais?

5. Qual a vantagem do posicionamento especial para a geração de imagens da face, proposto na Figura 7.5 em relação à reconstrução do corte coronal por MPR?

6. Para que serve a CPR?

7. Com que finalidade a CPR é utilizada nas aplicações odontológicas?

8. Quais os problemas apresentados pelas imagens de reconstrução de superfície?

9. O que é a reconstrução por MIP?

10. Quais são as vantagens da reconstrução de volume em relação à de superfície e à MIP?

11. Como é utilizada a ferramenta do navegador na endoscopia por TC?

12. Por que apenas recentemente começaram a ser utilizadas as aplicações da TC para gerar imagens do músculo cardíaco?

13. Por que os aparelhos de quinta geração apresentam grande aplicação para a geração de imagens do coração?

14. Quais são as vantagens apresentadas pela geração de imagem de coração em TC em relação a outros métodos de diagnóstico para esse órgão?

15. Cite as utilizações das imagens de TC não vinculadas ao diagnóstico de patologias.

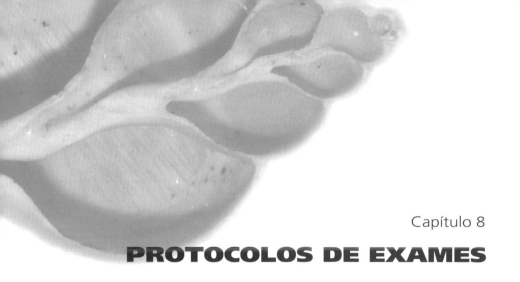

Capítulo 8

PROTOCOLOS DE EXAMES

Os protocolos utilizados para a aquisição de imagens em TC são programas que se encontram disponíveis no menu dos aparelhos e que definem automaticamente a maioria dos parâmetros de dada varredura. O objetivo da aquisição que se deseja realizar está diretamente associado à demanda que originou a aquisição: o pedido de exame.

O exame em TC pode ser dividido em duas etapas: a geração das imagens diagnósticas e a elaboração do laudo diagnóstico. Na primeira, devem ser feitos uma análise da demanda do exame, uma entrevista com o paciente, o preparo adequado do paciente, a aquisição dos dados, o processamento das imagens e o registro para a documentação. Com base na interpretação das imagens geradas, o médico especialista em imagens de TC elabora o laudo para compor a documentação final do exame.

A demanda do exame é o fator que justifica a exposição do paciente (princípio da justificação da prática) e deve ser feita por um profissional habilitado, médico ou dentista. O exame em TC é um método diagnóstico muito caro e de acesso restrito para a população em geral. Antes de se buscar esse tipo de exame, recomenda-se utilizar, sempre que possível, o diagnóstico por imagens de raios X ou de ultrassom, que são imagens diagnósticas menos onerosas.

A entrevista com o paciente possibilita conhecer melhor os motivos que originaram a demanda e a existência de exames anteriores que poderão auxiliar no processo diagnóstico. Normalmente, se baseia no preenchimento de uma ficha na qual também constam os dados do paciente. Durante a entrevista o paciente deve receber as informações básicas sobre o exame a que está sendo submetido para que possa colaborar no processo de aquisição das imagens. Na necessidade de utilização de meio de contraste o paciente deve ser informado de seus riscos e efeitos adversos. Nesse caso, recomenda-se ainda preencher um questionário específico e obter a concordância do paciente ou responsável para a utilização do meio de contraste.

Tomografia computadorizada: tecnologias e aplicações

O preparo do paciente para a geração das imagens por TC consiste em informá-lo sobre a necessidade de manter-se imóvel durante o processo de aquisição e da imprescindibilidade de sua cooperação no sentido de controlar a respiração, quando necessário. Nas aquisições em que é preciso usar meio de contraste, existem recomendações específicas, dependendo do tipo de contraste, da via de introdução e da estrutura que se pretende realçar. A aquisição das imagens somente pode ocorrer quando o meio de contraste estiver na região que se deseja observar. Para isso, devem ser definidos a diluição do meio de contraste, as doses de administração e o tempo médio necessário para o início da aquisição das imagens. Nas imagens do sistema digestório pode ser necessário preparo prévio, como jejum, por exemplo.

A aquisição dos dados inicia-se com o registro dos dados do paciente: nome, idade e sexo seguido do posicionamento do paciente na mesa do aparelho de TC. O paciente pode ser posicionado de quatro maneiras distintas: pode ficar deitado na posição dorsal ou ventral, com a cabeça ou com os pés voltados para o gantry. O posicionamento em decúbito dorsal, no qual a cabeça entra primeiramente no gantry, é o mais comumente utilizado e serve para a geração de imagens de crânio, coluna, tórax. O posicionamento em decúbito ventral, no qual a cabeça entra primeiramente no gantry, é utilizado para a geração de imagens dos membros superiores e seios da face. O posicionamento em decúbito dorsal, no qual os pés entram primeiramente no gantry, é utilizado para a geração de imagens dos membros inferiores. O posicionamento em decúbito ventral, no qual os pés entram primeiramente no gantry, é o menos utilizado, mas permite a fluoroscopia por TC para acompanhar punções da região lombar.

Após o posicionamento do paciente na mesa, esta deve ser deslocada para dentro do gantry até que os feixes de raio laser de posicionamento atinjam o início da região de varredura no paciente. Nesse ponto é referenciado o ponto zero da varredura, e é com base nele que serão marcados os eixos de corte.

A aquisição inicia-se com a geração do topograma (*scout*), que corresponde a uma radiografia digital. Ele é frequentemente obtido por uma exposição AP, ou lateral, dependendo do objetivo da varredura. Sempre que houver necessidade de inclinar o gantry, a opção é pelo topograma lateral. De posse do topograma, o responsável pela aquisição da imagem define o volume da varredura por meio da marcação dos eixos de início e fim de varredura.

Os demais parâmetros – espessura do corte, distância entre os eixos de corte, filtro, FOV, valor de alta-tensão, valor de corrente, tempo de rotação do tubo – serão definidos de acordo com o protocolo escolhido no menu do aparelho para a aquisição. O número de protocolos disponíveis em dado equipamento é muito variável, e a geração de novos protocolos é sempre possível.

Capítulo 8 – Protocolos de exames

Após programar a aquisição de dados, o paciente deve ser orientado, antes de se iniciar a aquisição, quanto à necessidade de se manter imóvel, interromper a respiração, deglutição etc. Dado o comando de início de aquisição, a varredura é feita automaticamente. As imagens da varredura devem ser observadas antes que o paciente seja removido para verificar a necessidade de adquirir imagens complementares.

A maioria das demandas de imagens por TC decorre de uma suspeita diagnóstica, e a varredura de dado órgão ou região busca confirmar ou eliminar determinada suspeita. Nesses casos existe a suspeita de uma alteração, mas não se tem a certeza de sua existência e muito menos de sua localização dentro da região de varredura. Partindo desse princípio, os protocolos definidos para a varredura de dado órgão devem ser tais que possibilitem encontrar uma alteração típica desse órgão, caso exista, e diagnosticá-la por imagens de TC.

O número de imagens geradas em determinada varredura deve ser minimizado, evitando-se a irradiação demasiada do paciente e diminuindo a quantidade de imagens geradas e o desgaste do aparelho. Essa opção deve priorizar que uma alteração existente e detectável não passe despercebida, e, por essa razão, os protocolos são definidos para otimizar o processo de aquisição.

A definição dos protocolos varia de acordo com o objetivo da varredura, mas também depende muito da tecnologia utilizada para adquirir as imagens. A definição dos parâmetros de dada aquisição depende do aparelho que está em uso, do fabricante e se a aquisição é convencional (axial), helicoidal ou helicoidal multicorte.

É grande a variedade de aparelhos de TC, e os protocolos utilizados dependem das possibilidades que esses aparelhos proporcionam. Os valores de alta-tensão, corrente, tempo de rotação do tubo em torno do paciente são bastante variáveis e, na maioria dos aparelhos, são apresentados em valores discretos, muitas vezes diferentes. Assim, os protocolos devem ser adaptados às condições dos aparelhos utilizados para as aquisições.

A Tabela 8.1 apresenta algumas características de quatro aparelhos multicorte de dois cortes simultâneos, que apresentam valores de alta-tensão de alimentação de tubo de raios X com opções diferentes, assim como os demais parâmetros selecionados. No parâmetro corrente constam a faixa de variação da corrente, e, entre colchetes, o intervalo dos valores possíveis. No parâmetro número de fatias estão apenas as condições extremas de definição, havendo ainda outras opções em intervalos intermediários.

195

Tomografia computadorizada: tecnologias e aplicações

TABELA 8.1 – Características de aparelhos de TC de dois cortes

Equipamento	Alta-tensão (kV)	Corrente (mA)	Tempo de rotação do tubo (s)	Número de fatias	FOV	Espessura máxima do feixe (mm)
I	80	10-350[5]	1,5	2 × 1	18	20
	120		2,3	2 × 10	25	
	140				35	
					50	
II	90	28-500[1]	0,5	2 × 0,5	25	20
	120		0,75	2 × 10	50	
	140		1,0			
			1,5			
			2			
III	80	30-240[1]	0,8	2 × 1,2	50	10
	110		1	1 × 10		
	130		1,5			
IV	80	10-400[10]	0,75	2 × 0,5	18	20
	100		1	2 × 10	24	
	120		1,5		32	
	135		2,3		50	

Fonte: elaborada pelo autor.

Ao se considerarem ainda os aparelhos multicorte de 4, 8, 16, 32 e 64 cortes simultâneos com a opção de aquisição helicoidal ou pelo método convencional (axial), pode-se ter uma ideia da dificuldade de definição de protocolos gerais para essa gama de equipamentos existentes nos serviços de radiodiagnóstico por TC.

As varreduras helicoidais geram imagens de cortes axiais por interpolação de dados, e, por essa razão, independentemente dos parâmetros de espessura do feixe e do pitch utilizados na varredura, deverão ser definidos os parâmetros para obtenção das imagens primárias de uma varredura (cortes axiais), os quais são: a espessura de reconstrução do corte e a distância entre os eixos de corte. Desse modo é possível delimitar o número de imagens a

Capítulo 8 – Protocolos de exames

serem geradas em determinada varredura, independentemente da técnica utilizada nesta.

Pode-se usar como exemplo a varredura de um volume com 300 mm de comprimento, feita em um aparelho helicoidal de quatro cortes, com espessura de cortes de 1 mm e pitch igual a 1. Se para a geração das imagens de corte axiais for utilizada uma espessura de 1 mm e uma distância entre eixos de corte de 1 mm, serão geradas 300 imagens, um número excessivo de imagens para serem analisadas e se elaborar um diagnóstico. No entanto, para essa mesma varredura, mesmo mantendo a espessura de reconstrução em 1 mm, ao aumentar a distância entre os eixos de corte para 10 mm, serão geradas 30 imagens.

A seguir, são apresentadas algumas varreduras típicas por TC realizadas com aparelhos helicoidais de corte único e multicorte.

Varreduras de cabeça

A varredura de cabeça promove informações detalhadas sobre os traumatismos de crânio, acidentes vasculares cerebrais, tumores de cérebro, alterações nas estruturas ósseas e tecidos moles da face e alterações no sistema vascular. Suas principais aplicações estão a seguir.

- Detectar sangramento em lesões de cérebro e fraturas de crânio, em casos de traumatismo.
- Detectar coágulo ou sangramento cerebral em pacientes com sintomas agudos de AVC.
- Detectar AVC com a utilização da TC de perfusão.
- Avaliar a extensão de danos nos ossos e tecidos moles em traumatismos faciais.
- Planejar cirurgias de reconstrução da face.
- Detectar sangramento em pacientes com dor de cabeça súbita decorrente de ruptura de aneurisma cerebral.
- Detectar tumores e outras alterações cerebrais.
- Diagnosticar doenças auditivas associadas a alterações do osso temporal.
- Detectar inflamações nos seios da face.
- Auxiliar no planejamento de radioterapia.

Tomografia computadorizada: tecnologias e aplicações

Crânio

Os limites de varredura do crânio são definidos do forame magno até o limite superior do crânio. Os pacientes devem ser posicionados em decúbito dorsal, e o gantry deve ser inclinado. Um protocolo básico pode ser definido com os parâmetros:

- topograma: lateral
- alta-tensão: 120 kV
- corrente: 250 mA
- tempo de rotação do tubo: 1 s
- fator mAs: 250
- espessura do corte: 5 mm
- pitch: 1
- passo da mesa: 5 mm
- distância de varredura: 150 mm
- FOV: 250 mm
- tempo de varredura: 30 s

Na opção multicorte, a aquisição pode ser feita mais rapidamente utilizando-se os parâmetros:

- alta-tensão: 120 kV
- corrente: 250 mA
- tempo de rotação do tubo: 0,8 s
- fator mAs: 200
- espessura do corte: 4 × 2,5 mm
- pitch: 1
- passo da mesa: 10 mm
- distância de varredura: 150 mm
- FOV: 250 mm
- tempo de varredura: 15 s

A Figura 8.1 apresenta o posicionamento do paciente e as linhas que marcam os limites do volume de varredura do crânio. O ângulo de inclinação do gantry é definido pela linha que passa do forame magno ao limite superior da órbita ocular. A Figura 8.2 apresenta duas imagens típicas de uma varredura de crânio. Elas pertencem a um mesmo corte axial do crânio, nas quais foram utilizadas diferentes janelas para observação.

Na imagem (*a*) foi utilizada a janela para tecidos ósseos, na qual o centro da escala de cinza foi definido em 480 H, enquanto a janela para distribuição da escala foi definida em 1.500 H. Foram identificados os ossos: frontal, temporal, esfenoide e occipital.

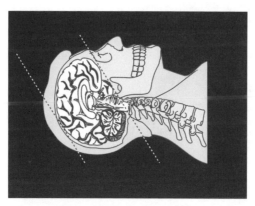

FIGURA 8.1 – Varredura do crânio, posicionamento e limites de varredura

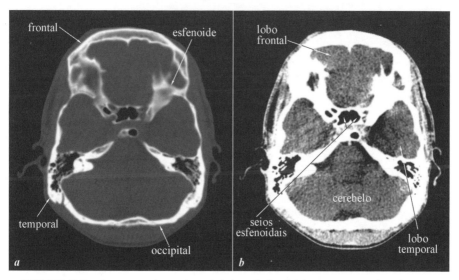

FIGURA 8.2 – Imagens de corte axial do crânio. (a) Imagem com janela para tecidos ósseos; e (b) imagem com janela para tecidos cerebrais

Tomografia computadorizada: tecnologias e aplicações

Na imagem (*b*) foi utilizada uma janela para visualização dos tecidos cerebrais, com a centralização da escala de cinza em 40 H, e a janela para distribuição da escala ficou bem restrita, pois foi definida em apenas 80 H. Foram identificados: os lobos frontal e temporal esquerdo do cérebro, o cerebelo e os seios esfenoidais.

Cabeça e pescoço

Os limites de varredura da região do pescoço começam na cabeça, ao nível do esfenoide (sela túrcica), e vão até o nível da extremidade anterior da clavícula. Os pacientes devem ser posicionados em decúbito dorsal, não havendo necessidade de se inclinar o gantry. Um protocolo básico pode ser definido com os parâmetros:

- topograma: lateral
- alta-tensão: 120 kV
- corrente: 300 mA
- tempo de rotação do tubo: 0,75 s
- fator mAs: 225
- espessura do corte: 3 mm
- passo da mesa: 5 mm
- pitch: 1,7
- distância de varredura: 250 mm
- FOV: 220 mm
- tempo de varredura: 80 s

Na opção multicorte, essa aquisição pode ser feita mais rapidamente utilizando-se os parâmetros:

- alta-tensão: 120 kV
- corrente: 320 mA
- tempo de rotação do tubo: 0,5 s
- fator mAs: 160
- espessura do corte: 4 × 1 mm
- passo da mesa: 6 mm
- pitch: 1,5
- distância de varredura: 250 mm
- FOV: 220 mm
- tempo de varredura: 21 s

Uma opção de aquisição multicorte mais rápida pode ser obtida aumentando-se a espessura de corte para 2,5 mm.

A Figura 8.3 (*a*) apresenta o posicionamento do paciente e as linhas que marcam os limites do volume de varredura do pescoço. As linhas de orientação são definidas pelo osso esfenoidal e pela extremidade anterior da clavícula. Um exemplo de imagem dessa varredura é apresentado na Figura 8.3 (*b*). Nessa imagem, típica de um corte axial no qual foi utilizada a janela para tecidos moles, estão indicadas: a clavícula, a primeira vértebra torácica e a cartilagem tireoidiana. As artérias carótidas e as veias jugulares estão ressaltadas em branco, dado o uso de meio de contraste.

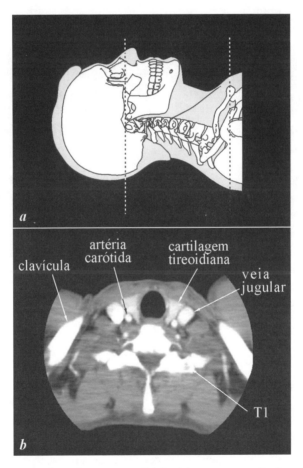

FIGURA 8.3 – Varredura do pescoço. (*a*) Posicionamento e limites de varredura; e (*b*) imagem de corte axial com janela para tecidos moles

Tomografia computadorizada: tecnologias e aplicações

Restaurações dentárias, em amálgama, por exemplo, apresentam coeficiente de atenuação linear elevado em relação aos tecidos corporais. Esses objetos metálicos podem gerar artefatos nesse tipo de varredura, os quais podem prejudicar consideravelmente a qualidade da imagem, comprometendo o resultado final do exame.

Para evitar esse tipo de artefato, a varredura pode ser feita em duas sequências de aquisição sem que o feixe atravesse diretamente essas estruturas muito radiopacas. Na primeira sequência, a varredura vai do esfenoide até o limite da arcada dentária superior. Na segunda, o gantry, alinhado com a mandíbula, faz a varredura até o nível da extremidade anterior da clavícula, evitando-se, assim, a varredura das restaurações. A Figura 8.4 apresenta a demarcação das linhas que delimitam as duas sequências dessa opção de varredura.

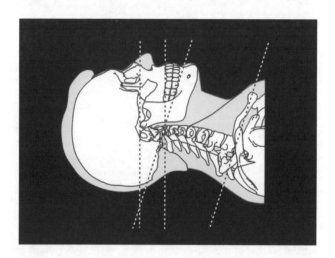

FIGURA 8.4 – Posicionamento e limites de varredura do pescoço para a aquisição de imagens em duas sequências

Ossos da face

O volume de varredura dos ossos da face é definido do limite superior do seio frontal até o limite inferior da mandíbula. Os pacientes devem ser posicionados em decúbito dorsal, havendo necessidade de angulação do gantry no eixo da linha que sai do centro da órbita até o meato auditivo externo, denominada linha meato-orbital. Um protocolo básico pode ser definido com os parâmetros:

Capítulo 8 – Protocolos de exames

- topograma: lateral
- alta-tensão: 120 kV
- corrente: 200 mA
- tempo de rotação do tubo: 0,8 s
- fator mAs: 160
- espessura do corte: 2 mm
- passo da mesa: 3 mm
- pitch: 1,5
- distância de varredura: 180 mm
- FOV: 200 mm
- tempo de varredura: 48 s

Na opção multicorte, essa aquisição pode ser feita mais rapidamente utilizando-se os parâmetros:
- alta-tensão: 120 kV
- corrente: 250 mA
- tempo de rotação do tubo: 0,5 s
- fator mAs: 125
- espessura do corte: 4 × 1 mm
- passo da mesa: 4 mm
- pitch: 1
- distância de varredura: 180 mm
- FOV: 200 mm
- tempo de varredura: 23 s

O posicionamento do paciente para a varredura dos ossos da face está apresentado na Figura 8.5, imagem (*a*), assim como as linhas-limite que demarcam o volume de varredura cujos eixos de corte são orientados pela linha meato-orbital, que define a inclinação do gantry. A imagem (*b*) é um exemplo típico de corte axial dessa varredura. Nessa imagem, cujo FOV está limitado à região de interesse, é possível observar os ossos: zigomático, nasal, temporal e esfenoide, além dos seios esfenoidais e etmoidais, dos lobos temporais do cérebro, do septo nasal e dos globos oculares. Por ter sido obtida com janela para tecidos ósseos, apresenta pouco contraste entre os tecidos moles.

Tomografia computadorizada: tecnologias e aplicações

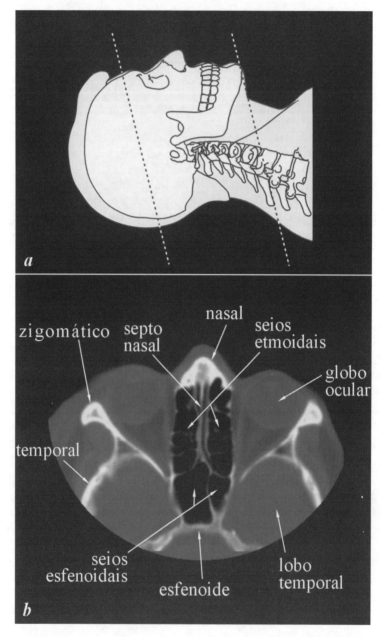

FIGURA 8.5 – Varredura dos ossos da face. (a) Posicionamento e limites de varredura; e (b) imagem de corte axial com janela para tecido ósseo

Capítulo 8 – Protocolos de exames

Seios da face

Os limites de varredura dos seios da face são definidos do limite anterior dos seios frontais até o limite posterior dos seios esfenoidais. Os pacientes devem ser posicionados em decúbito ventral com a cabeça orientada em direção ao gantry e o pescoço hiperestendido. O gantry deve ser inclinado de acordo com os limites anteriores dos ossos da face. Um protocolo básico pode ser definido com os parâmetros:

- topograma: lateral
- alta-tensão: 120 kV
- corrente: 125 mA
- tempo de rotação do tubo: 0,8 s
- fator mAs: 100
- espessura do corte: 2 mm
- passo da mesa: 3 mm
- pitch: 1,5
- distância de varredura: 80 mm
- FOV: 200 mm
- tempo de varredura: 22 s

Na opção multicorte, essa aquisição pode ser feita mais rapidamente utilizando-se os parâmetros:

- alta-tensão: 120 kV
- corrente: 200 mA
- tempo de rotação do tubo: 0,5 s
- fator mAs: 100
- espessura do corte: 4 × 1 mm
- pitch: 1
- passo da mesa: 4 mm
- distância de varredura: 80 mm
- FOV: 200 mm
- tempo de varredura: 10 s

Na Figura 8.6, a imagem (*a*) apresenta o posicionamento do paciente para a varredura dos seios da face, assim como as linhas que limitam o volume de varredura cujos eixos de corte são orientados pelos limites anteriores dos ossos da face e perpendicular ao palato duro. Na imagem (*b*), um exemplo típico de corte coronal dessa varredura, é possível observar os ossos frontal, etmoide e maxilar, além dos seios maxilares e etmoidais, dos bulbos oculares e dos meatos nasais.

Tomografia computadorizada: tecnologias e aplicações

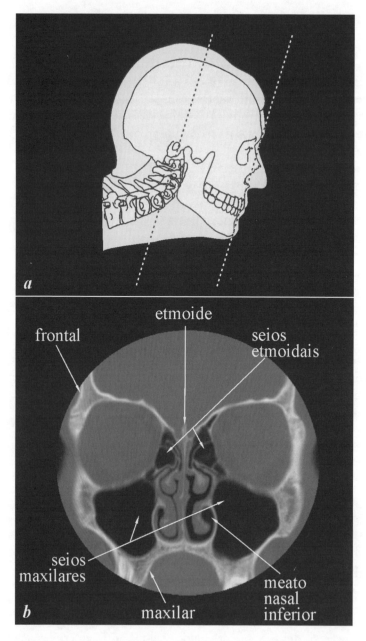

FIGURA 8.6 – Varredura dos seios da face. (*a*) Posicionamento e limites de varredura; e (*b*) imagem de corte axial com janela para tecido ósseo

Capítulo 8 – Protocolos de exames

Ossos temporais

A varredura dos ossos temporais é definida pela porção petrosa do osso temporal. Na varredura com aquisição de imagens de cortes axiais, as linhas que marcam os limites de varredura são definidas do limite inferior da região do mastoide até o limite superior do osso temporal. Os pacientes devem ser posicionados em decúbito dorsal, com o eixo da linha de corte delimitado pela linha que vai da base da órbita ao forame magno, que define o ângulo de inclinação do gantry.

Outra possibilidade de varredura dessa região pode ser utilizada com o paciente em decúbito ventral, com a cabeça orientada em direção ao gantry e com o pescoço hiperestendido. O alinhamento da varredura é perpendicular à linha que vai da base da órbita ao forame magno, que determina o ângulo de inclinação do gantry. Os limites de varredura são definidos do limite posterior do mastoide até a articulação temporomandibular.

Na Figura 8.7, a imagem (*a*) apresenta o posicionamento com os limites do volume de varredura para a aquisição de cortes axiais dos ossos temporais, e a imagem (*b*), o posicionamento com os limites do volume de varredura para a aquisição das imagens de cortes coronais. Um protocolo básico pode ser definido com os parâmetros:

- topograma: lateral
- alta-tensão: 130 kV
- corrente: 300 mA
- tempo de rotação do tubo: 1,5 s
- fator mAs: 200
- espessura do corte: 1 mm
- passo da mesa: 1,5 mm
- pitch: 1,5
- distância de varredura: 50 mm
- FOV: 100 mm
- tempo de varredura: 50 s

Na opção multicorte, essa aquisição pode ser feita mais rapidamente utilizando-se os parâmetros:

- alta-tensão: 130 kV
- corrente: 250 mA
- tempo de rotação do tubo: 1 s
- fator mAs: 250
- espessura do corte: 2 × 1 mm

Tomografia computadorizada: tecnologias e aplicações

- passo da mesa: 4 mm
- pitch: 2
- distância de varredura: 50 mm
- FOV: 100 mm
- tempo de varredura: 25 s

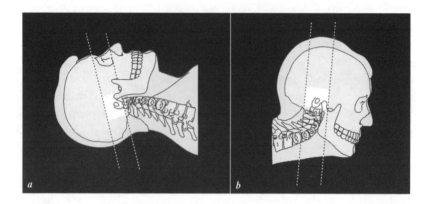

FIGURA 8.7 – Posicionamentos e limites de varredura dos ossos temporais. (a) Aquisição de cortes axiais; e (b) aquisição de cortes coronais

Esse tipo de varredura deve ser feito em alta resolução, e a centralização do campo de observação (FOV) deve estar na região de interesse, no osso temporal de um dos lados do paciente.

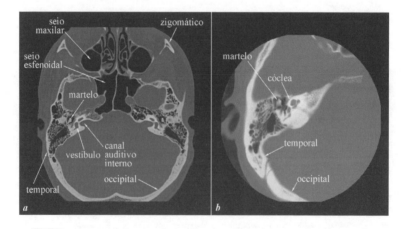

FIGURA 8.8 – Imagens de corte axial do osso temporal. (a) Corte do crânio; e (b) FOV de 10 cm, corte do osso temporal direito

Capítulo 8 – Protocolos de exames

A Figura 8.8 apresenta imagens típicas de cortes axiais gerados na varredura do osso temporal, com o paciente posicionado na mesa em decúbito dorsal. A imagem (*a*) apresenta o corte de todo o crânio, sendo possível observar: os ossos zigomático, occipital, temporal e martelo, além dos seios maxilares, etmoidais e esfenoidais, do canal auditivo interno e do vestíbulo. Na imagem (*b*), feita com FOV de 10 cm para a visualização somente da orelha direita, podem-se observar as estruturas com mais detalhes. Encontram-se ainda identificados: os ossos temporal direito, occipital e martelo, e a estrutura da cóclea.

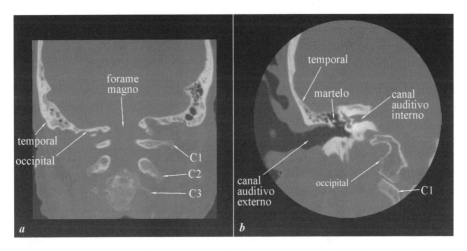

FIGURA 8.9 – Imagens de corte coronal do osso temporal. (*a*) Corte do crânio; e (*b*) FOV de 10 cm, corte do osso temporal direito

A Figura 8.9 apresenta imagens típicas da varredura do osso temporal com o paciente posicionado em decúbito ventral, que gera imagens de corte coronal. A imagem (*a*) apresenta o corte de todo o crânio, sendo indicados: o forame magno, os ossos temporal e occipital, e as três primeiras vértebras cervicais. Na imagem (*b*), feita com FOV de 10 cm para a visualização do orelha direita, as estruturas podem ser observadas mais detalhadamente. Encontram-se ainda identificados: os ossos temporal, occipital e martelo, e a primeira vértebra cervical. O canal auditivo externo e o canal auditivo interno também estão indicados na imagem.

Tomografia computadorizada: tecnologias e aplicações

Varreduras de tórax

A varredura de tórax com um protocolo padrão deve proporcionar informações úteis dos pulmões, mediastino, hilos, pleura e parede torácica. Esse tipo de varredura pode ser muito útil na detecção de alterações anatômicas nessas estruturas e para a avaliação de tumores comumente encontrados nessa região. Suas principais aplicações são:

- detectar as alterações anatômicas dos órgãos torácicos (pulmões, traqueia, brônquios, esôfago, coração etc.) e avaliar sua natureza e extensão;
- diagnosticar a presença de tumores, metástases, cistos, fístulas, alterações de linfonodos e derrames pleurais;
- avaliar a extensão de danos nos ossos e tecidos moles originados de traumatismos torácicos; e
- avaliar as alterações em artérias e veias torácicas (aorta, pulmonares, cava superior, carótidas, subclávias etc.).

A varredura por TC da região torácica pode solicitar a utilização de meio de contraste, e seu uso ou não depende das condições do paciente. Algumas varreduras podem ser realizadas em quatro fases distintas, com e sem meio de contraste. O tempo de varredura é muito importante em razão da necessidade de apneia do paciente durante a varredura dessa região.

Rotina de tórax

Os limites de varredura da TC de tórax são definidos do ápice do tórax até as glândulas suprarrenais, abrangendo todo o volume do tórax e incluindo o diafragma e parte do abdome superior. Os pacientes devem ser posicionados em decúbito dorsal em estado de apneia durante a aquisição, com o volume pulmonar em sua capacidade total (pulmões cheios de ar). Um protocolo básico pode ser definido com os parâmetros:

- topograma: frontal
- alta-tensão: 120 kV
- corrente: 230 mA
- fator mAs: 230
- tempo de rotação do tubo: 1 s
- espessura do corte: 5 mm
- passo da mesa: 8 mm

Capítulo 8 – Protocolos de exames

- pitch: 1,6
- distância de varredura: 300 mm
- FOV: 400 mm
- tempo de varredura: 37 s

O tempo de varredura em TC convencional pode solicitar a realização da aquisição em duas sequências correspondentes a apneias de aproximadamente 20 s cada. Na opção de aquisição helicoidal pode-se aumentar o pitch até 2, diminuindo o tempo de aquisição, e, desse modo, a aquisição é realizada em uma sequência única.

Na opção multicorte, essa aquisição pode ser feita mais rapidamente utilizando-se os parâmetros:
- alta-tensão: 120 kV
- corrente: 300 mA
- fator mAs: 150
- tempo de rotação do tubo: 0,5 s
- espessura do corte: 4 × 1 mm
- passo da mesa: 6 mm
- pitch: 1,5
- distância de varredura: 300 mm
- FOV: 400 mm
- tempo de varredura: 26 s

Ou ainda:
- alta-tensão: 120 kV
- fator mAs: 150
- corrente: 300 mA
- tempo de rotação do tubo: 0,5 s
- espessura do corte: 16 × 0,75 mm
- pitch: 1,25
- passo da mesa: 15 mm
- distância de varredura: 300 mm
- FOV: 400 mm
- tempo de varredura: 13,8 s

A visualização das imagens pode ser feita utilizando-se a janela para tecidos moles (L = 40 H; W = 400 H) para a observação do mediastino, tecido muscular e gorduroso. Esse tipo de janela permite diferenciar o tecido adiposo, líquidos, calcificações e, em caso de uso de meio de contraste, a observação de vasos. A observação de alterações nos pulmões deve ser realizada utilizando-se a janela pulmonar (L = -600 H; W = 1.500 H), com o objetivo de aumentar o contraste na região pulmonar.

Tomografia computadorizada: tecnologias e aplicações

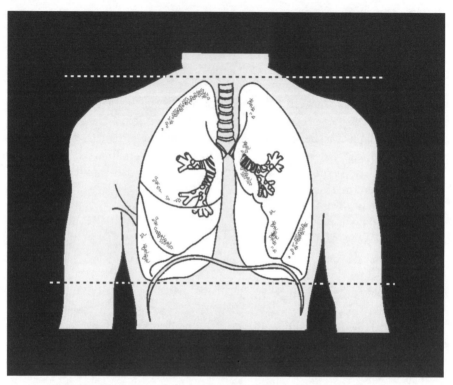

FIGURA 8.10 – Posicionamentos e limites de varredura do tórax

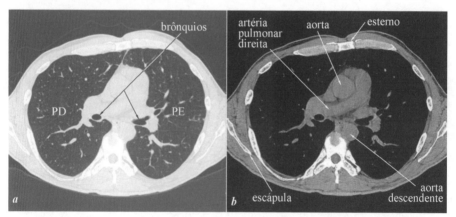

FIGURA 8.11 – Imagens de corte axial do tórax. (a) Imagem com janela para tecidos pulmonares; e (b) imagem com janela para tecidos moles

Capítulo 8 – Protocolos de exames

A Figura 8.10 mostra o posicionamento do paciente para a varredura do tórax e as linhas que limitam o volume de varredura. As imagens apresentadas na Figura 8.11 são de um mesmo corte axial na altura da sétima vértebra torácica. Na imagem (*a*) foi utilizada a janela para tecidos pulmonares, que possibilita visualizar mais detalhadamente as estruturas dos pulmões, em detrimento dos demais tecidos. Foram identificados: os pulmões, esquerdo e direito, e os brônquios principais, esquerdo e direito. A imagem (*b*), por sua vez, foi gerada com janela para tecidos moles e viabiliza a visualização mais detalhada de: músculos, ossos, sangue e tecido gorduroso. Podem ser visualizados os ossos: esterno, as escápulas, algumas costelas e a sétima vértebra torácica, além da raiz aórtica, da aorta descendente, da artéria pulmonar direita, do esôfago, ao lado da artéria aorta descendente, e, ainda, os tecidos muscular e gorduroso.

Tórax em alta resolução

A varredura de tórax em alta resolução é utilizada para a observação de alterações difusas no parênquima pulmonar ou mesmo para visualização de nódulos solitários. Com o objetivo de observar estruturas menores, utiliza-se resolução maior, com definição de espessuras de feixe bem delgadas. A diminuição da espessura do feixe aumenta a definição de estruturas menores. O uso de colimações de 10 mm, 8 mm ou 5 mm promove uma diluição da informação de estruturas menores, dada a média de atenuação do volume irradiado. A média de atenuação de determinado voxel faz com que estruturas pequenas sejam diluídas em função dos demais tecidos presentes nesse voxel. Por esse motivo, ao utilizar um feixe mais delgado, o voxel diminui de tamanho, promovendo o aparecimento de detalhes e a melhor definição de contorno de estruturas pequenas.

A utilização de filtro para ressaltar bordas aumenta a resolução espacial e possibilita melhora na visualização dos contornos. No entanto, esse tipo de opção promove um aumento do ruído na imagem. A varredura deve ser realizada com o paciente posicionado em decúbito dorsal em estado de apneia durante a aquisição e com o volume pulmonar em sua capacidade total (pulmões cheios de ar). Um protocolo básico pode ser definido com os parâmetros:

- topograma: frontal
- alta-tensão: 120 kV
- corrente: 200 mA
- tempo de rotação do tubo: 1 s
- fator mAs: 200
- espessura do corte: 1 mm

Tomografia computadorizada: tecnologias e aplicações

- passo da mesa: 10 a 20 mm
- distância de varredura: 300 mm
- FOV: 400 mm

A diminuição do campo de observação (FOV) para a região de interesse pode melhorar a visualização, uma vez que o pixel passa a representar uma estrutura menor; esse procedimento, no entanto, pode ser demorado e não traz vantagens significativas.

Na opção multicorte, essa aquisição pode ser feita mais rapidamente utilizando-se os parâmetros:

- alta-tensão: 120 kV
- corrente: 100 mA
- tempo de rotação do tubo: 1 s
- fator mAs: 100
- espessura do corte: 4 × 1 mm
- passo da mesa: 6 mm
- pitch: 1,5
- distância de varredura: 300 mm
- FOV: 400 mm
- tempo de varredura: 26 s

A utilização de meio de contraste pode ser necessária, e o tempo de espera entre a injeção e a aquisição da imagem deve ser de, no mínimo, 25 s para que o meio de contraste atinja os pulmões.

A Figura 8.12 apresenta duas imagens de uma varredura de tórax cujo corte axial foi feito na altura da sexta vértebra torácica. As imagens de corte axial do pulmão direito foram obtidas em duas varreduras distintas sem o uso de meio de contraste. As duas imagens foram geradas de um corte na mesma altura e com a escala de cinza distribuída ao longo da janela para tecido pulmonar. A imagem de corte (*a*) foi feita com espessura de feixe de 5 mm, ao passo que a imagem (*b*) foi realizada com espessura de feixe de 1 mm (alta resolução). Essas imagens ilustram a diferença no detalhamento das estruturas do parênquima pulmonar.

Na imagem (*a*), a suavização promovida pelo tamanho do voxel maior faz com que as estruturas menores não apareçam nítidas, diferentemente do que acontece com as estruturas na imagem (*b*), na qual é possível observar a linha de divisão dos lobos na parte inferior da imagem e vasos de menor calibre distribuídos por todo o tecido pulmonar.

Outra diferença encontrada nessas imagens está nas bordas das estruturas. As linhas de borda são muito bem definidas na imagem (*b*), ao passo que na imagem (*a*) essas aparecem muito mais suavizadas e, por isso, com pouca definição.

Essa diferença fica ainda mais fácil de ser observada pelos limites do tecido ósseo das costelas na região superior das imagens.

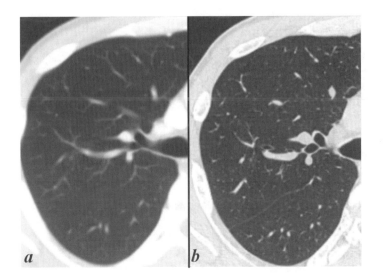

FIGURA 8.12 – Imagens de corte axial do pulmão direito. (*a*) Espessura de corte de 5 mm; e (*b*) espessura de corte de 1 mm

Mediastino

O mediastino é a região composta pelos tecidos situados entre os pulmões, sendo limitado lateralmente pela pleura mediastinal, pelo esterno na região anterior e posteriormente pela coluna torácica. Na região do mediastino encontram-se o coração, a traqueia, o esôfago, o timo, os grandes vasos, linfonodos e tecido adiposo. A maior parte dessas estruturas pode ser visualizada com as imagens por TC.

A varredura do mediastino pode ser utilizada para pacientes com suspeita de massa tumoral ou alteração no sistema vascular da região. A solicitação de varredura por TC é frequentemente precedida por exames em aparelhos de raios X. Os limites de varredura e posicionamento são os mesmos apresentados para a rotina de tórax. Um protocolo básico pode ser definido com os parâmetros:

- topograma: frontal
- alta-tensão: 120 kV

Tomografia computadorizada: tecnologias e aplicações

- corrente: 220 mA
- tempo de rotação do tubo: 1 s
- fator mAs: 220
- espessura do corte: 7 mm
- passo da mesa: 10 mm
- pitch: 1,4
- distância de varredura: 300 mm
- FOV: 200 mm
- tempo de varredura: 30 s

Na opção multicorte, essa aquisição pode ser feita mais rapidamente utilizando-se os parâmetros:

- alta-tensão: 120 kV
- corrente: 100 mA
- tempo de rotação do tubo: 0,8 s
- fator mAs: 280
- espessura do corte: 4 × 2,5 mm
- passo da mesa: 15 mm
- pitch: 1,5
- distância de varredura: 300 mm
- FOV: 200 mm
- tempo de varredura: 16 s

A Figura 8.13 apresenta três imagens de corte axial do mediastino, em (*a*), (*b*) e (*c*), cujas linhas que demarcam os eixos de corte estão posicionadas na imagem (*d*). A imagem do corte mostrada em (*a*) encontra-se na região do mediastino supra-aórtico que vai da via de entrada torácica até o início do arco aórtico. Nessa imagem de corte, na altura da segunda vértebra torácica (T2), é possível observar: a traqueia (no centro da imagem), o esôfago, a extremidade anterior das clavículas e parte dos pulmões esquerdo (PE) e direito (PD), algumas artérias e veias, e tecidos muscular e gorduroso.

A imagem de corte apresentada em (*b*) encontra-se no mediastino subaórtico que vai do arco aórtico até o nível do músculo cardíaco. Nesse corte, na altura da quarta vértebra torácica (T4), encontram-se identificados: o osso esterno, a traqueia e o arco aórtico. Podem-se visualizar ainda: o esôfago entre o arco aórtico, a traqueia e a quarta vértebra torácica, e a veia cava superior anteriormente à traqueia, entre o pulmão direito e o arco aórtico.

Capítulo 8 – Protocolos de exames

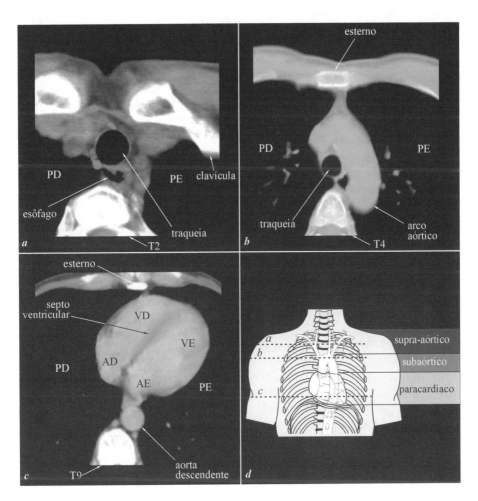

FIGURA 8.13 – Imagens de TC do mediastino. (*a*) Corte axial na região supra-aórtica; (*b*) corte axial na região subaórtica; (*c*) corte axial na região paracardíaca; e (*d*) posicionamento dos eixos dos cortes axiais

A imagem de corte apresentada em (*c*) encontra-se no mediastino paracardíaco, que vai do coração até o diafragma. Nesse corte, na altura da nona vértebra torácica (T9), encontram-se identificados: o osso esterno, os pulmões (PD e PE), a artéria aorta descendente, o septo ventricular, os ventrículos esquerdo (VE) e direito (VD), e os átrios esquerdo (AE) e direito (AD). É possível visualizar ainda o esôfago entre o músculo cardíaco e a artéria aorta descendente.

Tomografia computadorizada: tecnologias e aplicações

Varreduras de abdome e pelve

A varredura das regiões abdominal e pélvica promove informações detalhadas sobre os tecidos moles e os tecidos ósseos do abdome. Suas principais aplicações são:

- Detectar as alterações anatômicas dos órgãos abdominais e pélvicos (fígado, vesícula, rins, pâncreas, baço, estômago, colo intestinal, reto, bexiga, próstata, útero, ovários etc.).
- Diagnosticar a presença de abscessos, ascites, cistos, fístulas, tumores e linfoceles.
- Diagnosticar a presença de patologias gastrintestinais e avaliar sua natureza e extensão.
- Avaliar a extensão de danos nos ossos e tecidos moles originados de traumatismos abdominais.
- Avaliar as alterações em artérias e veias abdominais (aorta, cava, mesentérica, renais etc.).
- Diagnosticar metástases nos órgãos abdominais originadas de tumores pulmonares, de mama, de ovários etc.

A varredura da região abdominal exige maior preparo que as demais regiões do corpo humano. Dependendo da área objeto do exame, pode exigir abstinência de alimentação de, no mínimo, 4 horas. A utilização de meio de contraste é muito comum nesse tipo de varredura, e seu uso ou não depende das condições do paciente e da sua via de introdução (endovenosa, oral, retal ou vaginal).

Algumas varreduras podem ser feitas em quatro fases distintas (sem contraste, fase arterial, fase venosa, fase de equilíbrio). O tempo de varredura é muito importante, dada a necessidade de apneia do paciente durante a varredura.

Abdome total

Os limites de varredura da região abdominal são definidos do diafragma até a sínfise púbica. Os pacientes devem ser posicionados em decúbito dorsal, não havendo necessidade de angulação do gantry. Um protocolo básico pode ser definido com os parâmetros:

- topograma: frontal
- alta-tensão: 120 kV
- corrente: 260 mA

Capítulo 8 – Protocolos de exames

- tempo de rotação do tubo: 1 s
- fator mAs: 260
- espessura do corte: 8 mm
- passo da mesa: 10 mm
- pitch: 1,25
- distância de varredura: 400 mm
- FOV: 220 mm
- tempo de varredura: 40 s

Na opção multicorte, essa aquisição pode ser feita mais rapidamente utilizando-se os parâmetros:
- alta-tensão: 120 kV
- corrente: 280 mA
- tempo de rotação do tubo: 0,75 s
- fator mAs: 210
- espessura do corte: 4 × 2,5 mm
- passo da mesa: 15 mm
- pitch: 1,5
- distância de varredura: 400 mm
- FOV: 380 mm
- tempo de varredura: 20 s

A Figura 8.14 apresenta o posicionamento do paciente e as linhas que delimitam o volume de varredura de todo o abdome. A Figura 8.15 mostra dois cortes axiais. A imagem (*a*) apresenta um corte axial, na altura da décima segunda vértebra torácica (T12), utilizando uma janela de contraste para tecidos moles. Foram identificados: o fígado, o baço, o rim esquerdo, a medula espinhal, a aorta descendente e o colo intestinal.

A imagem (*b*) apresenta um corte axial, na altura da terceira vértebra lombar (L3), obtida com a utilização de meio de contraste, e, por esse motivo, a aorta descendente, o colo e o rim direito apresentam-se com regiões brancas, apesar de ter sido utilizada a janela para tecidos moles. O meio de contraste foi introduzido por duas vias distintas nos sistemas vascular e digestório. Ainda podem ser visualizados: o fígado, a medula espinhal e tecidos muscular e gorduroso.

Tomografia computadorizada: tecnologias e aplicações

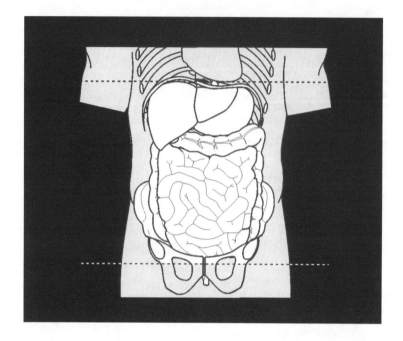

FIGURA 8.14 – Varredura do abdome total com posicionamento e limites de varredura

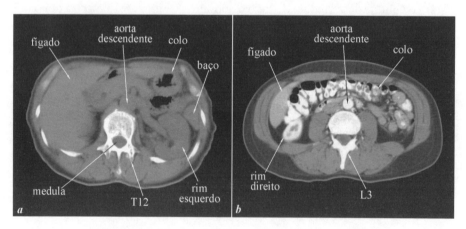

FIGURA 8.15 – Imagens de corte axial do abdome

Abdome superior

A varredura do abdome superior pode utilizar os mesmos parâmetros da varredura do abdome total com um intervalo de varredura menor. O volume de varredura é definido do diafragma até a extremidade superior da crista ilíaca. O paciente deve ser posicionado em decúbito dorsal, não havendo necessidade de inclinação do gantry. A varredura do abdome superior permite visualizar muitos órgãos abdominais, como: fígado, estômago, rins, baço, pâncreas, vesícula, glândulas suprarrenais etc.

A Figura 8.16 apresenta o posicionamento do paciente e as linhas que definem os limites do volume de varredura do abdome superior.

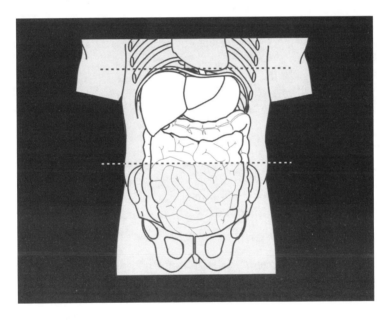

FIGURA 8.16 – Varredura do abdome superior com posicionamento e limites de varredura

Pelve

Os limites de varredura da região pélvica são definidos da extremidade superior da crista ilíaca até a extremidade inferior do ísquio. Os pacientes devem

Tomografia computadorizada: tecnologias e aplicações

ser posicionados em decúbito dorsal, não havendo necessidade de angulação do gantry. Um protocolo básico pode ser definido com os parâmetros:

- topograma: frontal
- alta-tensão: 120 kV
- corrente: 250 mA
- tempo de rotação do tubo: 1 s
- fator mAs: 250
- espessura do corte: 8 mm
- passo da mesa: 10 mm
- pitch: 1,25
- distância de varredura: 400 mm
- FOV: 380 mm
- tempo de varredura: 40 s

Na opção multicorte, essa aquisição pode ser feita mais rapidamente utilizando-se os parâmetros:

- alta-tensão: 120 kV
- corrente: 220 mA
- tempo de rotação do tubo: 0,8 s
- fator mAs: 176
- espessura do corte: 4 × 2,5 mm
- pitch: 1,5
- passo da mesa: 15 mm
- distância de varredura: 400 mm
- FOV: 380 mm
- tempo de varredura: 21 s

Na Figura 8.17, a imagem (*a*) apresenta o posicionamento do paciente e as linhas que definem os limites do volume de varredura da região pélvica. A imagem (*b*) apresenta um corte axial na altura da articulação coxofemoral utilizando uma janela para tecidos ósseos, na qual foram identificados: o reto, a bexiga, a cabeça do fêmur, uma das artérias e uma das veias ilíacas externas, a sínfise púbica e o osso sacro, e ainda podem ser diferenciados os tecidos muscular e gorduroso.

Capítulo 8 – Protocolos de exames

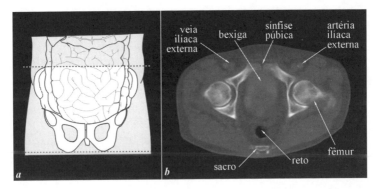

FIGURA 8.17 – Varredura da pélvis. (a) Posicionamento e limites de varredura; e (b) imagem de corte axial com janela para tecidos ósseos

Fígado

Os limites de varredura do volume do fígado são definidos do diafragma até a delimitação inferior da região caudal do órgão. Os pacientes devem ser posicionados em decúbito dorsal, não havendo necessidade de angulação do gantry. Um protocolo básico pode ser definido com os parâmetros:
- topograma: frontal
- alta-tensão: 120 kV
- corrente: 250 mA
- tempo de rotação do tubo: 1 s
- fator mAs: 250
- espessura do corte: 7 mm
- passo da mesa: 10,5 mm
- pitch: 1,5
- distância de varredura: 200 mm
- FOV: 380 mm
- tempo de varredura: 19 s

Na opção multicorte, essa aquisição pode ser feita mais rapidamente utilizando-se os parâmetros:
- alta-tensão: 120 kV
- corrente: 400 mA
- tempo de rotação do tubo: 0,5 s
- fator mAs: 200

Tomografia computadorizada: tecnologias e aplicações

- espessura do corte: 4 × 2 mm
- passo da mesa: 12 mm
- pitch: 1,5
- distância de varredura: 200 mm
- FOV: 380 mm
- tempo de varredura: 9 s

A Figura 8.18 apresenta duas imagens de um mesmo corte axial, na altura da décima segunda vértebra torácica, de uma varredura de fígado que utilizou uma espessura de corte de 7 mm. Na imagem (*a*) foi utilizada a janela para tecidos moles (L = 40 H; W = 350 H), e na (*b*) uma janela específica para o fígado (L = 75 H; W = 150 H), a janela hepática, que possibilita maior contraste e melhor visualização das estruturas vasculares em varreduras sem a utilização de meio de contraste.

As imagens de TC do abdome contêm muito mais informações que é possível apresentar em um único tipo de janela. As janelas para tecidos moles são boas para visão geral da anatomia abdominal, mas outras janelas devem ser utilizadas para melhor visualização de um órgão específico, tal como foi feito com o fígado, no exemplo da imagem (*b*), na qual foi utilizada uma janela hepática que permite visualizar melhor os tecidos do fígado.

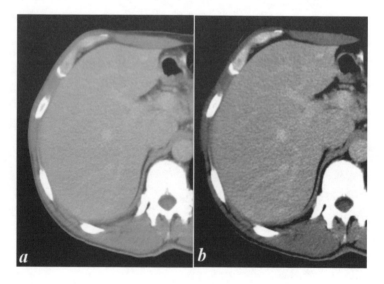

FIGURA 8.18 – Imagens de corte axial do fígado. (*a*) Janela para tecidos moles; e (*b*) janela para o fígado

Capítulo 8 – Protocolos de exames

Rins

Os limites do volume de varredura dos rins começam no limite superior das glândulas suprarrenais e vão até o limite inferior do rim. Os pacientes devem ser posicionados em decúbito dorsal, não havendo necessidade de angulação do gantry. Um protocolo básico pode ser definido com os parâmetros:

- topograma: frontal
- alta-tensão: 120 kV
- corrente: 280 mA
- tempo de rotação do tubo: 1 s
- fator mAs: 280
- espessura do corte: 3 mm
- passo da mesa: 6,5 mm
- pitch: 2,2
- distância de varredura: 150 mm
- FOV: 380 mm
- tempo de varredura: 23 s

Na opção multicorte, essa aquisição pode ser feita mais rapidamente utilizando-se os parâmetros:

- alta-tensão: 120 kV
- corrente: 360 mA
- tempo de rotação do tubo: 0,5 s
- fator mAs: 180
- espessura do corte: 4 × 2 mm
- passo da mesa: 12 mm
- pitch: 1,5
- distância de varredura: 150 mm
- FOV: 380 mm
- tempo de varredura: 13 s

A Figura 8.19 revela na imagem (*a*) o posicionamento do paciente e as linhas que definem os limites do volume de varredura dos rins. A imagem (*b*) apresenta um corte axial com janela para tecidos moles, na qual é possível visualizar o rim direito, o fígado e tecidos ósseo, muscular e gorduroso.

A imagem (*c*) foi obtida com o uso de meio de contraste, e, por esse motivo, o tecido renal tem seu valor de atenuação aumentado. Nesse caso foi utilizada uma janela mais restrita centrada em um valor mais alto da escala Hounsfield

(L = 150 H; W = 300 H), visando privilegiar a visualização do tecido renal e da pelve renal quando existe meio de contraste sendo filtrado pelo órgão.

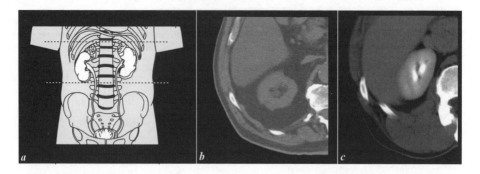

FIGURA 8.19 – Varredura dos rins. (*a*) Posicionamento e limites de varredura; (*b*) imagem de corte axial do rim direito; e (*c*) imagem de corte axial do rim direito com uso de meio de contraste

Colo

Os limites do volume de varredura do colo começam no diafragma e vão até a sínfise púbica. Os pacientes devem ser posicionados em decúbito dorsal, não havendo necessidade de inclinação do gantry. Um protocolo básico pode ser definido com os parâmetros:
- topograma: frontal
- alta-tensão: 120 kV
- corrente: 80 mA
- tempo de rotação do tubo: 0,75 s
- fator mAs: 60
- espessura do corte: 5 mm
- passo da mesa: 7,5 mm
- pitch: 1,5
- distância de varredura: 450 mm
- FOV: 380 mm
- tempo de varredura: 45 s

Na opção multicorte, essa aquisição pode ser feita mais rapidamente utilizando-se os parâmetros:

Capítulo 8 – Protocolos de exames

- alta-tensão: 120 kV
- corrente: 120 mA
- tempo de rotação do tubo: 0,5 s
- fator mAs: 60
- espessura do corte: 4 × 1 mm
- passo da mesa: 7 mm
- pitch: 1,75
- distância de varredura: 450 mm
- FOV: 380 mm
- tempo de varredura: 32 s

A varredura de rotina do colo é realizada com o uso de meio de contraste administrado por via oral. Quando necessário um exame mais detalhado, utiliza-se também o contraste por via endovenosa. A Figura 8.15 (*b*) apresenta uma imagem típica da utilização de meio de contraste por via oral e por via endovenosa para visualizar o colo intestinal. Dada a gravidade, o meio de contraste tende a se depositar na região posterior do colo intestinal. Uma pesquisa mais apurada pode solicitar uma sequência de varredura adicional com o paciente em decúbito ventral para melhor observação de alterações na região anterior das estruturas do colo.

Varreduras de coluna

A coluna vertebral é composta por 33 vértebras sequenciadas e pode ser dividida em cinco segmentos: a região cervical, com sete vértebras; a região torácica, com 12 vértebras; a região lombar, com cinco vértebras; o sacro, com cinco vértebras fundidas; e o cóccix, com quatro vértebras fundidas. As vértebras são separadas por discos intervertebrais que atenuam as forças de compressão e permitem a sua articulação. A Figura 8.20 apresenta uma vista anterior, uma vista posterior e uma vista lateral direita das vértebras que compõem a coluna vertebral com a divisão dos seus cinco segmentos.

A medula espinhal é uma corda que passa pelo interior das vértebras e é envolvida pelo líquido cefalorraquidiano (LCR). A varredura da coluna vertebral por TC é utilizada para a observação de estruturas ósseas das vértebras e de estruturas dos discos intervertebrais, o posicionamento dessas estruturas, além da observação da medula espinhal, que pode requerer o uso de meio de contraste.

Tomografia computadorizada: tecnologias e aplicações

Os principais diagnósticos referentes à varredura da coluna vertebral são para:
- Avaliar fraturas, lesões e deformidades vertebrais.
- Diagnosticar estenose do canal medular.
- Diagnosticar osteoporose causadora de compressão medular e fratura.
- Detectar hérnias de disco.
- Acompanhar alterações congênitas, processos pós-cirúrgicos e terapêuticos.

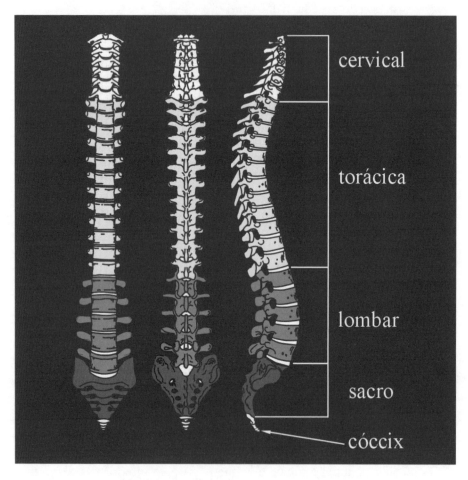

FIGURA 8.20 – Divisão da coluna vertebral

Capítulo 8 – Protocolos de exames

Coluna cervical

Os limites de varredura da coluna cervical são definidos do forame magno até o início da primeira vértebra torácica, abrangendo as sete vértebras cervicais e os discos intervertebrais. Os pacientes devem ser posicionados em decúbito dorsal. Um protocolo básico pode ser definido com os parâmetros:
- topograma: lateral
- alta-tensão: 120 kV
- corrente: 300 mA
- tempo de rotação do tubo: 0,75 s
- fator mAs: 225
- espessura do corte: 3 mm
- passo da mesa: 5 mm
- pitch: 1,7
- distância de varredura: 200 mm
- FOV: 150 mm
- tempo de varredura: 30 s

Na opção multicorte, essa aquisição pode ser feita mais rapidamente utilizando-se os parâmetros:
- topograma: lateral
- alta-tensão: 120 kV
- corrente: 100 mA
- tempo de rotação do tubo: 0,5 s
- fator mAs: 280
- espessura do corte: 4 × 1 mm
- passo da mesa: 6 mm
- pitch: 1,5
- distância de varredura: 200 mm
- FOV: 150 mm
- tempo de varredura: 21 s

Uma varredura mais rápida pode ser feita aumentando-se a espessura do corte de 1 para 2,5 e mantendo-se o pitch em 1,5.

A Figura 8.21 revela na imagem (*a*) o posicionamento do paciente e as linhas que definem os limites de varredura para a observação das sete vértebras cervicais. Na imagem (*b*), que apresenta um corte axial típico da varredura cervical, com janela para tecidos ósseos, é possível observar o corpo de vértebra, a medula espinhal, a cartilagem tireoidiana, a laringe, e tecidos muscular e gorduroso.

Tomografia computadorizada: tecnologias e aplicações

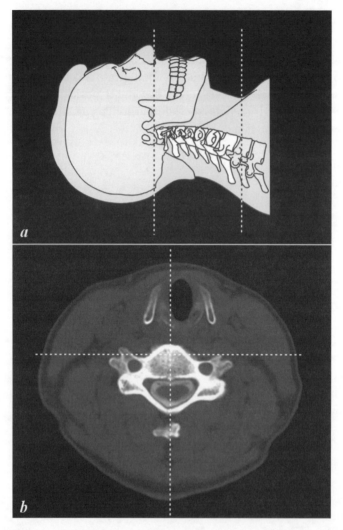

FIGURA 8.21 – Varredura de coluna cervical. (*a*) Posicionamento e limites de varredura; e (*b*) imagem de corte axial

A Figura 8.22 apresenta imagens de um corte coronal e de um corte sagital da coluna cervical obtidas por reconstrução multiplanar com a identificação da primeira e de sétima vértebras cervicais. No corte sagital, é possível observar o canal da medula espinhal na região posterior aos corpos das vértebras cervicais.

A marcação da posição dos eixos desses cortes pode ser verificada na imagem do corte axial da Figura 8.21 (*b*).

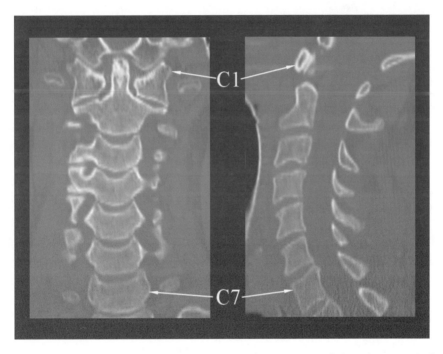

FIGURA 8.22 – Imagens de corte coronal e de corte sagital da coluna cervical obtidas por reconstrução multiplanar

Coluna torácica

Os limites de varredura da coluna torácica são definidos do final da sétima vértebra cervical até o início da primeira vértebra lombar, compreendendo as 12 vértebras torácicas e os discos intervertebrais. Os pacientes devem ser posicionados em decúbito dorsal. Um protocolo básico pode ser definido com os parâmetros:
- topograma: lateral
- alta-tensão: 120 kV
- corrente: 280 mA
- tempo de rotação do tubo: 1 s

Tomografia computadorizada: tecnologias e aplicações

- fator mAs: 280
- espessura do corte: 3 mm
- passo da mesa: 4,5 mm
- pitch: 1,5
- distância de varredura: 300 mm
- FOV: 200 mm
- tempo de varredura: 66 s

O tempo para essa aquisição pode ser reduzido aumentando-se a espessura de corte de 3 para 5 mm, e o passo da mesa de 4,5 para 7,5 mm.

Na opção multicorte, essa aquisição pode ser feita mais rapidamente utilizando-se os parâmetros:

- alta-tensão: 120 kV
- corrente: 350 mA
- tempo de rotação do tubo: 0,8 s
- fator mAs: 280
- espessura do corte: 4 × 2,5 mm
- passo da mesa: 15 mm
- pitch: 1,5
- distância de varredura: 300 mm
- FOV: 200 mm
- tempo de varredura: 20 s

A Figura 8.23 revela na imagem (*a*) o posicionamento do paciente e as linhas que definem os limites do volume de varredura para a observação das 12 vértebras torácicas e seus respectivos discos intervertebrais. Na imagem (*b*), que apresenta um corte axial típico de uma varredura da coluna torácica, é possível observar: o corpo da quarta vértebra e seu processo espinhoso, parte da traqueia, parte do arco aórtico, o forame vertebral por onde passa a medula espinhal e um par de costelas nas laterais do corpo vertebral.

Capítulo 8 – Protocolos de exames

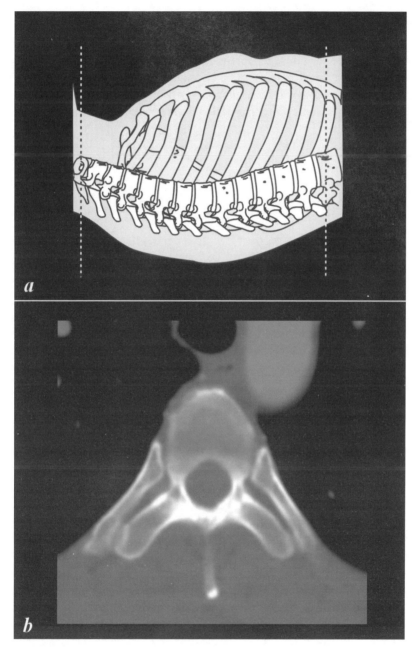

FIGURA 8.23 – Varredura de coluna torácica. (a) Posicionamento e limites de varredura; e (b) imagem de corte axial

Tomografia computadorizada: tecnologias e aplicações

Coluna lombar

Os limites de varredura da coluna lombar são definidos do final da décima segunda vértebra torácica até o início do sacro, compreendendo as cinco vértebras lombares e os discos intervertebrais. Os pacientes devem ser posicionados em decúbito dorsal. Um protocolo básico pode ser definido com os parâmetros:

- topograma: lateral
- alta-tensão: 120 kV
- corrente: 280 mA
- tempo de rotação do tubo: 1 s
- fator mAs: 280
- espessura do corte: 3 mm
- passo da mesa: 4,5 mm
- pitch: 1,5
- distância de varredura: 200 mm
- FOV: 200 mm
- tempo de varredura: 44 s

O tempo dessa aquisição pode ser reduzido aumentando-se a espessura de corte de 3 para 5 mm e o passo da mesa de 4,5 mm para 7,5 mm.

Na opção multicorte, essa aquisição pode ser feita mais rapidamente utilizando-se os parâmetros:

- alta-tensão: 120 kV
- corrente: 350 mA
- tempo de rotação do tubo: 0,8 s
- fator mAs: 280
- espessura do corte: 4 × 2,5 mm
- passo da mesa: 15 mm
- pitch: 1,5
- distância de varredura: 200 mm
- FOV: 200 mm
- tempo de varredura: 13 s

A Figura 8.24 revela na imagem (*a*) o posicionamento do paciente e as linhas que definem os limites do volume de varredura para a observação das cinco vértebras lombares e seus respectivos discos intervertebrais. A imagem (*b*) apresenta um corte axial típico dessa varredura, em que é possível observar o corpo da vértebra e seu processo espinhoso.

Capítulo 8 – Protocolos de exames

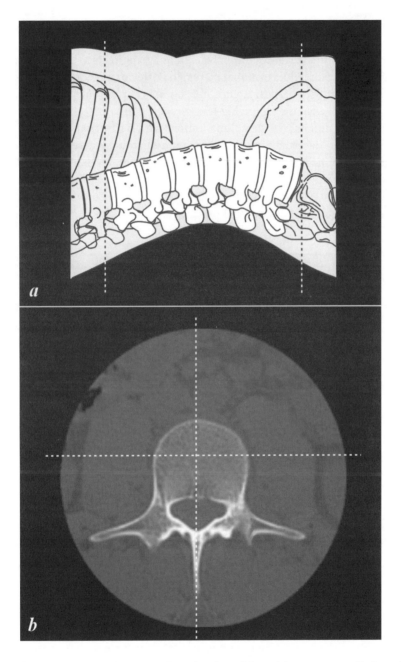

FIGURA 8.24 – Varredura de coluna lombar. (*a*) Posicionamento e limites de varredura; e (*b*) imagem de corte axial

Tomografia computadorizada: tecnologias e aplicações

A Figura 8.25 apresenta imagens de um corte coronal e de um corte sagital da coluna lombar obtidas por reconstrução multiplanar com a marcação da primeira e da quinta vértebras lombares. Na imagem do corte sagital, é possível observar o canal da medula espinhal na região posterior aos corpos das vértebras lombares. A marcação da posição dos eixos desses cortes pode ser verificada na imagem do corte axial da Figura 8.24.

A aquisição de imagens da coluna lombar com o gantry inclinado de acordo com o ângulo da articulação pode ser feita quando se deseja observar uma articulação específica, o disco e as vértebras adjacentes, ou de maneira complementar a uma varredura lombar. A varredura das articulações com ajuste de inclinação do gantry pode deixar regiões sem o registro de informações, o que pode comprometer o resultado final do exame.

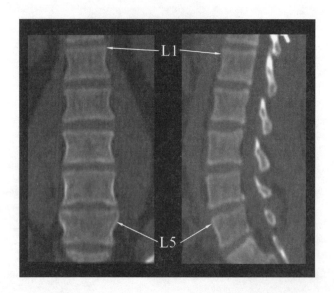

FIGURA 8.25 – Imagens de corte coronal e corte sagital da coluna lombar obtidas por reconstrução multiplanar

A Figura 8.26 ilustra essa situação em que a inclinação diferenciada do gantry orientada pelos eixos dos discos intervertebrais, em sequências de aquisições distintas, produz regiões (escuras) que não podem ser visualizadas pelas imagens. Essas zonas não observadas podem apresentar alterações como a presença de fragmentos ou estenoses no canal medular.

No entanto, para a observação de uma articulação em específico e que envolva alterações no disco intervertebral, a angulação do gantry, de acordo com o eixo do disco intervertebral objeto da varredura, pode contribuir muito para melhorar o processo diagnóstico.

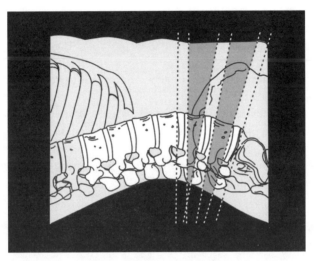

FIGURA 8.26 – Varredura de coluna lombar para observação dos discos intervertebrais

Sacro

A varredura do sacro, além de diagnosticar alterações no próprio osso, pode dirimir dúvidas sobre alterações nas articulações sacroilíacas que permaneceram após a execução de um exame por raios X da região. Os limites de varredura são definidos pela superfície do próprio osso, da quinta vértebra lombar até a quinta vértebra sacral, ou pelos limites da articulação sacroilíaca, dependendo do objetivo do exame. O gantry inclinado com o mesmo eixo da linha da articulação sacroilíaca possibilita a redução do volume de varredura na maioria dos casos. Os pacientes devem ser posicionados em decúbito dorsal. Um protocolo básico pode ser definido com os parâmetros:
- topograma: lateral
- alta-tensão: 120 kV
- corrente: 300 mA

- tempo de rotação do tubo: 0,75 s
- fator mAs: 225
- espessura do corte: 3 mm
- passo da mesa: 4,5 mm
- pitch: 1,5
- distância de varredura: 45 mm
- FOV: 180 mm
- tempo de varredura: 7,5 s

A Figura 8.27 apresenta três imagens típicas da varredura do sacro para a observação da articulação sacroilíaca.

A imagem (*a*) mostra um corte axial com janela para tecidos ósseos e permite visualizar o corpo da primeira vértebra sacral, o par de forames entre as duas primeiras vértebras e a crista mediana da segunda vértebra com a abertura do canal medular. Nessa imagem, observa-se ainda a região posterior dos ossos ilíacos esquerdo e direito, e estruturas do colo intestinal e tecido gorduroso na parte superior.

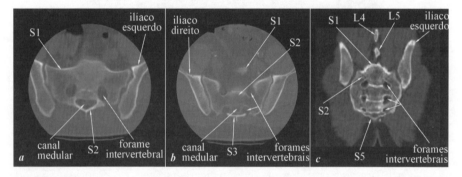

FIGURA 8.27 – Imagens de corte da articulação sacroilíaca. (*a*) Corte axial; (*b*) corte axial; e (c) corte coronal

A imagem (*b*) mostra outro corte axial posicionado inferiormente ao corte apresentado na imagem A. Pode-se observar a estrutura da segunda vértebra sacral e parte do par de forames superior (S1-S2) e inferior (S2-S3), além da crista sacral mediana da terceira vértebra e o canal medular, já bem estreito nessa região de corte. Ainda se visualizam a parte posterior dos ossos ilíacos direito e esquerdo, na região do íleo, e na região anterior, estruturas intestinais e tecidos gorduroso e muscular, além de uma pequena estrutura óssea na região central correspondente à extremidade anterior central da primeira vértebra sacral.

Capítulo 8 – Protocolos de exames

Na imagem (*c*), que apresenta um corte coronal obtido por reconstrução multiplanar, é possível observar as cinco vértebras sacrais (S1 a S5), os três pares de forames intervertebrais, os ossos ilíacos direito e esquerdo, e o processo espinhoso da quarta e da quinta vértebras lombares, além de tecidos musculares e gordurosos.

Na Figura 8.28, que apresenta o posicionamento para a varredura do sacro que permite visualizar alterações nesse osso e na articulação sacroilíaca, pode-se observar a marcação dos eixos de corte das imagens (*a*), (*b*) e (*c*) apresentadas na Figura 8.24. A inclinação do gantry para a aquisição dos cortes axiais a e b tem sentido contrário ao da inclinação utilizada para a visualização do disco intervertebral L5-S1. A geração da imagem de corte que passa pelo eixo c não é possível com uma aquisição direta, dada a limitação da inclinação do gantry, sendo, por isso, obtida por reconstrução multiplanar.

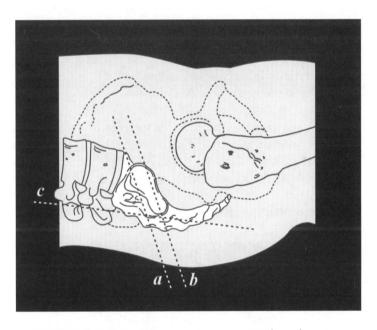

FIGURA 8.28 – Posicionamento para varredura do sacro

239

Tomografia computadorizada: tecnologias e aplicações

Varreduras de articulações e extremidades

A varredura por TC das articulações e extremidades é menos comumente utilizada, uma vez que a maioria dos problemas no sistema esquelético dessas regiões pode ser diagnosticada satisfatoriamente por meio das imagens por raios X ou das varreduras por ultrassom. No caso de alterações nas articulações associadas a cartilagem, ligamentos, meniscos, líquidos sinoviais etc., as imagens por RM apresentam-se como a melhor opção diagnóstica.

No entanto, a varredura das articulações e extremidades pode ser muito útil para:
- avaliar lesões ósseas;
- dirimir dúvidas sobre fraturas após a observação das imagens radiográficas;
- complementar o diagnóstico por outras imagens visando a um tratamento mais adequado;
- avaliar extensão de traumatismo para o planejamento de cirurgias;
- programar cirurgias reparadoras em casos de politraumatismo dos membros;
- observar fraturas da articulação coxofemoral; e
- acompanhar o pós-operatório de implantes.

A Figura 8.29 mostra alguns exemplos de imagens de corte de articulações obtidas por TC. Na imagem (*a*), que apresenta um corte axial típico de varredura de joelho, estão identificados o fêmur e a patela. Na imagem (*b*), que representa um corte axial da articulação do ombro direito, encontram-se identificados os ossos: úmero, escápula e algumas costelas. Na imagem (*c*), que mostra um corte coronal do tornozelo direito, encontram-se identificados os ossos: tíbia, fíbula, tálus e calcâneo.

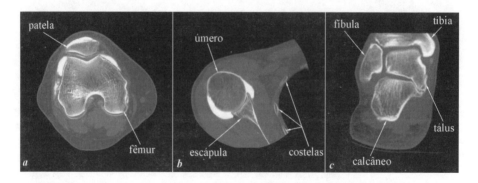

FIGURA 8.29 – Imagens de corte de articulações. (*a*) Corte axial de joelho; (*b*) corte axial de ombro; e (*c*) corte coronal do tornozelo

Capítulo 8 – Protocolos de exames

A Figura 8.30 reúne três imagens de corte do punho obtidas por TC. Na imagem (*a*), que mostra um corte axial típico, estão identificados os ossos do carpo: escafoide, semilunar, capitato, piramidal e pisiforme; e um dos ossos do antebraço: o rádio. A imagem (*b*) apresenta um corte coronal com a identificação dos oito ossos do carpo: escafoide, trapézio, trapezoide, capitato, hamato, piramidal, semilunar e pisiforme; e os dois ossos do antebraço: rádio e ulna. A imagem (*c*) mostra um corte sagital com a identificação dos ossos: ulna, piramidal, hamato e dois metacarpianos.

As três imagens apresentadas podem ser obtidas diretamente pela aquisição de TC sem a necessidade de utilização de MPR, bastando, para isso, o posicionamento adequado do antebraço e da mão em relação ao feixe de varredura. Na imagem (*a*), o paciente é posicionado em decúbito ventral com os braços acima da cabeça e as mãos espalmadas sobre a mesa. As imagens (*b*) e (*c*) são geradas com o antebraço no eixo de varredura do gantry, com o polegar para cima e com a mão espalmada sobre a mesa, respectivamente.

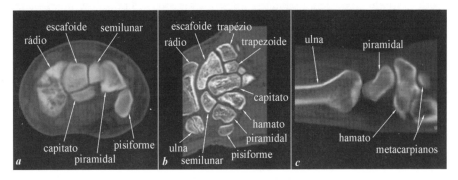

FIGURA 8.30 – Imagens de corte do punho. (*a*) Corte axial; (*b*) corte coronal; e (*c*) corte sagital

Varreduras pediátricas

Os protocolos para varreduras pediátricas por TC devem ser adaptados às condições físicas dos pacientes principalmente em relação à massa corporal. A atenuação diferenciada do feixe de raios X é o fator gerador de contraste que possibilita as imagens de TC. Objetos com menor massa apresentam menor absorção do feixe, visto que a absorção do feixe de raios X é proporcional à

Tomografia computadorizada: tecnologias e aplicações

distância percorrida pelo feixe no objeto e ao coeficiente de atenuação linear do material irradiado.

Assim, como os pacientes pediátricos apresentam menor volume corporal e, por conseguinte, menor trajetória a ser percorrida, o feixe tem uma parcela de absorção menor que em pacientes adultos. Além disso, há o fato de o coeficiente de atenuação linear médio de um paciente infantil ser menor por ter menos massa óssea, que é o tecido mais radioaborvente do corpo humano.

Por esse motivo, a intensidade inicial do feixe de raios X pode e deve ser menor para esses pacientes. A redução da intensidade inicial do feixe (I_o) promove menor desgaste do tubo de raios X e menor dose no paciente. A redução da intensidade do feixe é feita com a redução dos valores de alta-tensão (kV) e da corrente de catodo-anodo (mA).

Dada a grande variação de massa corporal entre crianças de mesma faixa etária, a opção de protocolos é feita em função da massa corporal e não da idade da criança.

A Tabela 8.2 apresenta uma possibilidade de variação dos parâmetros de alimentação do tubo de raios X de acordo com a região de varredura e com a massa corporal do paciente pediátrico, com o objetivo de diminuir a intensidade inicial do feixe de raios X para as varreduras pediátricas. Os limites do volume de varredura e demais parâmetros devem ser definidos considerando objetivo que se espera dessa varredura, buscando sempre a minimização do volume de varredura.

TABELA 8.2 – Variação de parâmetros em varreduras pediátricas

Massa corporal (kg)	Cabeça		Tórax		Abdome	
	Alta-tensão (kV)	Corrente (mA)	Alta-tensão (kV)	Corrente (mA)	Alta-tensão (kV)	Corrente (mA)
Menor que 15	100	75	80	25	80	30
15 a 24	100	100	80	45	80	50
25 a 34	110	150	90	60	90	80
35 a 44	120	200	100	85	110	120
45 a 54	120	250	110	130	110	160
Maior que 54	120	300	120	180	120	200

Fonte: elaborada pelo autor.

Adaptações de protocolos

Dada a grande variação tecnológica dos aparelhos hoje existentes no mercado, os protocolos de varredura devem ser adaptados primeiramente à tecnologia

Capítulo 8 – Protocolos de exames

que o serviço de radiodiagnóstico por TC detém. Normalmente, o fabricante do equipamento disponibiliza esses protocolos no momento da instalação do equipamento e nas visitas de manutenção.

Um bom profissional que preste serviço de TC deve ser capaz de fazer adaptações nesses protocolos existentes de acordo com as necessidades específicas do serviço, com o objetivo de melhorar o processo.

A busca da melhoria dos processos de varredura deve ser constante, primando por:

- manter a boa qualidade da imagem diagnóstica;
- minimizar as doses de radiação em todos os envolvidos no processo de varredura;
- minimizar o desgaste dos equipamentos; e
- utilizar com eficiência os insumos existentes.

A qualidade da imagem diagnóstica é o fator mais importante do processo de varredura. Como a varredura por TC utiliza radiação ionizante, e esta promove detrimento aos seres humanos, não se justifica uma varredura que não possa garantir a qualidade da imagem gerada.

Para a geração de uma boa imagem diagnóstica, é necessário que a parcela de radiação que atinge cada um dos detectores seja minimamente suficiente para ser identificada como um sinal reconhecível ou detectável. Portanto, não importa qual o valor da intensidade inicial do feixe, e sim a intensidade do feixe transmitido, que deve ter um valor mínimo para a trajetória de maior absorção de dada fatia. Partindo desse valor mínimo, qualquer outro superior será suficiente para ser detectado.

No entanto, quanto maior o valor da intensidade inicial do feixe, maior a dose depositada no paciente e maior o desgaste do tubo de raios X. Por conseguinte, a minimização da intensidade inicial do feixe de raios X promove a otimização da prática, o segundo princípio da proteção radiológica, reduzindo a dose em paciente e prolongando a vida útil do tubo de raios X.

Os protocolos definidos nos aparelhos de TC se baseiam na pior condição de funcionamento, ou seja, a pessoa com maior massa corporal e que, consequentemente, absorve uma parcela maior do feixe de raios X. Se o protocolo atende a essa condição, certamente será satisfatório nas varreduras de pacientes com menor volume, ou massa, e que, portanto, absorvem menor parcela do feixe.

No entanto, apesar de o paciente de menor compleição física absorver quantidade de energia menor que o paciente de compleição maior, a dose que ele recebe é superior à mínima necessária para a sua varredura. Para um mesmo feixe de raios X, quanto menor o volume do paciente, maior a dose nele depositada (a dose é dada pela relação da energia absorvida em relação à massa do paciente, e, para um mesmo feixe, essa relação é maior em pacientes com menor massa).

Tomografia computadorizada: tecnologias e aplicações

A solução para a sobre-exposição dos pacientes com menor massa não é tão simples de ser executada como, a princípio, posse parecer. Para certificar-se do princípio da otimização da prática, bastaria garantir a diminuição da intensidade do feixe inicial (I_o) proporcional à absorção promovida pelo paciente, assegurando sempre o valor mínimo do sinal transmitido (I_t) para ser reconhecido pelo detector.

A variação da intensidade inicial do feixe de raios X pode ser realizada pelos parâmetros de alimentação do tubo de raios X: a alta-tensão (kV), a corrente catodo-anodo (mA) e o tempo de rotação do tubo de raios X em torno do paciente, que pode ser resumido em dois fatores: o kV e o mAs, na medida em que o fator mAs agrega a corrente catodo-anodo e o tempo de rotação do tubo.

No caso dos protocolos para adultos, os pacientes mais prejudicados são os com menor massa corporal, geralmente mulheres do tipo *mignon*, que apresentam massa corporal entre 45 e 55 kg e utilizam protocolos desenvolvidos para pacientes de 100, 120 kg. O desenvolvimento de protocolos de varredura por faixa de peso seria uma solução. No entanto, quando se pensa na quantidade de protocolos que seriam disponibilizados no menu, essa solução fica inviabilizada.

Uma proposta razoável para tal situação seria uma adequação de protocolos ao perfil dos pacientes do serviço de diagnóstico por TC. As varreduras mais utilizadas poderiam conter mais de um protocolo de varredura: um para as pessoas de grande compleição e outro para as de pequena, por exemplo.

O método mais comumente utilizado para o ajuste da intensidade do feixe à massa do paciente é feito pela variação do valor do mAs, com a variação da corrente catodo-anodo ou do tempo de rotação do tubo de raios X em torno do paciente. Frequentemente, o parâmetro variado é o da corrente catodo-anodo, por apresentar uma faixa de variação maior em intervalos menores que os apresentados pelo tempo de rotação do tubo (ver Tabela 8.1).

Mesmo com esse ajuste no valor do fator mAs em protocolos específicos para a massa corporal, a sobre-exposição ainda é grande. Isso pode ser facilmente entendido com o auxílio da Figura 8.31, que apresenta a variação da absorção do feixe de raios X em uma incidência anteroposterior, de acordo com a região irradiada.

Capítulo 8 – Protocolos de exames

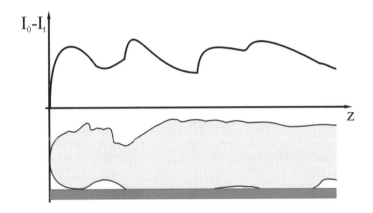

FIGURA 8.31 – Variação da parcela do feixe de raios X absorvida em uma incidência anteroposterior

A parcela de absorção varia de fatia a fatia e também com o ângulo de incidência do feixe. Na irradiação do tórax, a absorção na irradiação anteroposterior pode ser a metade do valor apresentado pela irradiação lateral, em decorrência da menor distância percorrida pelo feixe ao longo do objeto.

Os aparelhos mais novos apresentam sistemas de controle automático (AEC) de exposição com base na variação da corrente catodo-anodo (mA). A função principal do sistema de AEC para a TC está em manter a qualidade da imagem em todas as varreduras, com a diminuição da dose em pacientes com variação de massa.

O sistema de AEC mais básico ajusta o valor da corrente catodo-anodo de acordo com o tamanho do paciente. Nesse caso, o valor de corrente definido é constante para toda a varredura. Esse sistema reduz a dose para pacientes menores e mantém a qualidade da imagem gerada.

O sistema de AEC pelo eixo Z consiste no ajuste da corrente catodo-anodo em função do corte que está sendo irradiado. O valor da corrente é definido pela maior atenuação desse corte independentemente do ângulo de incidência. Assim, na região dos pulmões que apresenta menor absorção do feixe, o valor da corrente é menor, e, no alto abdome, que apresenta maior absorção do feixe, a corrente é maior. Desse modo, a qualidade da imagem é mantida, e a dose no paciente é ainda menor que no modelo de AEC anterior.

No sistema de AEC rotacional, o valor da corrente catodo-anodo é definido de acordo com o ângulo de incidência do feixe. Assim, existe variação do valor

Tomografia computadorizada: tecnologias e aplicações

de mA a cada grau de deslocamento do tubo em torno do paciente e há compensação entre a irradiação lateral em relação à irradiação anteroposterior, sem a perda de qualidade da imagem gerada. Esse sistema de AEC é o que apresenta menor dose em paciente independentemente de sua massa ou de seu volume.

O ruído da imagem é afetado por diversos fatores, e um deles é a parcela do feixe absorvida pelo objeto. Por esse motivo, imagens de mesma varredura, geradas sem o sistema de AEC, apresentam níveis de ruído variável, visto que a atenuação promovida pelo paciente varia ao longo da varredura. O AEC rotacional permite maior controle do ruído presente na imagem, tornando as fatias de dada varredura com um valor de ruído dentro de uma mesma faixa de pequena variação.

Essas variações de absorção do feixe de raios X geram variações consideráveis na corrente quando se utiliza o sistema de AEC. Varreduras na região do diafragma têm grande variação da corrente, pois a região inferior do tórax, em razão da pouca absorção promovida pelos pulmões, apresenta uma absorção do feixe muito menor que a do abdome superior.

A variação da alta-tensão de alimentação do tubo também permite a variação da intensidade inicial do feixe de raios X. O valor do kV define a energia média do feixe e, consequentemente, a penetração do feixe de raios X. Valores maiores de alta-tensão implicam feixes mais penetrantes e devem ser utilizados em varreduras de estruturas maiores, e vice-versa.

Diferentemente da variação da corrente (mA), a variação da alta-tensão é muito restrita. Os equipamentos disponibilizam de três a quatro opções para os valores de alta-tensão e, mesmo assim, a utilização de valores menores em protocolos presentes no menu dos equipamentos é muito rara.

A utilização de valores menores de kV promove a redução da dose em paciente e menor desgaste do tubo de raios X, mas essa opção só deve ser feita para pacientes que apresentem seção de corte menor, ou para a varredura de extremidades. No entanto, a redução do valor do kV pode gerar aumento no ruído da imagem, e sua variação deve ser compensada pela variação do valor da corrente de maneira a garantir a qualidade da imagem.

Há vários estudos sobre varreduras com valores menores de alta-tensão, inclusive com a redução de uso de meio de contraste nas varreduras que o utilizam. No entanto, a redução do valor de alta-tensão (kV), com compensação pelo aumento da corrente (mA), não é compensatória para varreduras de tórax e abdome em pacientes com massa corporal maior que 75 kg, dado o aumento do ruído apresentado na imagem.

Por esse motivo, a utilização de valores menores de alta-tensão (menor que 120 kV) só se torna viável para varreduras de estruturas com menor seção. Nessa condição enquadram-se os pacientes com menor massa corporal, pacientes

Capítulo 8 – Protocolos de exames

pediátricos e varreduras de membros. Do mesmo modo, pacientes com maior volume corporal podem solicitar a utilização de valores de alta-tensão maiores que 120 kV para a varredura das regiões torácica e abdominal.

Por causa da padronização dos protocolos que atendam a toda a gama de pacientes adultos, a maioria das varreduras é feita com o valor de alta-tensão em 120 kV. Valores menores são usados para varreduras de pacientes pediátricos. No entanto, o não emprego de protocolos com todas as opções de valores de alta-tensão disponíveis nos equipamentos indica a dificuldade de se utilizar adequadamente a tecnologia disponível para a otimização da prática radiológica em TC.

A variação da intensidade inicial do feixe de raios X, seja pela variação da corrente (mA), seja pela variação da alta-tensão, não deve, em momento algum, diminuir a eficiência do processo diagnóstico por TC. Por isso, é necessário um conhecimento técnico dos equipamentos e dos acessórios e das rotinas de varredura, além da participação de toda a equipe responsável pelo exame na definição de protocolos que atendam à clientela específica de um serviço de radiodiagnóstico por TC.

A redução dos níveis de alta-tensão e de corrente implica uma redução na carga de trabalho do tubo de raios X, sendo vantajosa tanto para o serviço de radiodiagnóstico como para o paciente. A adequação de protocolos permite aumentar a vida útil do tubo de raios X e do sistema de refrigeração, viabilizando a geração de maior número de varreduras com menor exposição do paciente.

Outros fatores que envolvem a otimização dos protocolos de varredura são: a colimação do feixe, o passo da mesa por volta do tubo e o valor do pitch, além da seleção adequada dos parâmetros de reconstrução da imagem (espessura e intervalos de reconstrução das imagens em varreduras helicoidais, filtros, janelas etc.). O trabalho do responsável pelas varreduras está em equilibrar esses parâmetros para atender de forma otimizada à demanda que originou a varredura.

Varreduras com meio de contraste

Os meios de contraste são substâncias com coeficiente de atenuação linear muito maior que o dos tecidos humanos e que podem ser utilizadas nas varreduras por TC. Por apresentarem maior atenuação do feixe de raios X, os meios de contraste servem para aumentar o contraste da região na qual determinada estrutura que se intenciona observar tem valores Hounsfield muito próximos dos

Tomografia computadorizada: tecnologias e aplicações

das estruturas circunvizinhas. Além dos meios de contraste, o ar também é utilizado com o mesmo objetivo (no diagnóstico do colo intestinal, por exemplo).

Os meios de contraste são empregados principalmente para ressaltar as estruturas dos sistemas:

- vascular (sangue);
- digestório (esôfago, estômago e intestinos etc.); e
- urinário (pelve renal, ureteres, bexiga etc.).

Os meios de contraste usados em varreduras de TC são, em sua maioria, à base de iodo e devem ser administrados segundo um protocolo específico para cada tipo de varredura. Os parâmetros principais a serem definidos para a utilização dos meios de contraste são:

- via de introdução (endovenosa, oral, retal etc.);
- forma e dose de diluição;
- volume a ser administrado;
- doses de administração; e
- tempo de espera para a aquisição.

A via de introdução é muito importante na hora de definir o meio de contraste. Substâncias à base de bário podem ser utilizadas na varredura de colo intestinal, mas não podem ser usadas como meio de contraste endovenoso, por exemplo.

A diluição do meio de contraste é necessária, pois o material vem concentrado e deve ser diluído em outro meio antes de ser administrado no paciente. O modo de diluição depende do meio de contraste e da via de introdução, podendo ser com água ou soro fisiológico, por exemplo.

O volume de meio de contraste a ser introduzido tem de ser minimamente suficiente para preencher as estruturas em estudo durante a aquisição das imagens. Do mesmo modo, as doses de administração devem possibilitar que a estrutura sob varredura permaneça preenchida por meio de contraste durante toda a varredura.

O tempo de retardo, *delay* ou período de espera, é o intervalo contado do início da administração do meio de contraste até o início da varredura. Necessário para que o meio de contraste chegue à região desejada, pode variar de alguns segundos, como para a introdução por via endovenosa e para a varredura do sistema arterial, a alguns minutos, como para a varredura dos rins, ou ainda a mais tempo, como no caso de varredura do colo intestinal, na qual que se deve esperar pelo menos uma hora antes de se realizar a varredura.

Capítulo 8 – Protocolos de exames

TABELA 8.3 – Parâmetros para exames contrastados de TC

Órgão	Volume (ml)	Concentração (mg.l/ml)	Taxa de administração (ml/s)	Tempo de retardo (mm)
Cérebro	40	300	8	5
Fígado (arterial)	120	300	4	30
Fígado (venosa)	120	300	4	60
Rins	120	300	4	45
Pulmões	120	300	3	25
Colo	120	300	3	45

Fonte: elaborada pelo autor.

A Tabela 8.3 apresenta alguns exemplos de parâmetros utilizados para a varredura com o uso de meio de contraste introduzido por via endovenosa. Apesar de os valores apresentados servirem como referência, alguns fatores afetam muito a qualidade na aquisição com o uso de meio de contraste. O primeiro deles é o tipo de tecnologia utilizada e seu modo de aquisição (axial, helicoidal, helicoidal-multicorte), que influenciam diretamente o protocolo que será empregado e o tempo total da varredura.

Se o protocolo escolhido demandar um tempo de aquisição maior, pode-se exigir que a varredura seja feita em mais de uma sequência, em função da necessidade de apneia, por exemplo. A solução para manter a estrutura preenchida com o meio de contraste durante todo o processo de aquisição de imagens deve ser adaptada com a variação do volume a ser administrado e com a taxa de administração do meio de contraste.

Outro fator importante na definição dos parâmetros está relacionado com a massa corporal do paciente. Muitos artigos tratam especificamente dessas variantes. Pessoas com massas corporais maiores podem demandar maior volume de meio de contraste, taxa de administração maior e ter um tempo de retardo maior para que o meio de contraste atinja a estrutura que se deseja observar, e vice-versa.

Essa característica é compreensível, uma vez que maior massa implica estruturas maiores e maiores volumes de sangue para preenchê-las. O contraste endovenoso ainda depende do batimento cardíaco, pois o deslocamento do meio de contraste pelas vias circulatórias é diretamente dependente do bombeamento do sangue pelo coração. A Tabela 8.4 apresenta uma proposta de variação do volume e da taxa de administração de meio de contraste com a massa corporal do paciente para a varredura de abdome.

Tomografia computadorizada: tecnologias e aplicações

TABELA 8.4 – Variações do meio de contraste com a massa
corporal em varreduras e abdome

Massa (kg)	Volume (ml)	Taxa de administração (ml/s)	Tempo de retardo (s)
+ 117	160	3,3	72
98 a 117	140	3,1	70
78 a 97	120	2,8	68
64 a 77	100	2,6	66
48 a 63	80	2,4	63
38 a 47	70	2,2	62
31 a 37	60	2,0	61

Fonte: adaptada de Halls (2006).

Alguns estudos podem demandar o uso de meio de contraste em mais de uma via, como no caso do sistema digestório. Para a observação do sistema vascular de um órgão específico, a varredura pode se concentrar na observação das artérias ou das veias, como ocorre no caso do fígado na Tabela 8.3.

É sempre bom, portanto, lembrar que, assim como a tecnologia apresenta variações, as pessoas têm variações que podem ser muito importantes na varredura com o uso de meio de contraste. Cabe ao serviço de radiologia adaptar seus protocolos de exame contrastado à sua tecnologia, e os protocolos de administração de meio de contraste aos insumos que utiliza e ao biótipo do paciente, para aumentar a eficiência das varreduras.

Ferramentas de softwares

São vários os softwares utilizados para as varreduras por TC, e a sofisticação desses programas de aquisição de imagens depende também do aporte tecnológico do equipamento. No entanto, há uma série de ferramentas disponíveis para a seleção, a construção e o retrabalho de imagens de uma varredura.

Capítulo 8 – Protocolos de exames

Ferramentas básicas

Os comandos mais simples, comuns à maioria das imagens digitais, permitem girar as imagens em eixos de 90° e espelhá-las nos eixos horizontal ou vertical. Essas ferramentas de posicionamento possibilitam manter a posição das direções (lado direito, lado esquerdo) dos cortes axiais, independentemente do posicionamento do paciente, decúbito ventral ou dorsal, e de qual região entrou primeiramente no gantry, inferior ou superior. A Figura 8.32 apresenta imagens de um topograma lateral com a marcação dos limites de varredura dos pulmões com angulações de posicionamento de 90° de diferença.

A inversão da escala de cinza é outra característica comum às imagens digitais que pode ser utilizada na TC, tanto nas imagens de corte como nas imagens de topograma. Essa ferramenta flexibiliza a observação da imagem para profissionais que gostam de utilizá-la para examinar um detalhe ou região.

A ampliação de regiões da imagem (*zoom*) e o deslocamento da imagem ampliada na tela para centralizar a região de interesse possibilitam melhorar a observação de detalhes de certas estruturas que podem passar despercebidos na imagem com o tamanho do FOV definido para a varredura. Nessas imagens, pode-se utilizar a alteração da janela para observação por meio das mudanças dos valores Hounsfield, de centro da janela e do tamanho da janela, com o objetivo de aumentar o contraste de uma estrutura ou região específica.

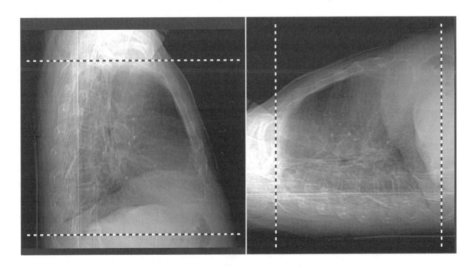

FIGURA 8.32 – Imagens de topograma lateral com rotação de 90°

251

Tomografia computadorizada: tecnologias e aplicações

Ferramentas de medidas

As ferramentas de medidas dos aparelhos de TC permitem determinar a distância entre dois pontos, o valor de atenuação na escala Hounsfield e a área de uma superfície delimitada. O comprimento e a largura de uma estrutura podem ser obtidos pela medição de distâncias, se a imagem for de um corte axial. O valor de atenuação na escala Hounsfield pode ser obtido em determinado ponto ou com um valor médio em uma área delimitada da imagem, que vem acompanhado do valor de um desvio padrão definido em função da curva de valores encontrados nessa área. A delimitação de uma área fornece o valor dessa em cm².

Essas ferramentas de medidas podem ser muito úteis para a medição dos diâmetros de alterações, como tumores, aneurismas e a distância dessas estruturas encontradas da superfície. Essas medidas podem ser importantes para os casos de coleta de amostras do tecido, para a medição de estruturas ósseas, para a programação de procedimentos cirúrgicos etc.

A Figura 8.33 apresenta imagens de corte axial do pulmão direito com a presença de tecido alterado mais denso que o tecido pulmonar. Nessas imagens, foi utilizada a ferramenta para a medição de distâncias, empregada para definir a distância entre o centro do tecido alterado e a superfície, e o diâmetro maior do tecido alterado observado nesse corte. A medição da distância que uma alteração se encontra da superfície pode ser importante ao se realizar uma punção.

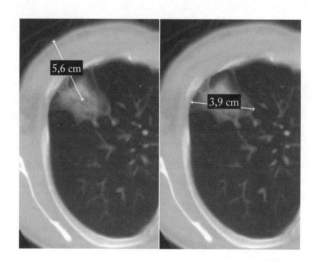

FIGURA 8.33 – Imagens de corte axial de pulmão, com medição de distâncias

252

Capítulo 8 – Protocolos de exames

Ferramentas de reconstrução

As ferramentas de reconstrução são utilizadas para a geração dos cortes complementares aos obtidos na varredura primária: coronais, sagitais, inclinados, curvos e axiais, caso a varredura primária não tenha sido realizada para a obtenção destes. A qualidade das imagens obtidas por MPR depende muito dos parâmetros de aquisição utilizados na varredura. As aquisições por meio de varreduras helicoidais-multicorte podem gerar imagens por reconstrução de tão alta qualidade quanto a apresentada pelas imagens primárias, frequentemente as imagens de cortes axiais.

As reconstruções volumétricas com subtração de tecidos trazem grande contribuição para o planejamento cirúrgico. As reconstruções de superfícies são muito úteis para o sistema esquelético; e as reconstruções por MIP, para a observação de estruturas vasculares. A qualidade dessas reconstruções também depende muito dos parâmetros utilizados na varredura. Quanto menor o valor da espessura de corte e do pitch, melhor a qualidade dessas reconstruções. A separação das estruturas que se deseja visualizar em uma reconstrução volumétrica é feita com a definição de valores limites da escala Hounsfield que permitam a visualização de uma estrutura em especial. As reconstruções de estruturas ósseas ou estruturas vasculares realçadas com meio de contraste são de muito boa qualidade por apresentarem uma faixa de valores Hounsfield bem definida e diferente das estruturas circunvizinhas. As reconstruções de tecidos moles podem trazer vestígios de outras estruturas, além daquela de interesse.

Ferramentas para documentação

Ao final da varredura e das reconstruções desejadas, as imagens obtidas são analisadas e selecionadas para serem entregues juntamente com o laudo diagnóstico do exame. As imagens de uma varredura permanecem na memória do equipamento durante determinado tempo. Posteriormente, poderão ser armazenadas em sistemas de backup em HDs, discos ópticos, discos magnéticos, DVDs, CDs etc.

Algumas das imagens obtidas serão selecionadas para compor juntamente com o laudo diagnóstico a documentação do exame. Essas imagens de documentação podem ser entregues em CDs, mas frequentemente são fornecidas em filmes físicos. As imagens selecionadas para compor um ou mais filmes de documentação têm o objetivo de confirmar as descrições contidas no laudo.

Tomografia computadorizada: tecnologias e aplicações

As ferramentas de documentação por meio de filmes permitem definir o número de imagens que serão impressas no filme e selecionar quais as imagens, entre todas as obtidas, são as mais significativas para o registro. Após a composição do filme no computador, essa informação é enviada para ser reproduzida em meio físico.

EXERCÍCIOS PROPOSTOS

1. Quais são os protocolos de exames?

2. Quais são as etapas de um exame de TC?

3. Para que serve a entrevista com o paciente?

4. Em que consiste o preparo do paciente?

5. Descreva a sequência de procedimentos para a aquisição das imagens.

6. Quais são os posicionamentos do paciente na mesa de exames?

7. O que é e para que serve o topograma?

8. Por que os protocolos devem ser adaptados?

9. De acordo com a Tabela 8.1, identifique o equipamento que apresenta:
   a) maior valor de alta-tensão
   b) maior variação de corrente
   c) menor tempo de rotação do tubo
   d) menor espessura do feixe

10. Quais são as principais aplicações da TC de cabeça?

11. Quais são os limites de varredura do cérebro?

12. Por que se utiliza o topograma lateral para a varredura do cérebro?

Capítulo 8 – Protocolos de exames

13. Quando a varredura de pescoço deve ser feita em duas sequências?

14. Como é realizado o posicionamento do paciente para a varredura dos seios da face?

15. E para a varredura dos ossos temporais?

16. Quais são os limites de varredura do tórax?

17. Para que serve a varredura em alta resolução do tórax?

18. Quais são os órgãos passíveis de observação na varredura do mediastino?

19. Quais são os limites de varredura do abdome superior?

20. Quais os principais órgãos visualizados nessa varredura?

21. Defina o centro e a janela da escala de cinza para a visualização de tecidos moles.

22. Para que serve a janela hepática?

23. Quais são os limites de varredura dos rins?

24. Como podem ser divididas as 33 vértebras da coluna?

25. Quais são os limites de varredura da coluna torácica?

26. Como podem ser efetuadas as adaptações de cortes coronais do punho sem a utilização da MPR?

27. Por que em varreduras pediátricas recomenda-se a adaptação da intensidade inicial do feixe, e como isso é feito?

28. Por que devem ser feitas adaptações de protocolos?

29. Quais são os principais parâmetros de modificação para a adaptação dos protocolos?

Tomografia computadorizada: tecnologias e aplicações

30. Em que consiste o AEC?

31. Para que servem as varreduras com o uso de meio de contraste?

32. Como e onde são introduzidos os meios de contraste?

33. Quais ferramentas de softwares são utilizadas para o tratamento de imagens após sua aquisição?

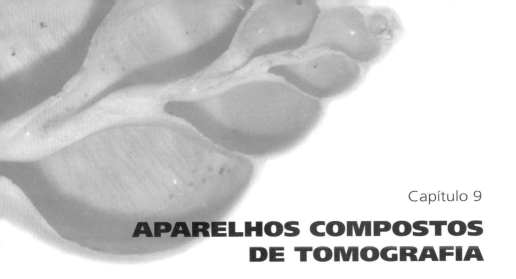

Capítulo 9

APARELHOS COMPOSTOS DE TOMOGRAFIA

Os aparelhos compostos de tomografia são utilizados para a geração de imagem diagnóstica em medicina nuclear e fazem a associação do aparelho de TC com o PET ou com o SPECT. A medicina nuclear é uma especialidade médica que se caracteriza por trabalhar com processos diagnósticos e terapêuticos nos quais são utilizadas fontes de radiação abertas. Essas fontes, ao serem manipuladas, possibilitam a contaminação das pessoas com o material radioativo por contato, ingestão, inspiração, ou quando injetadas. Nos processos diagnósticos a quantidade de material radioativo utilizado é muito pequena, mas como o paciente precisa ser contaminado com substância radioativa para a geração de imagem, os radionuclídeos utilizados em medicina nuclear apresentam períodos de meia-vida curtos.

Os radionuclídeos utilizados como fonte de dados para a geração das imagens diagnósticas são associados a substâncias que permitem distribuir o material radioativo no interior do organismo de acordo com a região ou órgão que se deseja observar. Essas substâncias compostas por moléculas marcadas com radionuclídeos são denominadas radiofármacos. As imagens geradas em medicina nuclear se caracterizam pela maior ou menor concentração do material radioativo em um órgão e na comparação entre o modo de distribuição desse material com uma distribuição de referência na qual não há alteração do órgão observado. Uma concentração maior pode, então, significar maior atividade funcional; e uma menor concentração, menor atividade. Assim, com base nas patologias possíveis, é feito o diagnóstico.

As imagens geradas em medicina nuclear não apresentam boa definição anatômica e, para a geração dos dados, empregam radionuclídeos emissores de fótons gama e de partículas β+. Para isso, são utilizados três tipos de aparelhos: as câmaras planares, ou gama câmaras; os SPECTs, ou tomógrafos de fóton único; e os PETs, ou tomógrafos por emissão de pósitron. As câmaras planares e os SPECTs fazem uso dos radionuclídeos emissores de fótons gama, e os

PETs usam os radionuclídeos emissores de partículas β+. As câmaras planares geram imagens de um volume sobre o plano, ao passo que os tomógrafos geram imagens de cortes anatômicos.

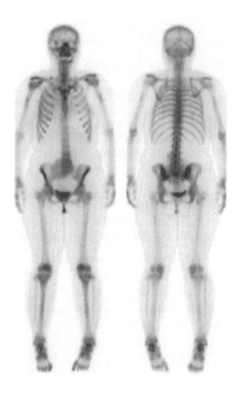

FIGURA 9.1 – Imagens diagnósticas de corpo inteiro obtidas por câmara planar

A Figura 9.1 apresenta duas imagens de corpo inteiro obtidas por câmara planar nas quais se observa a distribuição do material radioativo pelo corpo, com concentração no sistema esquelético. A primeira é denominada imagem anterior, porque foi captada com a câmara posicionada à frente do paciente, enquanto a outra é chamada imagem posterior, porque foi captada com a câmara posicionada atrás do paciente. As duas imagens apresentam as estruturas anteriores e posteriores do sistema esquelético simultaneamente, por serem imagens de volume. No entanto, dada a parcela do feixe de radiação absorvida pelo organismo do paciente, a imagem anterior privilegia a observação das estruturas anteriores; e a posterior, a observação das estruturas posteriores.

Capítulo 9 – Aparelhos compostos de tomografia

A Figura. 9.2 mostra uma sequência de três conjuntos de quatro imagens de corte do coração, obtidas em um aparelho de SPECT. Nessas imagens, a variação de concentração de material radioativo é apresentada pela variação da escala de tons de cinza. Em cada conjunto de quatro imagens, o corte foi feito referenciado a um dos eixos do órgão. Nessas imagens é possível observar a distribuição do material radioativo pelo tecido muscular. As regiões mais claras indicam maior concentração do material radioativo.

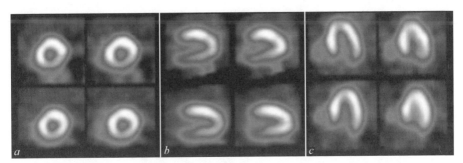

FIGURA 9.2 – Imagens diagnósticas do coração obtidas por SPECT

As imagens geradas nos aparelhos de TC apresentam boa resolução anatômica, possibilitando delimitar as estruturas dos principais órgãos e sistemas do corpo humano. As imagens produzidas pelos tomógrafos de medicina nuclear, PET ou SPECT, caracterizam-se pela baixa resolução anatômica, mas apresentam características funcionais, fisiológicas ou metabólicas de um órgão ou estrutura. A associação desses dois tipos de imagens diagnósticas viabiliza uma precisão no processo diagnóstico maior que sua utilização em separado.

Os aparelhos de SPECT

O aparelho de SPECT é um tomógrafo sofisticado capaz de produzir imagens de cortes do corpo geradas com a detecção de fótons gama de baixa-energia emitidos pelos radiofármacos introduzidos no organismo do paciente para diagnosticar uma patologia, ou o funcionamento de um órgão. Os radiofármacos usados contêm uma combinação radioisótopo-molécula específica para o órgão ou para a doença a ser estudada. Pela MPR das imagens de cortes adquiridas, é possível gerar uma imagem tridimensional do órgão em estudo.

O aparelho de SPECT é composto por câmaras planares utilizadas para a captação do sinal emitido pelo paciente, podendo ter duas, três ou quatro câmaras detectoras. As câmaras são posicionadas em diferentes ângulos e contam com um sistema de colimação que limita os fótons que atingem o sistema detector.

A Figura 9.3 apresenta a estrutura de um aparelho de SPECT com duas câmaras planares cujo colimador permite a captação dos fótons originados no paciente e perpendiculares ao conjunto detector. As câmaras detectoras são posicionadas em angulações diversas em torno do paciente e, por meio dos sinais captados nos diversos ângulos de posicionamento das câmaras detectoras, o computador gera as imagens de corte.

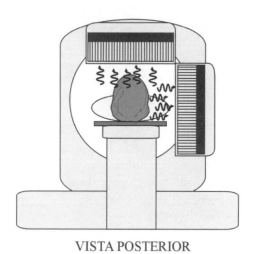

VISTA POSTERIOR

FIGURA 9.3 – Aparelho de SPECT em vista posterior

A energia dos fótons gama utilizados na geração de imagens por SPECT está entre 100 e 365 keV. A Tabela 9.1 apresenta as características dos radionuclídeos emissores de gama mais comumente utilizados para o diagnóstico em aparelhos SPECT. Essa tabela contém o período de meia-vida, a energia dos principais fótons gama emitidos, o percentual de ocorrência do fóton gama durante o decaimento do radionuclídeo e o meio de geração do radionuclídeo.

O maior problema no emprego dos radionuclídeos de meia-vida curta está no curto período disponível para sua utilização após sua produção. O ^{99m}Tc (tecnécio-99-metaestável) é o radionuclídeo utilizado na maioria dos

Capítulo 9 – Aparelhos compostos de tomografia

diagnósticos em medicina nuclear e, apesar de seu período de meia-vida muito curto (6,01 h), o gerador de molibdênio-99 (^{99}Mo) permite sua produção local, no próprio serviço de medicina nuclear.

Para a utilização do ^{99m}Tc no diagnóstico de diversos órgãos e patologias, esse radionuclídeo é empregado para marcar diferentes moléculas que conseguem carregá-lo até o órgão que se deseja observar. A maioria das aplicações de diagnóstico em medicina nuclear está em oncologia, na detecção e avaliação tumores, seguida pelas aplicações cardíacas e cerebrais. A utilização das imagens diagnósticas geradas por SPECT é muito comum hoje nos serviços de medicina nuclear.

A geração dos radionuclídeos para suas diversas aplicações é feita por meio de reatores nucleares e aceleradores de partículas existentes em grandes centros de desenvolvimento nuclear. São esses centros de produção que fornecem os radionuclídeos aos serviços de medicina nuclear e também os geradores fechados para a obtenção local do radionuclídeo desejado, como é o caso do tecnécio-99m(^{99m}Tc).

TABELA 9.1 – Radionuclídeos utilizados em SPECT

Radionuclídeos	Meia-vida	Energia (keV)	Ocorrência (%)	Geração
^{67}Ga	3,26 d	93,311	39,2	acelerador de partículas
		184,77	21,2	
		300,19	16,8	
^{201}Tl	72,91 h	135,34	2,56	acelerador de partículas
		167,43	10	
^{131}I	8,02 d	364,49	100	reator nuclear
^{99m}Tc	6,01 h	140,51	100	gerador de ^{99}Mo

Fonte: elaborada pelo autor.

Os aparelhos PET

Os aparelhos de PET são tomógrafos capazes de produzir imagens de cortes anatômicos geradas com o auxílio de radionuclídeos emissores de pósitron (beta mais [β⁺]), o qual é uma partícula com igual massa do elétron e com carga positiva. Quando o pósitron é emitido por um núcleo atômico, rapidamente interage com um elétron que se encontra nas proximidades do núcleo que o ejetou, sofrendo um processo de aniquilação elétron-pósitron e gerando dois fótons de 511 keV que se propagam em oposição, conforme apresentado na Figura 9.4.

Na geração de imagens por PET, os dois fótons gerados pela aniquilação elétron-pósitron são detectados por um anel de detectores que se encontra ao redor do paciente. Com esses dados, mais o auxílio de um sistema computacional, são produzidas as imagens de cortes anatômicos pelo aparelho de PET, que, assim como os de SPECT, são capazes de gerar imagens tridimensionais.

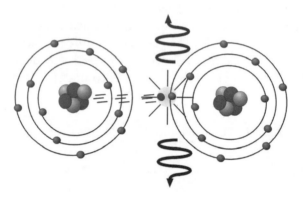

FIGURA 9.4 – Emissão de pósitron seguida de aniquilação elétron-pósitron e geração de dois fótons de 511 keV

A Tabela 9.2 apresenta a estrutura de um aparelho de PET e a captação dos dois fótons simultâneos e em oposição, emitidos do paciente em decorrência da aniquilação elétron-pósitron, que darão origem à imagem diagnóstica. As imagens geradas em PET ou SPECT são muito semelhantes, mas não se substituem, uma vez que utilizam radionuclídeos diferentes, associados a moléculas marcadas diferentes. A distribuição dessas moléculas pelo organismo segue caminhos diferentes e, por isso, pode gerar diagnósticos diferentes. Via de regra, as moléculas marcadas utilizadas em PET contêm radioisótopos de pequena massa atômica, que pertencem a elementos comuns na formação das moléculas orgânicas, e, por essa razão, podem fornecer informações metabólicas além das fisiológicas e funcionais.

A energia dos fótons utilizados na geração de imagens por PET é de 511keV. A Tabela 9.2 apresenta as características dos radionuclídeos emissores de pósitrons mais comumente utilizados para o diagnóstico em aparelhos PET. O período de meia-vida desses emissores de pósitrons é de apenas alguns minutos e,

Capítulo 9 – Aparelhos compostos de tomografia

por esse motivo, para que possam ser utilizados no diagnóstico por PET, devem ser usados tão logo sejam produzidos.

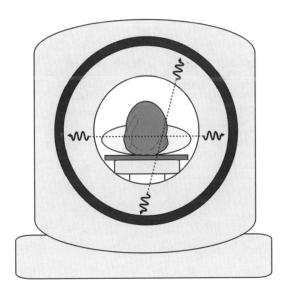

VISTA POSTERIOR

FIGURA 9.5 – Aparelho de PET em vista posterior

O carbono-11 (^{11}C), o nitrogênio-13 (^{13}N), o oxigênio-15 (^{15}O) e o flúor-18 (^{18}F) são produzidos por aceleradores de partículas, utilizados para acelerar prótons e dêuterons que são direcionados para colidirem com um alvo. Os prótons ou dêuterons acelerados, ao colidirem com esse alvo, promovem uma reação nuclear, gerando os radionuclídeos emissores de pósitrons. Os radionuclídeos gerados dependem da reação nuclear ocorrida, que, por sua vez, depende do alvo atingido pelo feixe de partículas aceleradas. O rubídio-82 (^{82}Rb) é obtido de um gerador de estrôncio-82 (^{82}Sr).

As imagens diagnósticas por PET começaram a ser utilizadas em meados da década de 1970, mas o emprego dos aparelhos compostos de TC-PET teve uma rápida difusão durante a última década. Essa difusão está associada à construção de miniciclotrons. O ciclotron é um acelerador circular de partículas, e os miniciclotrons são aceleradores circulares de partículas de dimensões menores,

Tomografia computadorizada: tecnologias e aplicações

que permitem a produção local dos radioisótopos emissores de pósitron com períodos de meia-vida muito curtos utilizados nos estudos por PET.

Como os radioisótopos têm períodos de meia-vida muito curtos, de somente alguns minutos, tem-se a necessidade de gerá-los em local próximo à sua utilização, visto que o tempo gasto em transporte pode influenciar significativamente na atividade da amostra.

TABELA 9.2 – Radionuclídeos utilizados em PET

Radionuclídeos	Meia-vida (min)	Energia de β^+ (keV)		Molécula marcada	Aplicação
		máxima	média		
^{11}C	20,39	960,5	386,1	Acetato	Metabolismo oxidativo Metabolismo miocárdico
				Carfentanil	Receptores opiáceos no cérebro
				Metionina	Captação de aminoácidos Síntese de proteínas Viabilidade tumoral
^{13}N	9,965	1.198,4	491,82	NH_3	Fluxo sanguíneo Perfusão miocárdica
^{15}O	2,037	1.731,9	735,7	CO_2	Fluxo sanguíneo cerebral
				H_2O	Perfusão miocárdica
				O_2	Consumo de oxigênio no miocárdio Necrose tumoral
^{18}F	109,77	633,5	242,8	Flúor--desoxiglicose (^{18}F-FDG)	Oncologia Neurologia Cardiologia
^{82}Rb	1,273	2.601 3.378	1. 417,6	Fluorodopa (^{18}F-DOPA) –	Mal de Parkinson Perfusão miocárdica Aplicações em estudos cerebrais

Fonte: elaborada pelo autor.

Os miniciclotrons utilizam o mesmo princípio de funcionamento dos ciclotrons e são assim denominados por apresentarem um valor final da energia do feixe de partículas menor, limitando o tipo de reação nuclear que permitem realizar e, consequentemente, os radionuclídeos que podem produzir. Por serem

Capítulo 9 – Aparelhos compostos de tomografia

aparelhos de menor potência, não têm potência suficiente para a produção de radioisótopos emissores de gama para serem utilizados em aparelhos de SPECT, como o tálio-201 (^{201}Tl), por exemplo, e, por isso, estão diretamente associados à implantação de diagnóstico pelos aparelhos de TC-PET.

O espectro de energia das partículas β^+ é um espectro contínuo, ou seja, quando um radionuclídeo emite uma partícula β^+, a velocidade da partícula ejetada é variável; portanto, a energia cinética da partícula também é variável. Por essa razão, a partícula beta (β) pode ser ejetada com um valor de energia que varia de zero até um valor máximo, e este valor máximo depende do radionuclídeo que a emitiu a partícula β^+. O valor máximo da energia do β^+ emitido pelo ^{13}N, por exemplo, é de 1.198,4 keV. Assim, a energia do β^+ emitido por uma amostra de ^{13}N varia de zero até 1.198,4 keV. A energia média do feixe gerado por uma amostra de ^{13}N corresponde a 491,82 keV.

O valor da energia do feixe gerado é importante porque a penetração de um feixe está diretamente associada à energia do feixe. A penetração do feixe de partículas β^+ gerado pelo rubídio-82 (^{82}Rb) é maior que a dos demais radionuclídeos contidos na Tabela 9.2, pois o ^{82}Rb ejeta partículas β^+ com maiores energias.

A penetração do feixe é importante porque os fótons que vão gerar a imagem diagnóstica são obtidos quando o β^+ interage com o elétron, e, quanto mais energia o pósitron tiver, mais vai se distanciar do radionuclídeo que o ejetou antes de interagir. Essa característica faz com que o método perca a precisão. Por esse motivo, as imagens geradas pelo ^{82}Rb são menos precisas que as obtidas de outros emissores de β^+.

Os miniciclotrons são direcionados hoje para a produção do flúor-18 (^{18}F). Nas aplicações da PET, esse é o radioisótopo utilizado em mais de 90% dos exames realizados. Uma razão que privilegia a utilização do ^{18}F em detrimento dos demais radioisótopos citados é a sua meia-vida mais longa. Como os radioisótopos emissores de pósitrons apresentam meias-vidas muito curtas, o período para sua utilização após a produção é muito curto dada a rápida diminuição da atividade da amostra. Na comparação com os demais radioisótopos emissores de β^+, o flúor possibilita um melhor aproveitamento em relação ao tempo.

Outro fator importante na utilização do flúor é o menor valor de energia da partícula β^+ emitida. O fato de a partícula ter menor energia significa que percorrerá um caminho menor até interagir e gerar os fótons pela aniquilação elétron-pósitron. Essa característica implica maior precisão do método de diagnóstico, pois o deslocamento entre o ponto em que se encontra a molécula marcada e o ponto de origem do sinal gerador de imagem torna-se uma distância pouco significativa, aumentando a precisão do sinal registrado. Esse mesmo fator faz com que o ^{82}Rb apresente uma imagem menos precisa por apresentar um β^+ de maior energia e, consequentemente, mais penetrante.

265

Tomografia computadorizada: tecnologias e aplicações

O [18]F é utilizado principalmente para marcar uma molécula análoga da glicose, a fluordesoxiglicose ([18F]-FDG), que no metabolismo é carreada para toda região em que haja demanda de energia, assim como a glicose. A [18F]-FDG é um traçador de atividade metabólica que é absorvido pelo cérebro, pelo coração, pela medula óssea e pelos músculos ativos. Como se concentra também em tumores metabolicamente ativos, essa molécula marcada é utilizada para marcar o metabolismo de tumores, do coração ou do cérebro, uma vez que demandam muita energia e as principais aplicações da PET estão associadas a esses tecidos.

Dos radionuclídeos empregados em PET e produzidos pela aceleração de prótons, a reação usada para a geração do [18]F é a que apresenta menor energia de feixe para sua ocorrência. Por isso, ciclotrons menores (menos potentes) permitem gerar o ^{18}F em locais próximos a seu local de consumo. A utilização da aceleração de íons de hidrogênio-1 (prótons) é hoje economicamente mais viável que a de íons de deutério (dêuterons), e o feixe de prótons é o utilizado para gerar o [18]F.

Os aparelhos compostos de TC

A Figura 9.6 apresenta a vista lateral de um aparelho tomográfico composto, do tipo TC-SPECT, que permite a aquisição de imagens de cortes anatômicos por TC e por SPECT de maneira independente. Por meio de um algoritmo específico, é feita a fusão das imagens que conjuga as características funcionais e fisiológicas apresentadas pela imagem do SPECT com a localização bem definida anatomicamente graças à imagem do corte gerada em TC da região de interesse. Essa imagem fundida permite uma relação direta anatômico-funcional de qualquer alteração encontrada na região de varredura.

Capítulo 9 – Aparelhos compostos de tomografia

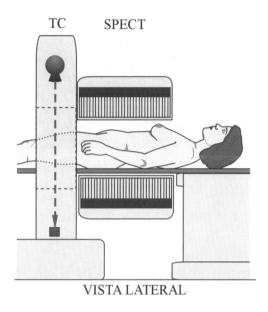

FIGURA 9.6 – Aparelho composto de tomografia tipo TC-SPECT em vista lateral

A Figura 9.7 apresenta três imagens de um mesmo corte axial de pelve. Na imagem (*a*), obtida por TC, é possível observar as estruturas anatômicas dessa região, como os ossos ilíacos e sacro, em branco; o tecido muscular e visceral, em cinza-claro; e o tecido gorduroso, em cinza-escuro. Na imagem (*c*), que apresenta a distribuição do material radioativo pelas estruturas, é possível observar algumas regiões com hipercaptação do material na área visceral nas regiões anterior direita e central esquerda. Na imagem (*b*), que apresenta a fusão das imagens geradas pela TC e pelo SPECT, é possível localizar com precisão a região na qual houve hipercaptação do material radioativo.

Tomografia computadorizada: tecnologias e aplicações

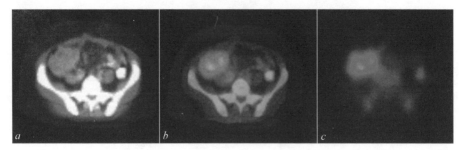

FIGURA 9.7 – Imagens de corte axial de pelve. (a) Imagem de TC; (b) imagem de fusão TC-SPECT; e (c) imagem de SPECT

A Figura 9.8 apresenta a vista lateral de um aparelho tomográfico composto, do tipo TC-PET, que permite a aquisição de imagens de cortes anatômicos por TC e por PET. Por meio de um algoritmo específico, é feita a fusão das duas imagens que conjuga as características funcionais e metabólicas apresentadas pela imagem da PET com a localização bem definida anatomicamente graças à imagem do corte gerada em TC.

A aquisição da imagem nos aparelhos compostos ocorre em duas etapas. Após o posicionamento do paciente na mesa, é feita uma varredura por TC da região de interesse e, posteriormente, outra pelo aparelho de PET, ou SPECT. As imagens adquiridas podem ser visualizadas independentemente ou fundidas. Esse tipo de tecnologia permite a visualização de cortes axiais, coronais ou sagitais, uma vez que os dois aparelhos fazem uma aquisição volumétrica dos dados, viabilizando a obtenção dos dados de todo o volume de varredura e posterior aquisição dos cortes desejados. A geração de imagens tridimensionais que agreguem as informações obtidas pelas duas aquisições pode ser feita utilizando-se um software específico.

Capítulo 9 – Aparelhos compostos de tomografia

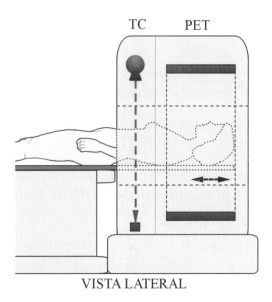

FIGURA 9.8 – Aparelho composto de tomografia tipo TC-PET em vista lateral

A Figura 9.9 apresenta um exemplo de imagens de corte obtidas por TC-PET. As três imagens apresentadas são de um mesmo corte axial do tórax na altura do arco aórtico. Na imagem (*a*), gerada por TC, é possível identificar as escápulas, o esterno, uma vértebra torácica e algumas costelas, em branco; o tecido muscular, em cinza-claro; o tecido gorduroso, em cinza-escuro; e os pulmões esquerdo e direito mais a abertura da traqueia na região central, em preto. Dado o uso de meio de contraste, o arco aórtico apresenta-se em branco, na região central.

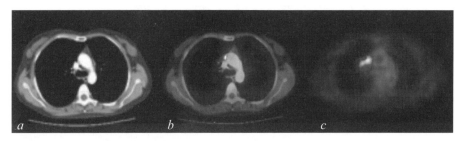

FIGURA 9.9 – Imagens de corte axial de tórax. (*a*) Imagem TC; (*b*) imagem de fusão TC-PET; e (*c*) imagem de PET

Tomografia computadorizada: tecnologias e aplicações

Na imagem (*c*), gerada por PET, foi utilizada molécula análoga de glicose marcada com flúor-18 ([18F]FDG) para a observação de alterações metabólicas. Na distribuição da molécula marcada pelo organismo, ocorreu uma captação maior na região central, no lado direito do paciente. Essa hipercaptação anormal de flúor-18 indica grande atividade metabólica, que, nesse caso, reflete um processo tumoral no pulmão direito. Pela imagem (*b*), que apresenta a fusão das imagens (*a*) e (*c*), é possível observar com clareza a localização anatômica da região na qual houve hipercaptação da FDG marcada.

O ciclo de um exame em aparelhos de TC-PET é muito longo, quando comparado com outros processos de geração de imagens. Após a administração do [18F]FDG, os pacientes devem repousar por um período que varia de 30 a 90 minutos, dependendo do tipo de exame a ser realizado. Após o repouso, o paciente deve ser conduzido para urinar de maneira a esvaziar a bexiga que contém material radioativo. Nesse processo, o paciente elimina cerca de 15% de toda a atividade da amostra nele injetada. Somente então o paciente é posicionado na mesa de exames e permanece na sala de aquisição de imagens por 30 a 60 minutos.

O período muito prolongado, necessário para a aquisição das imagens diagnósticas, além do custo das tecnologias empregadas, acaba por tornar o exame em aparelhos compostos muito onerosos, principalmente nos aparelhos de TC-PET que utilizam radionuclídeos com períodos de meia-vida muito curtos.

As instalações desses aparelhos compostos de tomografia seguem os padrões de instalação dos serviços de medicina nuclear para aparelhos de SPECT e PET. Isso ocorre porque, se o sistema de proteção radiológica for suficiente para esses aparelhos, serão supridas as necessidades de blindagem para o aparelho de TC, o qual requer um nível mais baixo de proteção radiológica.

EXERCÍCIOS PROPOSTOS

1. Cite as principais aplicações dos exames em medicina nuclear.

2. Quais são os aparelhos utilizados para a geração de imagens em medicina nuclear?

3. Diferencie o aparelho de PET do aparelho de SPECT.

Capítulo 9 – Aparelhos compostos de tomografia

4. Quais foram as vantagens trazidas pelo aparecimento dos aparelhos compostos de tomografia?

5. Quais são os aparelhos de tomografia compostos hoje existentes no mercado?

6. Caracterize os aparelhos que compõem os aparelhos compostos.

7. Quais são as vantagens do diagnóstico por PET em relação ao diagnóstico por SPECT?

8. Quais são os principais fatores que oneram o exame em TC-PET?

9. Por que os radionuclídeos utilizados em PET devem ser produzidos junto ao local de consumo?

10. Por que o rubídio-82 é pouco utilizado nos exames de TC-PET?

11. Quais são as vantagens que o flúor-18 apresenta em relação aos demais radionuclídeos utilizados em TC-PET?

12. Por que a molécula de FDG marcada é atualmente a mais utilizada nos exames em TC-PET?

13. Por que na definição da radioproteção das instalações de TC-PET não se leva em conta a radiação emitida pelo aparelho de TC?

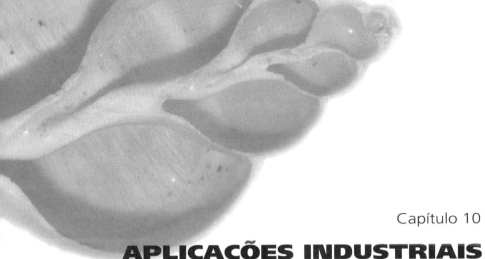

Capítulo 10
APLICAÇÕES INDUSTRIAIS

A radiografia é um processo utilizado também para a geração de diagnósticos na área industrial. As aplicações das imagens diagnósticas na indústria geradas das radiações ionizantes fazem parte da radiologia industrial. A radiologia industrial compõe o grupo de testes diagnósticos utilizados para controle de qualidade industrial denominados ensaios não destrutivos.

A geração de imagens radiográficas de corte de uma estrutura foi proposta por Ziedzes des Plantes, em 1932, e essa técnica foi muito utilizada na área médica até o aparecimento da TC. A técnica proposta é conhecida como planigrafia, ou tomografia linear. A geração de imagem radiográfica de corte na indústria é conhecida como laminografia, que consiste em um processo industrial de geração de imagens por raios X para a visualização de cortes de peças ou estruturas mecânicas.

Além do deslocamento linear do feixe, como o apresentado no Capítulo 2, na Figura 2.2, os aparelhos de laminografia convencional utilizam o movimento circular do tubo de raios X e do chassi, como pode ser observado na Figura 10.1. Nesse tipo, o tubo e o chassi deslocam-se sincronicamente e permitem a geração de uma imagem de corte com interferência dos artefatos na região da estrutura a ser observada menor que as interferências apresentadas nas imagens de cortes obtidas pelo deslocamento linear do feixe.

Dado o deslocamento sincronizado do tubo e do chassi, a localização dos pontos das imagens projetadas do objeto também se move. Somente os pontos de um corte em particular, o corte focal, são projetados sobre o mesmo local do filme, e essa imagem aparece com mais nitidez. As estruturas do objeto que se encontram fora do corte focal serão projetadas em diferentes locais do filme a cada momento do processo de aquisição da imagem. Por esse motivo, essas estruturas não aparecerão nítidas e serão suprimidas pela intensidade do sinal da estrutura do corte focal – princípio de superposição de projeções conhecido como tomossíntese. O nível de fulcro, portanto, determina a região do objeto que será observada na imagem gerada de um aparelho de laminografia.

Tomografia computadorizada: tecnologias e aplicações

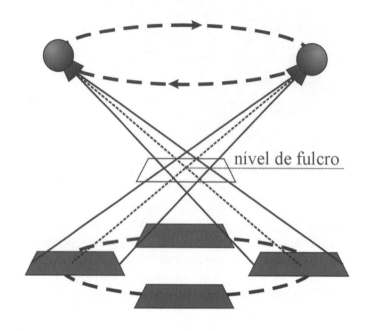

FIGURA 10.1 – Laminografia com deslocamento circular

A laminografia convencional faz a geração da imagem diretamente sobre o filme radiográfico. Diferentemente das aplicações médicas, as imagens geradas por laminografia são mais restritas principalmente por causa da característica de absorção dos materiais que se deseja observar. Um grande número de materiais utilizados na área industrial tem uma absorção maior de radiação que a água, como no caso dos metais. Por essa razão, a característica do feixe de raios X empregado para a geração de imagens industriais é diferente. Frequentemente os tubos de raios X de aparelhos de laminografia apresentam valores maiores de kV para permitir a geração de um feixe de raios X mais penetrante.

Assim, por causa da sobreposição de estruturas que ocorre na radiografia convencional, a laminografia encontra grande utilização para a observação de soldas, de placas de circuito impresso multiníveis, de rachaduras internas etc. A Figura 10.2 apresenta duas imagens geradas por laminografia. Na imagem (*a*), são apresentadas as conexões internas de um circuito integrado, e na imagem (*b*), os pontos de solda de uma placa de circuito impresso.

Capítulo 10 – Aplicações industriais

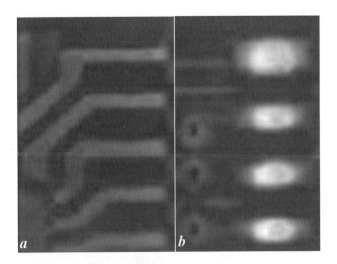

FIGURA 10.2 – Imagens radiográficas geradas por laminografia. (*a*) Conexões de circuito integrado; e (*b*) soldas em placa de circuito impresso

Laminografia computadorizada

A laminografia computadorizada (LC) se diferencia da convencional por utilizar um sistema computacional para a geração da imagem de corte, uma imagem digital. No lugar do filme radiográfico, são utilizados detectores de radiação para a captação do sinal a ser utilizado como fonte de dados para a geração da imagem diagnóstica de um corte.

O princípio de funcionamento consiste na captação do sinal utilizando incidências diferentes de um feixe de raios X, com a captação do sinal após a atenuação promovida pelo objeto e o armazenamento dessas informações. Com essas informações coletadas, é possível obter a imagem do corte da fatia irradiada, empregando-se um programa computacional específico para a reconstrução de imagem.

A arquitetura mais simples desse sistema está representada na Figura 10.3 e consiste em uma fonte de raios X que emite um feixe delgado, em forma de leque, cuja espessura é definida por um pré-colimador. O feixe é direcionado para um conjunto detectores de radiação. O objeto a ser radiografado é deslocado atravessando o feixe de raios X, e a atenuação do feixe promovida pelo objeto é registrada repetidamente pelos detectores. Antes do conjunto de detectores de radiação, há outro sistema de colimação que tem por objetivo limitar a quantidade de radiação espalhada, gerada pelo objeto, que atinge os detectores.

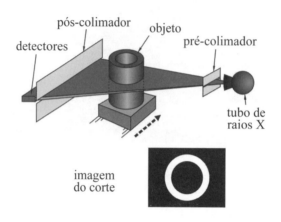

FIGURA 10.3 – Aquisição de imagem por laminografia computadorizada

A região do objeto que será irradiada e da qual será gerada a imagem de corte pode ser ajustada com a variação da altura da mesa que permite o deslocamento do objeto durante o processo de aquisição de dados. Para a obtenção de cortes mais inferiores, basta aumentar a altura da mesa, e, para cortes mais superiores, diminuir.

A reconstrução da imagem de corte é possível graças às variações das projeções do objeto captadas pelos detectores. A Figura 10.4 apresenta um objeto em deslocamento linear ao longo do feixe de raios X. Como o feixe de raios X é divergente com um ângulo de abertura θ, o ângulo de incidência do feixe em relação ao objeto vai variando à medida que o objeto é deslocado pelo feixe. Essas variações do ângulo de incidência promovem a geração de um sinal de atenuação diferente a cada momento, que é captado pelos detectores e enviado ao computador.

Capítulo 10 – Aplicações industriais

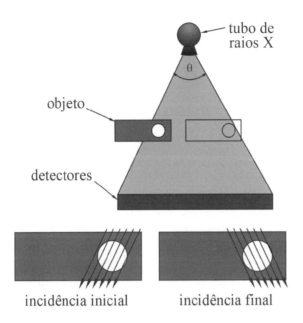

FIGURA 10.4 – Variação do ângulo de incidência do feixe de raios X em relação ao objeto

A reconstrução da imagem é feita por uma técnica chamada reconstrução algébrica (TRA), que permite a obtenção da imagem do corte irradiado das projeções captadas pelos detectores nas incidências que variam de $-\theta/2$ a $+\theta/2$. Durante esse processo de incidência, tanto o tubo de raios X como a fileira de detectores permanecem estacionários, enquanto o objeto é deslocado em linha reta e em velocidade constante pelo feixe de raios X em leque. Esse processo de aquisição de imagem de corte é definido como laminografia computadorizada (LC).

Uma alternativa a esse processo utiliza a estrutura da TC de segunda geração. Nessa proposta, o objeto permanece estacionário enquanto o tubo de raios X e a fileira de detectores se deslocam conjuntamente de modo sincronizado. Essa técnica de LC é mais viável para objetos que apresentem maior dificuldade de deslocamento por serem maiores ou mais pesados.

A primeira limitação desse método está associada ao ângulo de divergência do feixe. Quanto menor o ângulo, maior a probabilidade de aparecimento de artefato. A distância fixa entre o foco do feixe e a fileira de detectores limita o tamanho dos objetos que podem ser observados por essa técnica. A característica de absorção do material do objeto pode ser outro limitador, e essa limitação

Tomografia computadorizada: tecnologias e aplicações

depende diretamente do limite máximo da alta-tensão de alimentação do tubo de raios X.

Tomografia computadorizada

A utilização da tomografia computadorizada (TC) na geração de imagens de corte para diagnóstico na área industrial se baseia na arquitetura de terceira geração com uma alteração básica. Na estrutura do tomógrafo industrial por raios X, o tubo e o conjunto de detectores permanecem estáticos durante a aquisição da imagem de corte, enquanto o objeto sofre uma rotação de 360°, como apresentado na Figura 10.5.

O algoritmo de reconstrução da imagem de corte utiliza o método da projeção inversa filtrada FBP (*filtered back projection*). Esse tipo de estrutura de aquisição da imagem de corte permite uma distância maior entre a fonte de raios X e o conjunto de detectores, possibilitando a construção de aparelhos para a geração de imagens de objetos de maiores dimensões. Em radiologia industrial, os objetos radiografados geralmente apresentam coeficiente de atenuação linear maior que o coeficiente de atenuação linear da água, portanto, absorvem mais o feixe de raios X que o corpo humano. Por esse motivo, o espectro do feixe utilizado para a geração da imagem industrial apresenta uma energia média dos fótons maior a fim de que o feixe seja mais penetrante.

O aumento da energia média do feixe de raios X ocorre com a elevação da alta-tensão de alimentação do tubo de raios X. Assim, os valores da alta-tensão de alimentação dos tubos de raios X de tomógrafos industriais podem ser de três a quatro vezes maiores que o valor da alta-tensão máxima de alimentação dos aparelhos de TC utilizados para a geração de imagens diagnóstica do organismo humano.

O fato de empregar valores de alta-tensão maiores implica mais cuidados no isolamento desta alta-tensão. Isso é mais facilmente solucionado quando o tubo de raios X não realiza movimentos durante seu funcionamento.

Capítulo 10 – Aplicações industriais

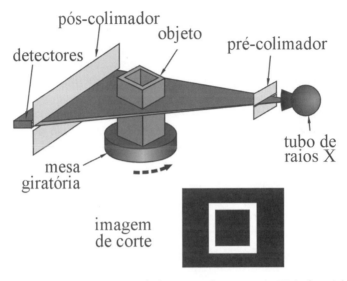

FIGURA 10.5 – Aquisição de imagem de corte por TC industrial

Outra razão que viabiliza essa solução de estrutura de aquisição está no fato de que as estruturas a serem irradiadas são menos complexas que o organismo humano e permitem a movimentação sem que haja deslocamento de suas partes constituintes durante o processo de aquisição dos dados utilizados para a geração da imagem.

A aquisição de imagens volumétricas de estruturas na indústria pode utilizar a técnica da reconstrução multiplanar, na qual a construção da imagem do volume é feita da aquisição sequencial de imagens dos cortes transversos, com uso de software específico para esse fim. Os aparelhos mais sofisticados dedicados à geração de imagens volumétricas permitem a aquisição de vários cortes em um único ciclo de aquisição.

Aplicações

As aplicações das imagens tomográficas na indústria são muito diversificadas, mesmo porque a área industrial apresenta objetivos bem diferentes no uso de imagens diagnósticas. A observação de peças mecânicas é uma grande demanda

Tomografia computadorizada: tecnologias e aplicações

das indústrias automobilística e aeronáutica. Nessas aplicações, a verificação de soldas, porosidades, fraturas, rachaduras, descontinuidades e deformações é o emprego mais frequente. A grande utilização de materiais mais leves, como o alumínio, e o uso de colas especiais para a conexão de peças não soldáveis têm demandado bastante as imagens de corte para o exame de conexões resultantes dessas novas substâncias adesivas.

Na indústria de materiais, a observação de reações químicas ou poliméricas de peças sólidas pode ser muito importante para a solução de problemas de mistura de materiais e suas características mecânicas ao final do processo. O emprego em análise de amostras de concreto, cerâmicas, ligas, polímeros e compósitos é de uso corrente.

A observação de desgaste de materiais por meio de deformações, alterações de estrutura, oxidação e reações químicas pode ser de grande interesse. O uso da imagem de corte pode ser feito para a medição precisa de espessuras, tamanhos de poros, deposição de materiais e a caracterização de alterações de superfícies.

Na indústria extrativista, a análise de composição do solo, de amostras de carvão mineral, minérios e rochas pode ser feito pela observação da variação da densidade dos materiais e de sua massa atômica, visto que a absorção dos raios X é afetada diretamente por essas duas características.

A medição de densidade média de amostras de solo, bem como de sua umidade, e a verificação de heterogeneidades têm contribuído para a melhor utilização no cultivo de solos, principalmente de várzeas. A TC pode ser empregada para medir a densidade, a porosidade e a umidade de amostras de solos de formas irregulares, permitindo determinar sua compactação.

A Figura 10.6 apresenta dois exemplos de imagens diagnósticas de corte utilizadas pela indústria. Na imagem (*a*), é apresentada uma fratura em peça mecânica causada por esforços sofridos por tração; e na imagem (*b*), uma amostra de carvão mineral permite observar a variação da densidade dos materiais que compõem as camadas da formação do mineral.

Outros estudos podem ser feitos usando traçadores que possibilitem a identificação de características de interesse. A utilização das imagens de microestruturas por TC é mais recente e tem trazido novas perspectivas nos empregos da TC na área industrial.

Capítulo 10 – Aplicações industriais

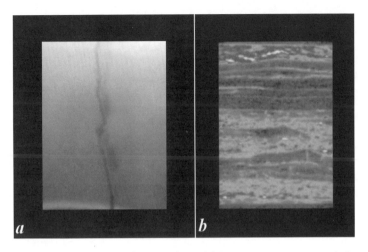

FIGURA 10.6 – Imagens diagnósticas. (a) Fratura em peça mecânica; e (b) amostra de carvão mineral

A Figura 10.7 apresenta dois exemplos de imagens diagnósticas de corte utilizados para observação da composição interna de amostras sólidas. Na imagem (*a*), é apresentada a estrutura interna de uma amostra de alumina, e na imagem (*b*), a distribuição de materiais na composição de uma peça de concreto.

A engenharia reversa é o conceito de se produzir uma peça tomando como base um original, ou modelo físico existente. Desse modo, a ordem convencional de manufaturar um produto que começa com um projeto e termina no modelo físico é invertida. Um dos problemas da engenharia reversa está na visualização das características internas do objeto, visto que os métodos ópticos possibilitam somente a medição da superfície do objeto, o que é solucionado com a utilização das imagens por TC.

A TC permite uma inspeção rápida de uma peça inteira, independentemente de sua complexidade; possibilita a obtenção de centenas de pontos internos e superficiais, sem a limitação da varredura de superfície por métodos óticos. Essa característica viabiliza a visualização de estruturas internas, poros, fendas ou defeitos. Com as imagens geradas por TC, é possível produzir um modelo gráfico utilizado para a reprodução da peça original com a possibilidade de usar outros materiais na composição da nova peça.

A TC possibilita a análise das características físicas e químicas de certos materiais, além do detalhamento de suas estruturas internas. O método pode ser aplicado a peças metálicas e não metálicas, a materiais sólidos, compactos, porosos ou fibrosos, com superfícies lisas ou irregulares.

Tomografia computadorizada: tecnologias e aplicações

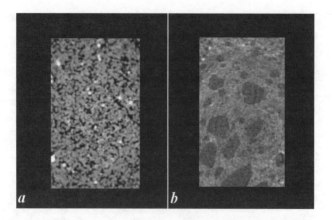

FIGURA 10.7 – Imagens diagnósticas de corte de amostras. (*a*) Alumina; e (*b*) concreto

Com base nos modelos gráficos gerados por TC adaptados a softwares de prototipagem rápida, já é possível produzir peças para utilização específica em um curto período. Essa técnica de geração de peças começa a ser empregada na produção de próteses ósseas para recomposição de estruturas danificadas por traumatismos ou deformações. Peças de utilização exclusiva são produzidas em um período curto para a recomposição anatômica e substituição de articulações desgastadas.

Equipamentos

Os equipamentos geradores de imagem de corte para as aplicações industriais apresentam-se em uma gama muito variável de produtos, e sua definição dependerá do objetivo final da imagem.

O primeiro parâmetro a ser verificado é o tamanho dos objetos que se pretende observar com esse método diagnóstico. A definição do volume máximo do objeto é feita com base no diâmetro maior do objeto e sua altura. Uma amostra de concreto, por exemplo, pode ter um diâmetro (D) de 10 cm com uma altura (h) de 15 cm, ao passo que a estrutura de alumínio de um automóvel apresenta variações de 2 m de diâmetro por 1,5 m de altura.

Capítulo 10 – Aplicações industriais

O peso dos objetos é outro fator importante, uma vez que existe a necessidade de deslocamento durante a aquisição de dados para a geração da imagem. A mesa de posicionamento tem um limite máximo de carga, que é determinado pelo fabricante do equipamento. Com essa primeira definição, é possível determinar a distância entre o foco do feixe de raios X e o conjunto de detectores, bem como o ângulo de divergência (θ) do feixe de raios X. Esses parâmetros estão apresentados na Figura 10.8.

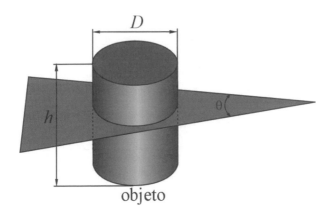

FIGURA 10.8 – Parâmetros de definição do aparelho de imagem tomográfica industrial

Determinado o tamanho mínimo do campo de irradiação, devem ser definidas as características do feixe. A intensidade inicial do feixe de raios X é dependente dos valores de alta-tensão (kV) e corrente (mA) do equipamento. Além da distância entre o foco e os detectores e a característica de absorção do objeto, outro fator que afeta diretamente a intensidade do feixe é o tempo de aquisição. Assim, quanto maiores forem a distância foco-detector e o coeficiente de atenuação linear do objeto, e quanto menor for o tempo de aquisição dos dados, maior deve ser o valor da intensidade inicial do feixe Io.

Como os objetos da área industrial apresentam maior absorção do feixe de radiação, pelo fato de conterem metais e substâncias mais densas que a água em sua composição, os feixes de raios X utilizados para a geração de imagem frequentemente apresentam maior penetração. Existem aparelhos em que a faixa de variação da alta-tensão de alimentação do tubo vai até 450 kV. No entanto, para estruturas maiores, a fonte de raios X pode ainda ser substituída por uma fonte de raios gama.

Tomografia computadorizada: tecnologias e aplicações

Fontes de irídio-192 (^{192}Ir) podem ser utilizadas para substituir a de raios X. A energia dos fótons gama do ^{192}Ir é de 316,508 keV, e, como é um feixe monoenergético, acaba sendo mais penetrante que o gerado por uma fonte de raios X alimentada em 450 kV, que apresenta uma energia média próximo de 180 keV. A tomografia por raios gama pode ser recomendada para o diagnóstico de peças que sejam mais radiopacas ou de maiores volumes. No entanto, a utilização de material radioativo implica maiores cuidados na manutenção do sistema e na substituição da fonte, que vai se exaurir com o tempo, independentemente de sua maior ou menor utilização para a geração das imagens.

Outro fator determinante na definição de um aparelho é sua resolução. A microtomografia por raios X permite a geração de imagens de voxels com tamanhos de mícrons (10^{-6} m). Esse tipo de sistema é muito útil para a análise da rede de filtros e a verificação de aderência de partículas e estruturas microporosas. No entanto, a maioria das aplicações industriais não necessita de uma resolução tão alta.

A Tabela 10.1 apresenta as características de alguns aparelhos de tomografia utilizados na indústria. A variedade desses aparelhos é muito grande, principalmente no que se refere aos valores de alta-tensão de alimentação do feixe de raios X (kV), o tamanho da estrutura mínima que o aparelho permite diferenciar (resolução) e o tamanho máximo do objeto que pode sofrer a varredura. Os aparelhos empregados no estudo de rochas possibilitam a geração de imagens de volumes grandes e são os que suportam maior carga na sua mesa. Por sua vez, os aparelhos usados na observação de chassis de automóveis fabricados em alumínio são os que permitem o maior volume de varredura.

TABELA 10.1 – Características de tomógrafos industriais

Modelo	Alta-tensão (kV)	Resolução (mm)	Diâmetro (mm)	Altura (mm)	Aplicação
I	30–430	0,6	450	4.100	peças mecânicas
II	320–450	0,1	300/600	600	uso geral
III	225	0,005	90	500	microporos
IV	320	0,1	90	500	pequenas peças
V	420	0,1	152	1.000	pequenas peças
VI	225–320	0,005-0,1	1.524	2.133	estudo de rochas
VII	320	0,003-0,3	600	3.600	ind. automotiva
VIII	250–450	0,01-0,3	1.500	3.600	ind. automotiva
IX	250–450	0,01-0,3	1.500	2.000	ind. automotiva

Fonte: elaborada pelo autor.

Capítulo 10 – Aplicações industriais

EXERCÍCIOS PROPOSTOS

1. Quem introduziu a técnica de geração de imagem de corte e em que ano?

2. Defina a laminografia convencional.

3. Na laminografia convencional, como são geradas as imagens?

4. Defina a laminografia computadorizada.

5. Qual é a técnica utilizada para a reconstrução de imagem em LC?

6. Diferencie os aparelhos de LC dos aparelhos de TC industrial.

7. Quais são as principais aplicações das imagens de TC industrial?

8. Diferencie os aparelhos de TC industrial dos aparelhos de TC utilizados em aplicações médicas.

9. O que é a microtomografia?

10. Qual é a importância do ângulo de propagação do feixe de raios X?

11. Quais são os principais fatores que influenciam a escolha de um aparelho de TC industrial?

12. Qual é a vantagem da utilização da TC na engenharia reversa?

13. Como a engenharia reversa contribui para as aplicações médicas?

14. Por que os aparelhos de TC industrial podem ser tão diferentes entre si?

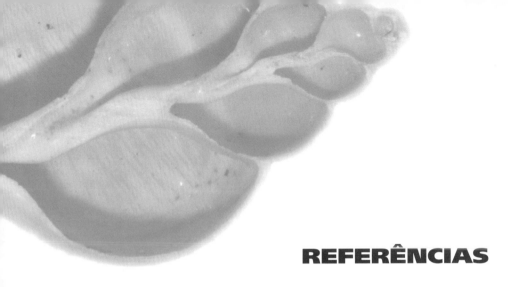

REFERÊNCIAS

AAPM TASK GROUP 108: PET and PET/CT Shielding Requirements. *Med. Phys*, v. 33, n. 1, p. 4-15, 2006.

ANAND, M.; TAYLOR, L.; CARLSON, W.; TAYLOR, D.; SOBOLEV, N. *Diamond genesis revealed by x-ray tomography of diamondiferous eclogites*. 8th International Kimberlite Conference Long Abstract. Victoria, British Columbia, Canada, June 2003. 4 p.

ANSTON. *National medical cyclotron*. Australian government, october 2004. 6 p.

BERKELEY. *Exploring the table of isotopes*. Disponível em: <www.isotopes.lbl.gov/education/isotopes.htm>. Acesso em: 17 out. 2006.

BESHEARS, R. D.; HEDIGER, L. H. *Advanced computed tomography inspection system (ACTIS)*: an overview of the technology and its applications, NASA/SPIE Conference on Spin-Off Technologies from NASA for Commercial Sensors and Scientific Applications, v. 2270, oct. 1994, p. 142-150.

BLOEM, J. L.; SARTORIS, D. J. *Atlas de anatomia por TC y RM*. Madrid: Marban, 1995. 229 p.

BLUE CROSS OF CALIFORNIA. *CT/MRI Hips, pelvic bones, knee, ankle, foot*: clinical utilization management guideline. CG-RAD-07 American Medical Association, 23 mar. 2006.

BONTRAGER, K. L. *Tratado de técnica radiológica e base anatômica*. 5. ed. Rio de Janeiro: Guanabara Koogan, 2003. 814 p.

CAPCA. *Quality control standards*: CT simulators. June 2005. 40 p.

CARR, J. *Biomedical equipment*: use, maintenance, and management. New Jersey: Prentice-Hall, 1992. 267 p.

CERMEP. *Le cyclotron*. Disponível em: <www.cermep.fr/activite/cyclo.htm>. Acesso em: 17 out. 2006.

CINAMON, J. *Marconi multislice spiral CT principles & applications*. Atlanta, 2001. 61 p.

CLARK, J. C.; CROUZEL, C.; MEYER, G. J.; STRIJCKMANS. K. Current methodology for oxygen-15 production for clinical use. *Appl. Radiation Isotopes*, v. 38, p. 597-600, 1987.

COOLENS, C. et al. Implementation and characterization of a 320-slice volumetric CT scanner for simulation in radiation oncology. *Medical Physics*, v. 36, p. 5120-5126, 2009.

CUMMING, M. J.; MORROW, I. M. Carotid artery stenosis: a prospective comparison of CT angiography and conventional angiography. *American Journal of Roentgenology*, v. 163, p. 517-523, 1994.

CUNNINGHAN, I. A.; JUDY, P. F. Computed tomography. Chapter 62. *The biomedical engineering handbook*. Boca Raton: CRC Press LLC, 2000.

CURRY III, T. S.; DOWDEY, J. E.; MURRY, R. C. *Christensen's physics of diagnostic radiology*. 4. ed. Baltimore: Williams & Wilkins, 1990. 522 p.

DAKINS, D. R. *CT application expand through thick and thin*: increasingly thin slices speak about CT's cardiac potential. Toshiba, 2002. 6 p.

DANCE, D. R. et al. *Diagnostic radiology physics*: a handbook for teachers and students. Vienna: AIEA, 2014. 682 p.

DAWSON, P.; LEES, W. Multi-slice technology in computed tomography. *Clinical Radiology*, n. 56, p. 302-309, 2001.

DOLLE, F. *Production de Fluor-18*. Disponível em: <www-dsv.cea.fr/ content/ cea/d_dep/d_drm/d_shfj/d_uiibp/d_radiopharma>. Acesso em: 10 out. 2006.

DONNELLY, L.; EMERY, K. et al. Minimizing radiation dose for pediatric body applications of single-detector CT. *American Journal of Roentgenology*, p. 303-306, 2001.

DREBIN, R. A.; CARPENTER, L.; HANRAHAN, P. Volume rendering. *Computer Graphics*, n. 22, p. 65-74, 1988.

EBERT, D. S.; HEATH, D. G.; KUSZYK, B. S. et al. Evaluating the potential and problems of three-dimensional computed tomography measurements of arterial stenosis. *Journal of Digital Imaging*, v. 11, n. 3, p. 1-8, 1998.

ECRI. Computed tomography scanner: evaluation. *Health Devices*, dec. 1997, v. 26, n. 12, p. 457-462.

EDYVEAN, S.; LEWIS, M. A.; BRITTEN, A. J. CT scanner dose survey: measurement protocol, London, *St. George's Healthcare*; v. 5.0, july 1997, 27 p.

ESIN, S.K. et al. *Isotope production for medical and technical use at Moscow Meson Factory Linac*. Institute for Nuclear Research, Moscow, 117312, Russia, 1995. p. 213-215.

FERNEDA, A. *Integração metrologia, CAD e CAM*: uma contribuição ao estudo de engenharia reversa. São Paulo: USP, 1999. 102 p.

FISHMAN, E. K. High-resolution three-dimensional imaging from subsecond helical CT datasets: applications in vascular imaging. *American Journal of Roentgenology*, n. 169, p. 441-443, 1997.

FISHMAN, E. K.; DREBIN, R. A.; MAGID, D. et al. Volumetric rendering techniques: applications for three-dimensional imaging of the hip. *Radiology*, n. 161, p. 56-61, 1987.

FRUSH, D. P. Unique considerations in pediatric MDCT require specific programs. *Diagnostic Imaging*, v. 25, p. 68-72, 2003.

GE. *Electron beam tomography GE medical systems*, 2002. 8 p.

GENERAL ELECTRIC COMPANY. *3D Computed Tomography*. GE Inspection Technologies, 2004. 4 p.

GONDROM, S.; SCHRÖPFER, S.; SAARBRÜCKEN, D. *Digital computed laminography and tomosynthesis*: functional principles and industrial applications. International Symposium on Computerized Tomography for Industrial Applications and Image Processing in Radiology. Berlin, Germany, p. 15-17, mar. 1999.

HAJNAL, J.; HAWKES, D.; HILL, D. *Medical image registration*. Boca Raton: CRC Press, 2001. 382 p.

Tomografia computadorizada: tecnologias e aplicações

HALLS.MD. *Body weight distribution of patients undergoing CT scan.* Disponível em: <www.halls.md>. Acesso em: 21 dez. 2006.

HINE, G. J.; SORENSEN J. A. Instrumentation in nuclear medicine. *Academic Press*, 1974.

HOUNSFIELD, G. Computed medical imaging. *Nobel lecture, Journal of Computer Assisted Tomography*, v. 4, n. 5, p. 665-674, oct. 1980.

HOUNSFIELD, G. M. *A method and apparatus for examination of a body by radiation such as X or gamma.* Patent office, Pat. Spec. 1283915, London, 1972.

HUMPHRIES, S. *Principles of charged particle acceleration.* New York: John Wiley and Sons, 1999. 561p.

ICRP. Avoidance of radiation injuries from medical interventional procedures. ICRP Publication 85. *Annals of the ICRP 30* (2), Oxford: Pergamon Press, UK, 2000.

_____. *Diagnostic reference levels in medical imaging*: review and additional advice. ICRP Publication, Oxford: Pergamon Press, UK, 2002. 14 p.

_____. Managing patient dose in computed tomography. ICRP Publication 87. *Annals of the ICRP 30* (4), Oxford: Pergamon Press, UK, 2000.

_____. Radiation and your patient: a guide for medical practitioners. ICRP Publication. *Annals of the ICRP 31* (4), Pergamon Press, Oxford, UK, 2001. 17 p.

IOVEA, M.; GEORGESCU, G.; RIZESCU, C.; CHITESCU, P. Some aspects concerning the 2D and 3D computerized tomography applied in non-destructive testing. *NDT.net*, v. 4, n. 7, july 1999.

IUPAC. *Compendium of chemical terminology.* 2. ed. 1997. 464p.

JIA, X.; GOLCHERT, D.; WILLIAMS, R. A. *Some applications of X-ray tomography in powder technology.* PSA2005, Stratford on Avon, UK, p. 21-23 sept. 2005.

KAK, A. C.; SLANEY, M. *Principles of computerized tomographic imaging.* New York: IEEE Press, 1999. 329 p.

KANAZAWA UNIVERSITY. *The 45th Nuclear Medicine Imaging Conference*: case TA05. Biotracer Medicine, Kanazawa University Graduate School of Medical Sciences; August 3, 2005. Disponível em: <www.kanazawa-u.ac.jp/~-med23/NMC/PrepCase9912.html>. Acesso em: 6 out. 2006.

Referências

KHAN, T.; PARKER, J. A. *When normal may not be normal? Incidental Colonic FDG Activity*. 14 jul. 2003. Disponível em: <www.med.harvard.edu/JPNM/TF03_04/July14/WriteUp.html>. Acesso em: 6 out. 2006.

KHANDPUR, R. S. *Biomedical instrumentation*. New York: McGraw-Hill, 2004. 924 p.

KIM, T. et al. Pancreatic CT Imaging: effects of different injection rates and doses of contrast material. *Radiology*, n. 212, p. 219-225, 1999.

KOCH, H. A.; RIBEIRO, E. C.; TONOMURA, E. T. *Radiologia na formação do médico geral*. Rio de Janeiro: Revinter, 1977. 257 p.

KOHL, G. The evolution and state-of-the-art principles of multislice computed tomography. *Proceedings of the American Thoracic Society*, v. 2, p. 470-476, 2005.

KRÖNING, M.; JENTSCH, T.; MAISL, M.; REITER, H. *Non-destructive testing and process control using X-ray methods and radioisotopes*. Dresden: Qnet. 13 p.

KUSZYK, B. S; HEATH, D. G.; BLISS D. F.; FISHMAN, E. K. Skeletal 3-D CT: advantages of volume rendering over surface rendering. *Skeletal Radiology*, n. 25, p. 207-214, 1996.

KUSZYK, B. S.; HEATH, D. G.; NEY, D. R. et al: CT angiography with volume rendering: imaging findings. *American Journal of Roentgenology*, n. 165, p. 445-448, 1995.

LIU, J. J. *CT reconstruction using FBP with sinusoidal amendment for metal artefact reduction*. VIIth Digital Image Computing: Techniques and Applications. p. 439-447, dec. 2003.

MDA. *Dual slice CT scanners comparison report*: evaluation report. Version 8, number 03023, feb. 2003, 34 p.

MEGIBOW, A. J. et al. Quantitative and qualitative evaluation of volume of low osmolality contrast medium needed for routine helical abdominal CT. *American Journal of Roentgenology*, n. 176, p. 583-589, 2001.

MINISTÉRIO DA SAÚDE – ANVISA – Portaria 453/98. *Diretrizes de proteção radiológica em radiodiagnóstico médico e odontológico*. Brasília: DOU 01 jun. 1998.

Tomografia computadorizada: tecnologias e aplicações

MINISTÉRIO DA SAÚDE – ANVISA – RDC50/2002. *Regulamento técnico para planejamento, programação, elaboração e avaliação de projetos físicos de estabelecimentos assistenciais de saúde.* Brasília: DOU 20 mar. 2002.

MINISTÉRIO DA SAÚDE – ANVISA – RE64/2003. *Guia de procedimentos para segurança e qualidade de imagem em radiodiagnóstico médico.* Brasília: DOU 04 abr. 2003. 64 p.

MOURÃO, A. P. *Aparelhos de tomografia computadorizada.* Belo Horizonte: NEHOS/CEFET-MG, 2005. 119 p.

MOURÃO, A. P.; OLIVEIRA, F. A. *Sistemas do corpo humano.* Belo Horizonte: NEHOS/CEFET-MG, 2004. 45 p.

MUDRY, K. M.; PLONSEY, R.; BRONZINO, J. D. *Biomedical imaging.* Boca Raton: CRC Press LLC, 2003. 329 p.

NATIONAL NUCLEAR DATA CENTER. *Atomic mass evaluation*, 2003. Disponível em: <www.nndc.bnl.gov/masses/mass.mas03>. Acesso em: 06 out. 2006.

_____. *Q-value Calculator (QCalc).* Disponível em: <www.nndc.bnl.gov/qcalc>. Acesso em: 10 out. 2006.

NATIONAL RADIOLOGICAL PROTECTION BOARD. *Doses from computed tomography*: examinations in the UK 2003. Chilton: National Radiological Protection Board, mar. 2005. 103 p.

ONEL, Y.; ILLERHAUS, B.; GOEBBELS, J. *Experiences in using a 320 kV micro focus X-ray tube and a large sized amorphous silicon detector for 3D-CT.* International Symposium on Computed Tomography and Image Processing for Industrial Radiology. Berlin, Germany, p. 23-25, june 2003.

PIANYKH, Oleg. S. *Digital imaging and communications in medicine (DICOM)*: a practical introduction and survival guide. 2. ed. Boston: Springer, 2012. 417 p.

PEREZ, C. P. et al. *Manual de TC. Madrid: Katamanan Publicidad,* s.d. 100 p.

PERRIS, A. G. et al. Production of carbon-11 for medical uses by a tandem Van de Graaff accelerator by the reaction 11B (p,n)11C. *International Journal Appl. Radiation Isotopes,* v. 25, n.1, p. 19-23, jan. 1974.

PLANTES, B. G. Z. Eine neue Methode zur Differenzierung in der Röntgenographie (Planigraphie). *Acta Radiol.*, v. 13, p. 182-192, 1932.

POMMERT, A.; HÄOHNE, K. H. *Evaluation of image quality in medical volume visualization*: the state of the art. Proceedings of the 5th International Conference on Medical Image Computing and Computer-Assisted Intervention-Part II, Springer-Verlag, 2002. p. 598-605.

RIEKER, O.; DÄUBER, C.; NEUFANG, A. et al. CT angiography versus intraarterial digital subtraction angiography for assessment of aortoiliac occlusive disease. *American Journal of Roentgenology*, n. 169, p. 1133-1138, 1997.

ROBINSON, G. D.; HAMM JR., R.W. Fluorine-18 Production via the 18O (p,n)18F Reaction Using the AccSys PL-7 RF Proton Linac. *AccSys Technology*, Inc., 17 Jan. 1997. 10 p.

RODE ISLAND HOSPITAL. *CT scan technical protocols*. Disponível em: <www.lifespan.org>. Acesso em: 19 dez. 2006.

RUBIN, G. D.; DAKE, M. D.; NAPEL, S. et al. Spiral CT of renal artery stenosis: comparison of three-dimensional rendering techniques. *Radiology*, n. 190, p. 181-189, 1994.

SANDBORG, M. Computed tomography: physical principles and biohazards. *Report 81*, sept. 1995. 17 p.

SCARFE, W. C.; FARMAN, A. G. What is cone-beam CT and how does it work? *The Dental Clinics of North America*, v. 52, p. 707-730, 2008.

SCHLEIER-SMITH, M.H. et al. The production of nitrogen-13 by neutron capture in boron compounds. *Nuclear Instruments and Methods in Physics Research B*, 2003. p. 2-5.

SCHREINER, S.; PASCHAL, C. B.; GALLOWAY, R. L. Comparison of projection algorithms used for the construction of maximum intensity images. *Journal of Computer Assisted Tomography*, n. 20, p. 56-67, 1996.

SHRIMPTON, P. C. *Assessment of patient dose in CT*. Chilton: NRBP, 2004.

SHRIMPTON, P. C.; HILLIER, M. C. et al. *Doses from computed tomography*: examinations in the UK – 2003 Review. Chilton: NRBP-w67. mar. 2005. 103 p.

Tomografia computadorizada: tecnologias e aplicações

SIEMENS. The influence of scanning parameters on image quality. *Somatom sessions*, p. 8-11, 2002.

SIEMENS MEDICAL. *Computed tomography*: its history and technology. Erlangen: Siemens Medical (serie CT basics), 2002. 36 p.

_____. *PET and cyclotrons*. Jornada Mineira para Profissionais da Radiologia. Belo Horizonte, jul. 2003.

SIGAL-CINQUALBRE, A. B. et al. Low-kilovoltage multi-detector row chest CT in adults: feasibility and effect on image quality and iodine dose. *Radiology*, n. 231, p. 169-174, 2004.

SIMON, M.; TISEANU, I.; SAUERWEIN, C. *Advanced computed tomography system for the inspection of large aluminium car bodies*. AUDI AG Neckarsulm, Germany ECNDT 2006. 9 p.

SMITH, A. G. The diagnosis and treatment of the sacro-iliac joint as a cause of low back pain: the management of pain in the butt. *Jacksonville Medicine*, p. 152-154, apr. 1999.

SOBOTTA, J. *Atlas de anatomia humana*: cabeça, pescoço, membros superiores. 18. ed. Rio de Janeiro: Guanabara Koogan, 1984. v. 2. 386 p.

_____. *Atlas de anatomia humana*: tórax, abdome, pelve, membros inferiores, pele. 18. ed. Rio de Janeiro: Guanabara Koogan, 1984. v. 1. 370 p.

SOREDEX. *Cranex tome ceph catalogue*. Tuusula: Soredex, 2006. 16 p.

TELLO, R.; SELTZER, S. Effects of injection rates of contrast material on arterial phase hepatic CT. *American Journal of Roentgenology*, n. 173, p. 237-238, 1999.

TIGGELEN, R. In search for the third dimension: from radiostereoscopy to three-dimensional imaging. *JBR–BTR*, n. 85, p. 266-270, 2002.

TURKU UNIVERSITY. *Oxygen-15 chemistry*. Finland: Turku University Central Hospital, 24 apr. 2006. 40 p.

UNIVERSITÉ DE LA RÉUNION. *Qu'est-ce qu'un médicament radiopharmaceutique?* Disponível em: <www.cyclotron.univ-reunion.fr/ rubrique.php3?id_rubrique=13>. Acesso em: 17 out. 2006.

VILLAFANA, T.; LEE, S. H. *Cranial computed tomography*. New York: McGraw-Hill, 1987.

WEBB, W. R.; BRANT, W. E.; HELMS, C. A. *Fundamentos de tomografia computadorizada do corpo*. 2. ed. Rio de Janeiro: Guanabara Koogan, 2000. 303 p.

WIGGINS, R. H. *CT protocols*. Disponível em: <www.uuhsc.utah.edu/rad/protocol/ctprots.htm>. Acesso em: 13 dez. 2006.

WINKLER, M. K. *Knowledgeable use of MDCT minimizes dose*. TOSHIBA, 2002. 7 p.

YANO, Y.; BUDINGER, T. F. et al. Evaluation and application of alumina-based Rb-82 generators charged with high levels of Sr-82/85. *Journal of Nuclear Medicine*, v. 20, p. 961-966, 1979.

YXLON PRODUKTE, Y. *CT Compact CT-basiertes Röntgenprüfsystem für produktionsnahe CT-Prüfungen*. Hamburg. [s.d.] 2 p.

_____. *CT Universal CT basiertes Röntgenprüfsystem für ein breites Prüfteilspektrum*. Hamburg. [s.d.] 2 p.

ZHOU, J.; MAISL, M.; REITER, H.; ARNOLD, W. Computed laminography for materials testing. *Applied Physics Letters*, v. 68, n. 24, p. 3500-3502, 1996.

Ficha técnica

Editoras	Michelle Fernandes Aranha e Karine Fajardo
Gerente de produção	Genilda Ferreira Murta
Coordenador editorial	Neto Bach
Assistente editorial	Roberta Caroline Almeida
Copidesque	Jacqueline Gutierrez
Revisão	Ana Carolina Lins, Cláudia Amorim e Cristina Lavrador Alves
Revisão técnica	Adalberto Tavares Pizzio (Capítulos 1, 2, 3, 4, 5, 6 e 10) Fernando Amaral de Oliveira (Capítulos 7 e 9) Margareth Maia (Capítulo 8) Roger Ramos (Capítulo 7)
Capa	Wellington Santos
Projeto gráfico e editoração	Farol Editorial e Design
Imagens radiológicas e ilustrações	Arnaldo Prata Mourão
Agradecimentos	Dra. Gislene Guedes Dr. Fernando Amaral Prof. Adalberto Pizzio Dr. Roger Ramos

Impressão Intergraf Indústria Gráfica Eireli
Rua André Rosa Coppini, 90
Planalto – São Bernardo do Campo/SP – CEP: 09895-310

Esta obra foi composta em *offset* $75g/m^2$, no miolo, e
cartão $250g/m^2$, na capa, e no formato 16 x 23 cm.

Julho de 2015